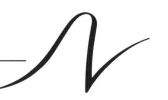

系統看護学講座

専門基礎分野

病態生理学

疾病のなりたちと回復の促進 2

土居健太郎 　日本バプテスト病院主任部長

医学書院

系統看護学講座　専門基礎分野

疾病のなりたちと回復の促進[2]　病態生理学

発　行　　2011年2月1日　　第1版第1刷
　　　　　2015年2月1日　　第1版第5刷
　　　　　2016年1月6日　　第2版第1刷
　　　　　2022年2月1日　　第2版第7刷
　　　　　2023年2月15日　　第3版第1刷©
　　　　　2024年2月1日　　第3版第2刷

著　者　　土居健太郎

発行者　　株式会社　医学書院
　　　　　代表取締役　金原　俊
　　　　　〒113-8719　東京都文京区本郷1-28-23
　　　　　電話　03-3817-5600(社内案内)
　　　　　　　　03-3817-5657(販売部)

印刷・製本　三報社印刷

はしがき

　本書は，患者の健康・命と誰よりも一番関わることになる「看護師」を目指す皆さんに，体の変化に気づき考えるヒントになるように書きました。看護の"看る"という字は手で見るという意味を持ちます。患者に触れ，観察することで，体の変化を捉えることができ，そしてそのことにより患者はとても安心します。

　皆さんは「近代看護の祖」とされるフローレンス＝ナイチンゲールをご存じだと思います。ナイチンゲールはクリミア戦争に従軍し，戦争で負傷した軍人を収容する野戦病院で献身的な看護にあたりました。ナイチンゲールが野戦病院に赴任したとき，その病院に収容された傷病兵の死亡率は40％以上だったのです。その中でナイチンゲールは死亡率の高さの原因が，病院の衛生状態のわるさであることに気づき，環境を改善することで，最終的には死亡率が数％まで激減したと言われています。皆さんは，患者にとって最も近くにいる医療者になるのです。患者の肌に触れ，看て，聴いて，その小さな徴候に気づくためには，「正常な状態」と「病気の状態」の2つについて知識を持ち，理解し，今，目の前の患者の体で起こっていることが，どちらであるのかを見極めていく必要があります。この体の変化のスピードは日々変わるものから年余にわたって変わっていくものがあります。それを概念として身につけて，これからの医療の世界で活躍する看護師になってほしいと願っています。

　ここで，この本が扱う「病態生理学」について触れたいと思います。皆さんは「病態生理学」を学ぶ前に，専門基礎分野の「解剖生理学」などを習得されていると思います。また専門基礎分野が終われば専門分野の成人看護学を習得されます。この専門基礎分野の知識を礎に専門分野で学ぶ疾患を有機的に理解するための分野が「病態生理学」といえます。これまでにない高度で専門的な医療が展開される中，看護師となる皆さんには豊富な知識と技術に基づき，適切なアセスメントが求められるとともに，新しい状況に対しては，これまで培ってきた経験と知識を駆使して，柔軟に対応する能力が求められます。

　2019年12月に中国の武漢で発生した新型コロナウイルスによる感染症は，瞬く間に世界中に流行し，日本には2020年1月に上陸，3月には欧米や中東など世界各地に飛び火しました。そして世界保健機関（WHO）は，パンデミックの状況であると発表しました。私自身も2020年4月から臨床現場で新型コロナウイルス感染症に関わることとなりましたが，当初は対処方法や治療方法などはまったくの手探りの状態でした。このような未知のウイルスに対して最前線で医療にあたってくれたのは，紛れもなく若手の医師たちと看護師の皆さんでした。教科書に載っていない疾患の患者が目の前にいて，症状や徴候がある場合，これをどう解釈するのか。あるいは自分自身に現れる症状や徴候が，新型コロナウイルス感染症と関係するのか，関係ないのか。自分たちの持っている知識と経験から判断していくしかありません。

　今では，新型コロナウイルス感染症による味覚異常や嗅覚異常は既知のことですが，当初はよく知られておらず，そのような中で，まずはじめにその症状に気がついたのは，最前線の看護師です。体に起こる変化には未知のものがあるかもしれないため，専門基礎分

野の知識と深い理解が必要となってくるわけです。人が病気になったとき，身体機能がどのような状態になっているのか，また異常を起こしている原因はなんなのかといったことが病態生理とよばれ，それを理解することが本書の目的です。看護を行う上で，病態生理を知っていれば，その疾患の患者の身体にどのようなことが起こっているのか，そして今後どのようなことが起こるのかがイメージでき，どのようなケアが必要になるのかがわかります。そのため，病態生理学を深く理解することは，臨床の中の様々な場面で活きてきます。

　今回の改訂においては，身体の正常な機能と，それが破綻することによる病態を理解できるように，各器官系統を概説し，とくに臨床現場で多く遭遇する疾患の病態生理についての記載に力を注ぎました。例えば，誤嚥性肺炎は高齢者の死因の上位であり，かつ臨床現場でよく経験する疾患です。そこで，食物の摂取に関わる口腔の働き，嚥下に関する内容を充実させました。また近年，死因として増えている老衰に関しても，老化現象を理解できるように工夫しました。このように本書は，臨床で看護師が必ず直面する患者の病態生理が理解できる教科書を意図しています。さまざまな症状・徴候を呈する患者に対して，科学的知識と経験に基づいた的確な看護を行うことができるように，そしてなにか施すことができなくても，その病態を理解することによって，精神的にも寄り添うことができるように，病態生理学の知識を学んでほしいと願っています。

　本書が病態生理学をこれから学ぼうとする看護学生の皆さんや，卒後しばらく経過して新しい知識を吸収したい看護師の方々のお役に立つことを願ってやみません。

2022 年 11 月

土居健太郎

目次

 病態生理学を学ぶための基礎知識

第2章 皮膚・体温調節のしくみと病態生理

第3章 免疫のしくみと病態生理

第4章 体液調節のしくみと病態生理

第5章 血液のしくみと病態生理

第6章 循環のしくみと病態生理

第7章　呼吸のしくみと病態生理

第8章 消化・吸収のしくみと病態生理

腎・泌尿器のしくみと病態生理

内分泌・代謝のしくみと病態生理

感覚器のはたらきと病態生理
第13章

第 1 章

病態生理学を
学ぶための基礎知識

A　正常と病気の状態

1　生理と病態生理

体内環境とホメオスタシス

　ヒトのからだは，**細胞**で構成されている。類似した細胞が集まって，骨格筋や脂肪組織，血液といった**組織**を形成し，いくつかの組織が集まって特定のはたらきをする**器官**を形成している。細胞内ではさまざまな化学反応が行われており，これを**代謝**とよぶ。こうした細胞の正常な活動を維持するためには，細胞を取り囲む体液の温度や pH，酸素や栄養分などの濃度といった**体内環境**が，適した状態に保たれていなければならない（●図1-1）。

　体内環境は，気温などの体外環境の影響をつねに受けている。また，細菌・ウイルスの感染やけがなどにより，体内環境の安定がおびやかされることもある。そこで，体内環境を一定に保つために，細胞・組織・器官はさまざまな変動を感知し，調節しており，これを**ホメオスタシス（恒常性）**という。

生理と病態生理

　ホメオスタシスの維持に代表される，このような正常な生体の機能，つまり「生きている 理（ことわり）」を，**生理**という。その正常な機能が破綻し，病状や疾病が引きおこされる機序が，**病態生理**である。なにが原因で，どのような流れで破綻にいたったのかを学び，患者のからだでおきていることを理解することは，よい医療を提供するために重要である。

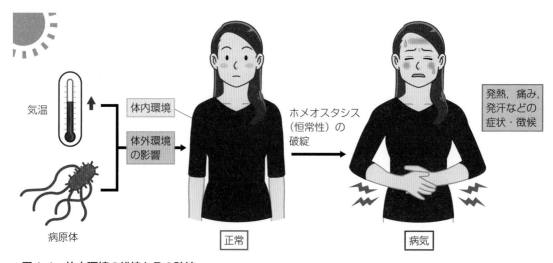

●図1-1　体内環境の維持とその破綻

○表 1-1　病気の分類

分類	特徴	疾患の例
先天異常・遺伝子異常	奇形	心室中隔欠損症，心房中隔欠損症
代謝障害	変性，物質代謝異常	糖尿病，痛風，アルツハイマー型認知症
循環障害	虚血，梗塞，充血，うっ血	血管性認知症，心筋梗塞，肺うっ血
炎症	感染症，免疫反応	インフルエンザ，アレルギー性鼻炎，膠原病
腫瘍	細胞増殖	胃がん，子宮筋腫，白血病

2　破綻のあらわれ方と病気

1　破綻による身体の変化

　からだの正常な機能が破綻すると，さまざまな変化があらわれるようになる。このうち，頭痛・腹痛・寒けなど，患者本人が自覚している不具合のことを，**症状**とよぶ。それに対して，出血や皮膚のただれなど，他人が客観的に観察できるものを，**徴候**とよぶ。症状と徴候はあわせて**症候**とよばれる❶。

2　病気の分類

　病気とは，正常な機能が破綻し，からだにさまざまな変化があらわれた状態のことである。病気になると，症候があらわれるとともに，細胞や組織に特徴的な変化が生じることが多い。そのため，病気は古くから，その変化に共通してみられる特徴をもとに，①**先天異常・遺伝子異常**，②**代謝異常**，③**循環障害**，④**炎症**，⑤**腫瘍**の5つに分類されてきた（○表 1-1）。病名の多くは，この分類と臓器の名称を組み合わせてつけられている。

　病気のうち，感染による肺炎のように，症状の進行がはやいものを**急性**とよび，極端にはやく，組織がこわれやすいものを**劇症**とよぶ。生活習慣病❷のように，ゆっくり生じて長びくものは，**慢性**とよばれる。

3　正常性をゆがめる要因

1　内因と外因

　病気を引きおこす原因を**病因**といい，からだの内部からもたらされる**内因**と，外部の環境からもたらされる**外因**の2つに分けられる（○表 1-2）。

　内因には，休内の異常を要因とする病理的素因と，年齢・性別・体質などを要因とする生理的素因がある。病理的素因はさらに，①遺伝子・染色体の異常，②ホルモンの異常などの内分泌異常，③アレルギーなどの免疫異常の3つに分けられる。

　外因には，①温度や放射線などの物理的因子，②酸やアルカリ，薬物・毒

□ NOTE
❶所見
　医師が，診察などを通じて症候を確認し，情報を整理したものが所見である。身体所見や局所所見，検査所見などをもとに，診断・治療が行われる。

□ NOTE
❷生活習慣病
　脳血管障害，心疾患，糖尿病など，生活習慣が発症の要因となる病気の総称。

○**表1-2　内因と外因の例**

内因	病理的素因	遺伝子異常・染色体異常	先天的または後天的な遺伝子・染色体の変異・欠損・転移・重複など
		内分泌異常	内分泌腺の発育不全や過形成によるホルモンの異常な分泌亢進・分泌低下
		免疫異常	免疫能の低下，アレルギー反応，自己免疫異常
	生理的素因		年齢，性別，人種，体質など
外因	物理的因子		高温・低温，気圧変化，電気，放射線，紫外線など
	化学的因子		酸・アルカリ，重金属，有機溶媒，アルコール，薬物・毒物など
	生物学的因子		ウイルス，細菌，真菌，寄生虫，媒介生物(カ・マダニなど)
	栄養障害		栄養素の不足・過剰

物などの化学的因子，③細菌やウイルスなどの生物学的因子に加え，④栄養素の過不足による栄養障害がある。

2　公害病・医原病・職業性疾病

　病因はおこった背景によっても分類され，環境汚染物質が原因となる公害による病気は**公害病**，医療行為が原因で病態が発現する病気は**医原病**とよばれる。特定の職業従事者に多い病気は，**職業性疾病❶**とよばれる。

□NOTE
❶アスベストによる悪性胸膜中皮腫(○ 147ページ)などがある。

4　破綻からの回復

1　回復にかかわる要因

　正常な機能が危機にさらされたり，破綻して疾病にいたった場合，生体はその機能を回復しようとしたり，ほかの機能で補ったりしようとする。たとえば，細菌やウイルスなどの病原体に感染した際には免疫機能が関与する。体力が十分にある青年・成人であれば疾病からの回復もはやいが，免疫機能が未熟な乳幼児や，低下している高齢者は，回復に時間がかかり，ときには重症化するリスクも高い。成人でも，糖尿病や高血圧，喘息などの基礎疾患があると，回復が阻害される。また，ストレス反応が生じることで，代謝が亢進する。

　このような身体的な要因だけでなく，心理・社会的な要因も疾病からの回復に影響を及ぼす。たとえば，療養生活においてストレスを減らすことは重要であり，リラクゼーションや気分転換などの心理的援助は有効である。また，代謝が亢進している際には栄養素の十分な補給が必要である。さらに，治療後の社会復帰の十分な支援なども重要である。

2 回復の過程と結末

● **代償と不全状態**　障害された機能をほかの機能が補うようにはたらくことを **代償** という。代償を行うことができない場合，および不足する場合を **不全状態** という。たとえば，心臓のポンプ機能が障害され，代償が不十分な状態が心不全(◯ 111 ページ)である。

● **後遺症**　病気やけがのあと，生体にとって不利益な病態が改善せずに残ってしまった状態を **後遺症** という。脳梗塞[1]後の麻痺などがその例である。

● **転帰と予後**　病気が経過して迎える結末のことを **転帰** という。病歴として，治癒・軽快・不変・死亡といった転帰が記される。病気の経過や転帰を予測したものを **予後** という。

□ NOTE
❶脳梗塞
　脳の血管が閉塞し，組織への血流が途絶えて梗塞(◯ 13ページ)をおこした状態である。閉塞の原因はさまざまである(◯ 255ページ)。

B 細胞・組織の障害

1 細胞・組織の適応と損傷

　生体はつねにさまざまな刺激にさらされている。生体を構成する細胞に，ある程度のおだやかな刺激が加わった場合には，細胞は形や数をかえるなどして環境に適応し，生体の機能を維持しようとする。しかし，その刺激が急激で過剰な場合には，細胞は傷害されて損傷し，その機能が障害される。細胞の損傷，さらには死滅は，組織の機能に影響を及ぼす。

　このような細胞の傷害には，刺激が取り除かれればもとの状態にもどる可逆的なものもあるが，刺激が取り除かれても影響が持続する不可逆的なものがある。

1 変性と壊死

● **変性**　細胞やその周囲の間質が傷害されて形態が変化し，機能の低下または停止に陥った状態を総称して，**変性** という。変性は，その原因がなくな

---

plus	アポトーシス

　細胞は，必要に応じて分裂・再生を繰り返す一方で，不要になった細胞は，細胞自体に組み込まれたプログラムにより細胞死が引きおこされ，取り除かれる。このプログラムされた細胞死をアポトーシスとよぶ。アポトーシスは発生の過程で組織や器官を適切に形成したり，ウイルス・細菌に感染した細胞を排除したり，がん化した異常な細胞を排除したりするときにおこる。

　がん細胞のなかにはこのアポトーシスの機序が破綻したものがあり，異常な細胞が排除されないまま，分裂・増殖が無限に繰り返され，腫瘍が形成される。

ればもとの状態に戻れる可逆的な状態である。たとえば脂肪変性は，アルコールや脂肪の過剰摂取により，細胞質内に中性脂肪滴が多く出現した状態であるが，アルコールや脂肪の摂取を控えれば，正常に戻る可能性がある。

● **壊死**　一方で，細胞が激しく損傷し，細胞死にいたることを**壊死**（ネクローシス）といい，血行不良や外傷といった細胞外からの要因によっておこる。壊死は，不可逆的な変化である。

2 萎縮と低形成

● **萎縮**　長期臥床により筋を動かさない状況が長く続くと，筋の量が減っていく。また，加齢でも筋や臓器の容量が小さくなる。このように，正常に発育して成熟した臓器・組織が，その容積を減少させることを**萎縮**という（◉図 1-2-a）。萎縮には，細胞数が減少する場合と，個々の細胞の容積が減少する場合，またその両方の場合がある。ほかにも，栄養障害や血流障害を原因として生じる場合もある。

● **低形成**　一方，発育障害などにより，最初から正常の大きさに達していない場合は，**低形成**（形成不全）という。

3 肥大と過形成

● **肥大**　スポーツ選手が筋力トレーニングを行ったり，高地トレーニングで心臓に負荷をかけたりした場合には，筋肉や心臓の 1 つひとつの細胞が大きくなり，その負荷に耐えようとする❶。このように，組織を構成する細胞数はかわらず，細胞の体積が増加して組織が大きくなることを，**肥大**という（◉図 1-2-b）。

● **過形成**　一方，なんらかの原因により，細胞の増殖が亢進したり，あるいは増殖の抑制が不十分になったりした場合，細胞の数が増えて組織・臓器の大きさが増す。これを**過形成**という（◉図 1-2-c）。

> **NOTE**
> ❶心筋や骨格筋の細胞は，新たに分裂して増殖する能力がないため，細胞数を増やすことはできない。

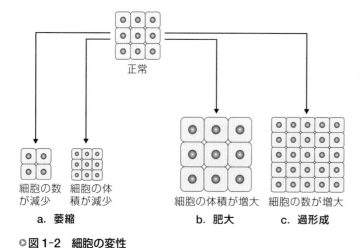

　細胞の数　細胞の体
　が減少　積が減少
　　a. 萎縮

　細胞の体積が増大
　　b. 肥大

　細胞の数が増大
　　c. 過形成

◉**図 1-2　細胞の変性**

刺激
円柱上皮
基底膜

化生

扁平上皮へ変化

◉**図 1-3　扁平上皮化生**

4 再生と化生

● **再生**　皮膚や消化管などを構成する上皮細胞や，骨髄の造血幹細胞は，生きている限り分裂しつづけている[1]。これらの細胞や組織がなんらかの理由で失われた場合，細胞分裂によって補われる。これを**再生**という。

● **化生**　喫煙などにより，気管支の線毛上皮が刺激を受けつづけた場合，扁平上皮におきかわり，従来の機能がそこなわれることがある。このように，以前とは異なる形態・機能をもった細胞におきかわることを**化生**という。

　化生は，おきかわる細胞の種類によって分類される。たとえば，子宮頸部の円柱上皮や気管支の線毛上皮などが，扁平上皮におきかわることを扁平上皮化生（●図1-3）という。また，胃の粘膜上皮が，ヘリコバクター–ピロリなどにより慢性的な刺激を受けることで，腸上皮におきかわることを腸上皮化生という。

> **NOTE**
> [1]肝臓や腎臓の実質細胞や血管内皮細胞などのように，ふだんは増殖を停止しているが，刺激によって分裂を開始する細胞もある。

2 変形・圧迫による障害

　臓器・組織が変形したり圧迫されたりすると，その機能が十分に果たせなくなり，障害がもたらされる。

1 通過障害

　臓器のなかには，腸管のように，まわりを腔に囲まれ，ある程度の流動性をもっているものがある。しかし，感染症や外科手術などにより，臓器が周囲の組織に癒着して流動性が失われると，内容物がうまく通過できなくなるなどのさまざまな障害がもたらされる。

　消化管や胆管，尿管などの管状の臓器において，癒着やねじれ，結石などにより，内容物の通過が障害されている状態を**通過障害**という[2]。

> **NOTE**
> [2]たとえば，消化管における通過障害が腸閉塞である（● 168 ページ）。

2 圧排

　腫瘍・出血・浮腫などの原因によって，正常な部位にある組織や臓器が圧迫を受け，本来の位置から押し出されたり，あるいは排出されたりしている状態を，**圧排**という。たとえば，脊柱にある椎間板の変性により椎間板内部の髄核が脱出したのが椎間板ヘルニアであり，脊髄の神経が圧迫されて症状が出現する（● 263 ページ）。

3 炎症と創傷治癒

1 炎症のしくみ

　転んですり傷を負ったり，打撲を受けた場合，はじめは出血があったり，局所がはれて熱をもったり，痛みがあったりするが，いずれ治癒する。このように，組織がなんらかの傷害を受けたときに，その傷害を取り除いて損傷

部位を修復するためにおこる一連の反応を**炎症**という。炎症は生体防御反応の 1 つであり，炎症部位に共通しておこる，①**発赤**，②**腫脹**，③**発熱**，④**疼痛**(◯ 10 ページ)の徴候を，炎症の 4 徴候とよぶ。これに，⑤**機能障害**を加えて，炎症の 5 徴候ということもある。

　炎症には，刺激を受けた部分にのみおこる**局所炎症**と，からだ全体におよぶ**全身炎症**がある。また，刺激に対して短時間で終息するものは**急性炎症**とよび，反応が持続するものは**慢性炎症**とよぶ。

▌炎症の経過

　炎症には，好中球やリンパ球，マクロファージといった免疫細胞(◯ 46 ページ)が関与し，これらは**炎症細胞**とよばれる。損傷した組織や炎症細胞から，さまざまな生理活性物質が放出されて炎症反応が進行し，徴候を引きおこす。急性炎症は，おもに次のような流れでおこる(◯図 1-4)。

　① **組織の損傷と毛細血管の反応**　組織が損傷を受けると，ヒスタミンなどの生理活性物質が放出される。その作用により，局所の毛細血管が拡張することで，局所的に血流量が増加し，発赤や発熱がおこる。

　② **血管透過性の亢進と炎症細胞の集積**　さらに，血管の内皮細胞が収縮し，細胞と細胞の間にすきまができると，タンパク質を含む血漿や血球の一部などが，組織の間質に流出しやすくなる。これを，**血管透過性の亢進**という。もれ出た滲出液(◯ 15 ページ)により炎症部位では間質液が増加し，局所的に腫脹する。また，血管内皮細胞のすきまから好酸球や好中球が血管外へ出て，傷害部位まで移動し，さらに周辺組織からも関連する細胞が集まる。

　③ **炎症細胞による異物の処理と炎症の促進**　炎症部位において，好中球は，細菌などの異物や崩壊した組織の残骸を取り込み，消化する(◯ 47 ページ)。また，炎症細胞は，生理活性物質の一種であるサイトカイン(◯ 47 ページ)を放出し，好中球をはじめとした炎症細胞の遊走❶を促進したり，局所に集積させたりする。

　炎症細胞が放出する分解酵素や活性酸素などにより，炎症はさらに増強される。また，同時に放出される発痛物質❷やタンパク質分解酵素により，感

▭ NOTE
❶好中球などの白血球の流出を遊走という。遊走した白血球が組織内を移動することを浸潤とよび，炎症部位などの局所に集まることを集簇とよぶ。

▭ NOTE
❷**発痛物質**
　ブラジキニンやプロスタグランジンが代表的なものである。

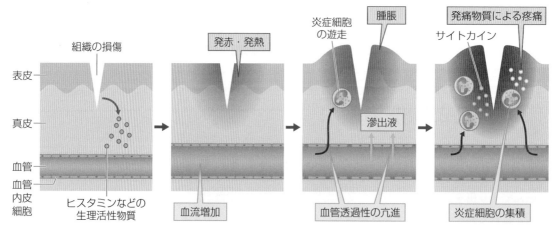

○**図 1-4　炎症の経過**

覚神経が刺激され，疼痛が引きおこされる。

やがて組織の修復が進むと，炎症反応はおさまってくる。

2 創傷治癒のしくみ

切り傷や打撲（だぼく）など，物理的外力や化学的要因による上皮組織の損傷を，創傷（◐ 35 ページ）という。損傷を受けた組織が，炎症→細胞増殖→組織の再構築という過程を経て修復されるしくみを**創傷治癒**という（◐図 1-5）。

▌創傷治癒の経過

①**血液凝固・炎症**　組織が損傷を受けて血管が傷つくと，まず血液内の血小板やフィブリンなどが作用し，血管壁の損傷部位に凝固塊をつくって止血する（◐ 90 ページ）。さらに損傷組織に好中球やマクロファージなどの炎症細胞が集まり，壊死組織を貪食（どんしょく）・処理して取り除く。

②**肉芽組織の形成**　また，組織の欠損部位には，組織周辺から線維芽細胞（せんいがさいぼう）が集まって増殖する。線維芽細胞は膠原線維（こうげん）（コラーゲン）をつくりだし，細胞外基質❶（マトリックス）を再構築する。また修復に必要な栄養素や，不要になった老廃物の運搬のために，豊富な毛細血管が構築される。このように，毛細血管や線維芽細胞，好中球やマクロファージ，滲出液などから構成される組織を，**肉芽組織**（にくげ）とよぶ。

③**線維化・再表皮化**　さらに，膠原線維が架橋して欠損部位を埋めていく。修復が進むにつれ，毛細血管や線維芽細胞は減少し，欠損部位周辺の組織が収縮して創面は徐々に小さくなり，最終的に表皮細胞が形成されて閉鎖される。

▌創傷治癒の種類

損傷を受けた組織が，最終的にどのような形に修復されるかは，組織損傷の程度や，傷害因子が取り除かれるまでの時間，炎症の程度・期間などにより異なるが，その治癒過程により，大きく 2 つに分けられる。

● **一次治癒**　手術時のメスによる皮膚切開のように，組織欠損が少なく，感染も生じづらい創傷の治癒がこれにあたる。肉芽組織の形成も少なく，創面はすみやかに，ほぼもと通りに治癒する。これを**一次治癒**という。

● **二次治癒**　傷口が大きく，組織の損傷や欠損が多い場合や，著しい汚染

> ◻ NOTE
> ❶**細胞外基質**
> 　細胞周囲に存在する物質のうち，細胞が産生したものをさす。膠原線維や弾性線維などのタンパク質のほか，糖タンパク質，複合糖質などがある。

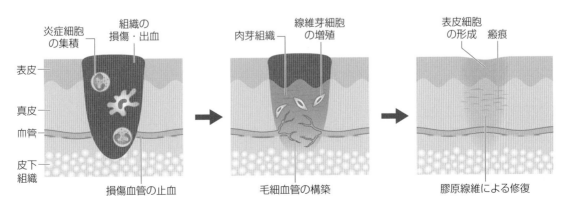

炎症細胞の集積　組織の損傷・出血　肉芽組織　線維芽細胞の増殖　表皮細胞の形成　瘢痕

表皮　真皮　血管　皮下組織

損傷血管の止血　毛細血管の構築　膠原線維による修復

◐**図 1-5　創傷治癒の過程**

がある場合，また細菌増殖が始まっている場合，治癒過程において多くの肉芽組織が形成される。多くの膠原線維が形成されるため，線維性の結合組織があとに残る。これが瘢痕で，このような治癒過程を**二次治癒**とよぶ❶。

びらんと潰瘍

　感染，循環障害，物理的刺激，化学物質による刺激などによって，皮膚や粘膜の表皮が欠損し，下部組織が露出する状態のうち，損傷が浅い状態を**びらん**，深い状態を**潰瘍**という（● 36 ページ）。びらんは瘢痕を残すことなく治癒し，潰瘍は瘢痕を残して治癒する。

3　化膿性炎

　組織に細菌などが感染すると，多数の好中球が浸潤してきてそれらを貪食し，炎症が生じる。多数の好中球とこわれた組織や死滅した細菌などが滲出液とまじると膿ができる。このような炎症を**化膿性炎**という。

● **膿瘍・蓄膿**　化膿性炎によって組織が壊死し，欠損してできた腔に膿が貯留したものを**膿瘍**という。肺に膿瘍ができたものが肺膿瘍（● 137 ページ）である❷。

● **蜂窩織炎**　**蜂窩織炎**（蜂巣炎）は，皮膚および皮下組織の広い範囲に好中球が浸潤したもので，細菌による急性感染が原因である。疼痛・熱感・紅斑・浮腫をきたす。虫垂炎（● 183 ページ）がその例である。

4　疼痛

　組織が損傷すると，損傷部位から発痛物質が放出され，それにより痛み，すなわち**疼痛**が生じる。疼痛は，傷害が発生していなくても，組織損傷がおこりうる状態に付随したり，心理・社会的な要因により発生・増強したりすることもある。

1　疼痛の分類

　疼痛は，その発症機序により，おもに侵害受容性疼痛・神経障害性疼痛・心因性疼痛に分類される。

● **侵害受容性疼痛**　疼痛は一般的に，圧力による刺激（機械刺激）や化学物質による刺激（化学刺激❸）といった**侵害刺激**に対して，末梢神経に存在する**侵害受容器**が反応することによって発生する。末梢神経から入った刺激は，

NOTE
❶おもに感染を伴う創に対して，開放創のまま治癒を進め，感染の有無，異物の有無を確認してから外科的に縫合して治癒させる方法を三次治癒とよぶことがある。一次治癒と同様に瘢痕を残さない治癒が期待できる。場合によっては，壊死組織や細菌に感染した組織を物理的に除去するために，創傷のまわりを切除する（デブリードマン）。

NOTE
❷一方，中空の臓器や体腔などのもともとある腔に，膿が貯留したものを蓄膿という。蓄膿は副鼻腔や胸膜腔，虫垂にみられる。

NOTE
❸化学刺激はブラジキニン，セロトニン，ヒスタミンなどの炎症部位で放出される化学物質による刺激である。

column　熱を痛みと感じる温度

　熱を痛みと感じる温度は，多少の個人差があるが，基本的には42℃といわれる。とくに43℃以上では，熱刺激の受容体が興奮し，痛いと感じる。なお，この受容体は温度だけでなく，トウガラシの成分であるカプサイシンや，酸による刺激でも活性化する。

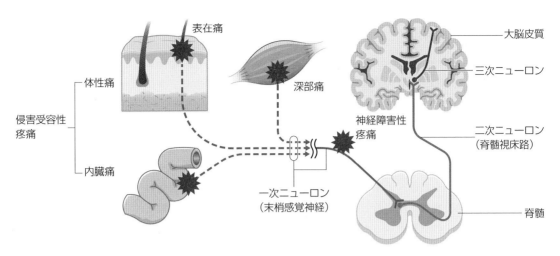

○**図1-6　痛覚の伝達**

脊髄を経て大脳へと伝達され，痛みとして認識される（○図1-6）。

　侵害受容器は皮膚と内臓に多く分布しており，侵害受容性疼痛は，あとで述べる体性痛と内臓痛に大きく分けられる。

●**神経障害性疼痛**　中枢神経系である脳・脊髄，および末梢神経といった，痛みを伝える神経そのものの損傷や機能障害による疼痛を**神経障害性疼痛**という（○図1-6）。糖尿病や帯状疱疹などによる神経の損傷によるものや，大脳皮質の体性感覚野（○267ページ，図12-12）への伝達障害などがある。

●**心因性疼痛**　明らかな身体的な原因がなく，その発生に心理・社会的因子が関与している疼痛を**心因性疼痛**という。多くの場合，心理的因子のみでなく，行動要因や社会的・生物学的な要因が複雑に関与している[1]。

●**混合性疼痛**　慢性化すると，いろいろな要因が複雑にからみ合った混合性疼痛となる。腰椎椎間板ヘルニアやがんの骨転移痛，脊椎破損骨折などがある。

2　体性痛・内臓痛・関連痛

●**体性痛**　皮膚や骨格筋などに分布する侵害受容器を原因とする侵害受容性疼痛を，**体性痛**という。体性痛を引きおこす刺激には，①熱刺激，②機械刺激，③化学刺激があり，大脳の体性感覚野へ伝達されて知覚される。体性痛は，鋭い痛みで，局在が明確である。皮膚や粘膜表面の痛覚が刺激されておこる**表在痛**と，筋肉や関節などの痛みである**深部痛**に分けられる（○図1-6）。

●**内臓痛**　侵害受容性疼痛のうち，腸管などの過剰な伸展や収縮，虚血などにより生じるものを**内臓痛**という（○図1-6）。痛みの部位が明確でなく，一般的に締めつけられるような痛みである[2]。

●**関連痛**　原因が生じた部位から離れた場所で感じる痛みを**関連痛**という。たとえば，心筋梗塞による痛みは，心臓のある胸部の痛みのほかに，左肩や下顎にも痛みを生じることがある（○102ページ，plus）。

□**NOTE**
[1]つまり，原因のわからない痛みを心因的疼痛とすぐに解釈することは，身体的原因の見落としにつながる。

□**NOTE**
[2]内臓は痛覚の受容体の分布がまばらであるなどの理由から，局在性が不明瞭であると考えられている。

3 疼痛を感じる期間

● **持続痛と突出痛**　痛みは，そのあらわれ方によって，**持続痛**と**突出痛**に分けられる。持続痛は，1 日のうち 12 時間以上持続する痛みであり，突出痛は，短時間で悪化し，消滅する一過性の痛みである。

● **急性疼痛と慢性疼痛**　損傷した組織が修復している間に感じる痛みを**急性疼痛**とよび，組織が修復期間をこえても痛みを感じる痛みを**慢性疼痛**とよんで分類することもある。

　急性疼痛は，外傷や熱傷，手術などにより引きおこされ，大半が侵害受容性疼痛である。急性疼痛が生じると，交感神経のはたらきにより，心拍数・呼吸数の増加や血圧の上昇といった緊張反応がおこる。原因が取り除かれると，これらの反応は徐々に解消する。

　慢性疼痛として多いのは，腰痛や頸部痛，関節痛などである。急性疼痛が遷延して痛みが続く場合もあるが，長引く痛みにより，末梢・中枢神経系の機能が障害されたり，心理・社会的要因によって痛みが増幅されたりすることもある。

C 循環障害

1 虚血と梗塞

● **血管の吻合**　動脈は，枝分かれと合流を繰り返して組織へと向かう。血管どうしが合流して連絡していることを**吻合**という（▶図 1-7-a）。吻合は動脈には少なく，静脈には多い。吻合のある血管では，主要な血管が詰まったり（**閉塞**），狭まったり（**狭窄**）したときは，吻合を介して迂回路が形成され，血流が維持される。この迂回路を**側副血行路**という。

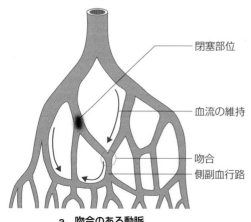

a. 吻合のある動脈　　　　　　　b. 終動脈と梗塞

閉塞部位
血流の維持
吻合
側副血行路

閉塞部位
虚血による壊死
梗塞

▶**図 1-7　血管の吻合と終動脈**

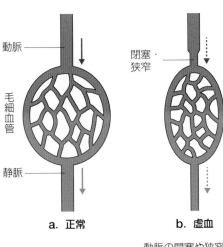
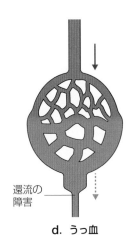

a. 正常	**b. 虚血**	**c. 充血**	**d. うっ血**
	動脈の閉塞や狭窄により，血液が組織や細胞に十分に供給されていない状態をいう。	動脈の拡張により血流が増加した状態である。赤色になり，腫脹・熱感がみられる。	静脈から心臓への還流が妨げられ，静脈および毛細血管に血液が滞留する。

◎図 1-8　虚血・充血・うっ血

● **虚血と梗塞**　心臓・脳・肺などにはほかの血管と吻合のない動脈がみられ，これを**終動脈**という（◎図 1-7-b）。また，血管の異常により，血液が組織や細胞に十分に供給されない状態を**虚血**という（◎図 1-8-b）。

　終動脈に閉塞がおこると，その終動脈が血液を供給していた組織（灌流組織）が虚血にいたり，血流が再開されないと壊死する。これを**梗塞**という❶（◎図 1-7-b）。

2　充血とうっ血

● **充血**　**充血**とは，組織の局所の血管が拡張し，血管内に動脈血が増加する状態である（◎図 1-8-c）。局所はあざやかな赤色になり，温度が上昇し，ふくれあがり，拍動をみとめる。炎症部位の発赤や熱感は充血による。そのほか，筋肉の運動や自律神経の興奮でもみられる。

● **うっ血**　一方，**うっ血**とは，静脈から心臓への還流が妨げられ，静脈管腔内に静脈血がたまった状態である（◎図 1-8-d）。うっ血部の静脈や毛細血管は拡張し，その部位は暗青色に見える。局所性にみられるものと，全身にみられるものがある。肺静脈でうっ血が持続したものが肺うっ血であり，心不全（◎111 ページ）などでは全身性のうっ血がみられる。

3　浮腫

　毛細血管は水分の透過性があるため，血液の液体成分である血漿は，血管外にある間質液（◎62 ページ）と水分の出入りがある。血管内と組織間で水分の出入りが行われることで，組織の細胞への栄養の供給と，老廃物の除去

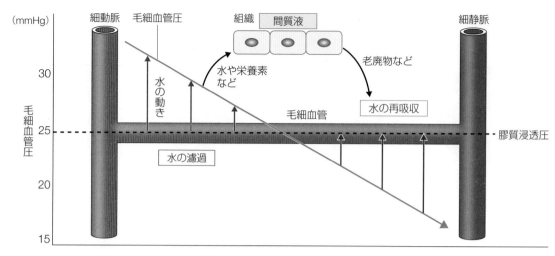

◎図1-9　毛細血管圧とそれによる水の動き

が行われている。

1 毛細血管圧と膠質浸透圧

　心臓から出た動脈は分岐しながら細動脈となり，やがて毛細血管となり，静脈に続く。毛細血管内にかかる血圧は**毛細血管圧**とよばれ，この圧力が，血液中の水分を血管外に押し出そうとする（◎図1-9）。一方，血漿タンパク質は毛細血管壁を通過できないため，水を血管内に引き込もうとする圧力もはたらく。この血漿タンパク質によって生じる圧力を**膠質浸透圧**といい，これは血管内のどこでも約25 mmHgである。

　細動脈に近い部位の毛細血管圧は約30 mmHgであり，膠質浸透圧より高いため，血漿中の水分が血管外に濾過される。一方，静脈側の毛細血管圧は約15 mmHgと低く，膠質浸透圧のほうが高いので，組織中の水分は血管に引き戻される[1]。こうして，組織の間質の水分量は一定に保たれている。

　血漿タンパク質の大部分は**アルブミン**が占めており，膠質浸透圧は血中のアルブミン濃度によって変化する。アルブミン濃度が高くなると膠質浸透圧が高くなり，組織中の水分を血管に引き戻す力が強くなる。逆にアルブミン濃度が低下すると，浸透圧は低くなり，血漿成分が血管外へ出やすくなる。

2 浮腫の原因

　浮腫[2]とは，なんらかの異常により，間質の水分量が増加した病態である。浮腫が生じる原因には，①膠質浸透圧の低下，②毛細血管圧の上昇，③血管透過性の亢進，④リンパ液のうっ滞などがある。

●**膠質浸透圧の低下**　なんらかの原因で，血漿タンパク質の濃度が低下し，膠質浸透圧が低下すると，血管外に水分が流出して浮腫となる。たとえば，腎不全では糸球体からタンパク質が体外に流出することにより血漿タンパク質濃度が低下し，**腎性浮腫**をきたす。また，肝硬変や肝不全では，肝臓でのタンパク質合成能が低下し，血漿タンパク質濃度が低下して**肝性浮腫**をきたす。

□NOTE
❶間質液の約80％は静脈に回収され，残りの約20％はリンパ管に回収される。

□NOTE
❷むくみともいわれる。

● **毛細血管圧の上昇**　なんらかの原因により毛細血管圧が上昇すると，浮腫が生じる。たとえば心不全では，心臓のポンプ機能の低下により，全身でうっ血が生じる。それにより，組織では毛細血管圧が上昇し，組織間に水分が貯留して浮腫が生じる。これを**心原性浮腫**という。

● **血管透過性の亢進**　組織が損傷されて炎症がおこると，血管透過性が亢進する。それにより血管内皮細胞間にすきまができ，血管内成分が流出しやすくなる。これにより局所的に浮腫がおこる。

● **リンパ液のうっ滞**　がんの手術などによりリンパ節を広範囲に切除した場合，リンパ液の流れがとどこおり，**リンパ浮腫**がおこる。

3　滲出液と濾出液

　炎症に伴う血管透過性の亢進によって，血管からもれ出てくる液体を**滲出液**という。血管壁のすきまを通って流出するため，ほぼ血漿と同じ成分の液体であり，タンパク質の含有量が高く，白血球などの細胞成分も豊富に含む。

　一方，炎症以外の原因により組織にもれ出た液体を**濾出液**（漏出液）という。うっ血や浮腫などの際に，膠質浸透圧の低下や毛細血管圧の上昇により血管壁を通過してにじみ出た水分であり，分子量の大きいタンパク質の含有量は少ない。

● **胸水と腹水**　胸膜腔に異常にたまった液体を**胸水**（● 143 ページ）といい，腹腔内に異常にたまった液体を**腹水**（● 183 ページ）という。どちらも，炎症が原因で生じたものは，タンパク質に富む滲出液が貯留する。それに対して，心不全や低アルブミン血症などの非炎症性の原因によるものは濾出液が貯留する。

4　出血

　血管の外に，赤血球を含む血液成分が流出することを**出血**という。体外に血液が出ることを**外出血**といい，組織内や体内に出血することを**内出血**という。そして出血がおこった場合，血小板やフィブリンなどのはたらきにより，すみやかに止血が行われる（● 90 ページ）。

　また，皮膚の内部でおこった出血が，外部から紫色に見える状態は**紫斑**とよばれ，出血した血液がある程度の塊として組織内に貯留したものは**血腫**とよばれる。出血が胸膜腔や腹膜腔内に生じると，**血胸**[1]（● 144 ページ）や**血性腹水**となる。

● **出血によるショック・貧血**　外出血や内出血が急激かつ大量におこると，失血により循環血液量が減少し，血圧が低下し，ショックに陥る（● 117 ページ）。このようなショックは，循環血液量減少性ショックとよばれ，死にいたることもある。

　また，消化管などからの少量の出血が慢性的に持続した場合は，貧血が引きおこされることがある（● 83 ページ）。

D 感染症

1 感染症と病原体

1 感染と感染症

　自然界には多くの微生物が存在する。微生物が生体に侵入して増殖し，病気を引きおこす能力を**病原性❶**といい，病気を引きおこす原因となる微生物を**病原体（病原微生物）**という（◐表1-3）。そして病原体が体内に侵入し，増殖することを**感染**という。**感染症**は，感染により発熱をはじめとしたさまざまな症状を引きおこす疾患の総称である。

　ヒトなど，病原体が感染した生物を**宿主**（ホスト）という。また，病原体を体内に保有しているものを病原体保有者（キャリア）とよぶ。

NOTE

❶微生物の多くは，病原性をもたない非病原性である。非病原性微生物のなかには，乳酸菌などのように生体の機能の維持にかかわるものもある。

2 病原体の種類

　病原体には，ウイルス・細菌・真菌・寄生虫と，タンパク質の一種であるプリオンなどがある（◐表1-3）。

　①**ウイルス**　遺伝子とタンパク質の殻（エンベロープ）からなる。単独では増殖できず，宿主などの細胞内に入り込むことではじめて増殖できる。

　②**細菌**　細胞に核をもたない原核生物に属する単細胞生物である。球状・桿状などの形態や，グラム染色による結果などにより，分類される。

　③**真菌**　キノコやカビなどの糸状菌と，酵母に分けられる。健康な成人が感染するリスクは低く，免疫機能が低下した患者に感染しやすい。

　④**寄生虫**　蠕虫（線虫・吸虫・条虫）と原虫がある。ヒトの体内や消化管

◐表1-3　病原体の例

分類	例
ウイルス	ヒト免疫不全ウイルス（HIV），インフルエンザウイルス，肝炎ウイルス，RSウイルス，アデノウイルス，コロナウイルス，ノロウイルス
細菌	• 球菌：ブドウ球菌，レンサ球菌，肺炎球菌，淋菌 • 桿菌：大腸菌，緑膿菌，百日咳菌，サルモネラ属菌，ビブリオ属菌，カンピロバクター属菌，ヘリコバクター-ピロリ，インフルエンザ菌 • 抗酸菌：結核菌，マイコバクテリウム-アビウム • 梅毒トレポネーマ，発疹チフスリケッチア，クラミジア-トラコマチス，肺炎マイコプラズマ
真菌	カンジダ属，アスペルギルス属，クリプトコックス-ネオフォルマンス，ニューモシスチス-イロベチー，白癬菌
寄生虫	蟯虫，フィラリア，エキノコックス，アニサキス，マラリア原虫，トキソプラズマ-ゴンディイ，赤痢アメーバ，疥癬虫
タンパク質	プリオン

内に寄生する。

⑤**プリオン**　病原性をもつタンパク質の粒子である。

2 感染防御機構と感染症の成立

　感染症の発症には，病原体の感染力，つまり病原性の程度と伝播のしやすさに加え，宿主の**感染防御機構**の程度がかかわってくる。

1 宿主の感染防御機構

　外界の異物や病原体から生体をまもるために，宿主にはさまざまな防御機構が備わっている。

● **皮膚や粘膜による防御機構**　皮膚の角質層は，体内に侵入しようとする病原体から生体を防御するバリア（障壁）として機能している（◉ 35 ページ）。また，気道粘膜は，線毛の運動や，喀痰・咳嗽により，病原体を体外に排出する（◉ 131 ページ）。

　消化管では，強酸である胃酸により細菌などの病原体を殺滅し，下痢を引きおこすなどして消化管内から病原体などを排除する。さらに，皮膚表面や腸管内に常在している細菌群（**常在細菌叢**）は，病原体が生体に定着するのを防いでいる。

● **免疫学的防御機構**　体表面や粘膜のバリアを突破して，体内に異物や病原体が侵入してきた場合，生体には，これらを排除したり破壊したりして処理するしくみが備わっている。これを**免疫**とよぶ（◉ 46 ページ）。

2 感染の成立

　宿主の感染防御機構が破綻し，病原体が生体内に侵入して定着し，増殖をはじめると感染が成立し，組織の障害をもたらす。

● **バリアの破綻**　体表面や管腔内の表面に損傷があると，そこから病原体が体内に侵入する。カテーテルの挿入や手術などのさまざまな治療❶やがんの浸潤などによって皮膚や粘膜が損傷を受け，感染が引きおこされることもある。

● **免疫機能の低下**　宿主の免疫機能は，年齢や併存疾患，栄養の状態，ワクチン（◉ 49 ページ）接種の有無など，多くの要素が関与している。疾患やがんの治療などにより，免疫細胞が減少したり，免疫機能が抑制されたりした状態になると，体内に侵入した病原体を排除できなくなり，病原体が増殖して感染が成立しやすくなる❷。

3 感染の伝播

　感染症は，ヒトからヒトへ，また動物からヒトへ，病原体が伝播することで広まっていく。

水平感染と垂直感染

　感染者から不特定多数の宿主へ感染が伝播していくことを**水平感染**という。

NOTE

❶中心静脈カテーテルの挿入部位から皮膚の常在菌が血流に入ると，カテーテル関連感染症（CRBSI）が引きおこされる。また，術後の創部から病原体が侵入し，感染が引きおこされることもあり，手術部位感染（SSI）とよばれる。

❷いったん感染症が治癒したあと，免疫能の低下にともない，体内に微量に存在していた病原体が再び増加（再活性化）して感染症を発病することもある。B 型肝炎ウイルスはその例である。

一方，母体のもつ病原体が，妊娠・出産・授乳を通して，胎児や児に移行することを**垂直感染**という。

▌動物由来感染症

野生動物や家畜，ペットなどの動物が感染源となることがあり，**動物由来感染症**，あるいは**人畜（人獣）共通感染症**とよばれる。イヌが媒介する狂犬病や鳥類が媒介するオウム病，ネコが媒介するトキソプラズマ症，イヌ・キツネが媒介するエキノコックス症などが知られている。

▌感染経路

病原体が生体に侵入する経路を**感染経路**という。病原体によって，どの経路で感染しやすいかは異なる。

①**接触感染** 感染者との接触や，汚染された衣類や物品などへの接触により，皮膚・粘膜を介して病原体が伝播することをさす。医療を介する感染のおもな原因となる。インフルエンザや咽頭結膜熱のほか，性行為による性感染症もこれに含まれる。

②**飛沫感染** 感染者の咳やくしゃみ，会話などにより発生した飛沫が，ほかの人の結膜や鼻腔，口内粘膜に付着して伝播することをさす。インフルエンザ，風疹，百日咳，流行性耳下腺炎などがある。

③**空気感染（飛沫核感染）** 病原体を含む飛沫核❶が空気中を浮遊し，離れた場所の人が吸入することにより感染する❷。麻疹や水痘，結核などがある。

④**経口感染** 病原体に汚染された飲料水や食物を経口摂取して引きおこされる感染症である。ノロウイルス感染症やロタウイルス感染症などの食中毒がこれに該当する。

⑤**経皮感染** 外傷や手術などによる創傷部から病原体が侵入して感染することをさす。カやマダニを介するものや，動物による咬傷によるもののほか，輸血や血液製剤，注射針といった医療器具・行為を介するものもある。

4 感染の経過

● **顕性感染と不顕性感染** 病原体に感染したからといって発症するとは限らないし，感染後，一定期間ののち発症する場合もある。感染が成立したあと，症状があらわれるものを**顕性感染**，感染しても症状がみられないものを**不顕性感染**という。

● **潜伏期** 感染して病原体が増殖し，発症するまでの時間を**潜伏期**という。潜伏期は病原体によって数時間から，年単位になるものまでさまざまである。

● **急性感染と持続感染** 感染が成立したあとも，宿主の免疫は病原体を排除するために機能し，ある一定期間後には病原体は排除され，生体はもとの状態に回復する。これを**急性感染**とよび，ほとんどの感染症が該当する。しかし，ある種の病原体は，何年にもわたり体内にとどまり，これを**持続感染（慢性感染）**とよぶ。

● **易感染と日和見感染** 抗がん薬や免疫抑制薬，副腎皮質ステロイド薬の使用や，後天性免疫不全症候群などにより，宿主の免疫機能が低下して感染しやすい状態を**易感染**（◯ 51ページ）という。このような状態では，病原性の

┌─ NOTE
❶ 飛沫核

微生物を含んだ飛沫が，空気中で乾燥して微生物を含む直径 5μm 未満の微粒子になり，長時間空気中を漂うようになったものをいう。

❷ 飛沫感染や空気感染などで，気道を経由して感染することを，経気道感染とよぶ。

低い微生物に感染し，発症する場合があり，これを**日和見感染**（● 51 ページ）とよぶ。

3 感染症の症状と治療

1 感染症による症状と敗血症

感染症の症候は，短期間で自然に回復するものから，慢性の経過をたどるもの，生命をおびやかす激しい経過をたどるものなど，さまざまである。

◆ 感染による障害と症状

● **毒素**　感染症による障害は，ウイルスのように，宿主であるヒトの細胞に侵入することで引きおこされる場合もあれば，多くの細菌のように，分泌した**毒素**により引きおこされる場合もある。毒素には，菌体の外に分泌される**外毒素**と，菌体内に含まれる**内毒素**（エンドトキシン）がある。

● **感染症の症状**　感染による症状は，病原体の侵入により免疫が活発となり，炎症が引きおこされるなどしてあらわれる。症状は病原体の種類によって異なり，症状が特定の臓器にのみあらわれることもあるが，症状が複数の臓器に及ぶことも少なくない。おもな症状には，発熱，喀痰（● 133 ページ）・咳嗽（● 134 ページ），胸痛，腹痛，発疹（● 37 ページ），頭痛（● 264 ページ），眩暈（めまい，● 287 ページ）などがある。

◆ 敗血症

感染により大量の毒素が放出されると，大量の炎症性サイトカインが血液中に放出され，発熱や血圧低下，白血球増加，凝固系・線溶系（● 91 ページ）の異常が急激に引きおこされる。これによって多臓器が障害され，さらに循環不全をきたし，ショックに陥る。

このように，感染症が原因で過剰な生体反応がおこり，重篤な臓器障害がもたらされる病態を**敗血症**という❶。敗血症を引きおこす病原体として，ブドウ球菌や大腸菌などが知られているが，原因となる病原体はさまざまである。敗血症によるショックは，**敗血症性ショック**あるいは**エンドトキシンショック**とよばれる。

2 感染症の治療

感染症に対する治療は，**抗ウイルス薬**や**抗菌薬**，**抗真菌薬**，**抗寄生虫薬**といった抗微生物薬による薬物療法が中心となる。

◆ 抗微生物薬のしくみ

抗微生物薬は，おもに病原体の合成や増殖のしくみを抑制することで効果を示す。抗菌薬は複数の細菌に対して抗菌作用をもたらすが，薬物によって有効な細菌の種類は異なる。基本的には，ウイルスの種類ごとに異なった抗

NOTE

❶血液中に細菌が存在する状態は，菌血症とよばれる。通常，血液中に入った細菌などの異物は，好中球やマクロファージによって貪食・殺菌されるが，免疫機能の脆弱な乳幼児や高齢者，糖尿病などの慢性疾患の罹患者や，闘病中で免疫機能が低下している場合は敗血症をおこすリスクが高い。

ウイルス薬が必要となる。

◆ 薬剤耐性菌

　細菌は，抗菌薬の増殖抑制作用などを無効とする能力（**耐性**）を獲得することがある。特定の薬物に対する耐性を獲得した菌は，**薬剤耐性菌**とよばれる。薬剤耐性菌は，効果のある抗菌薬の種類が少なくなるため，治療が困難となる❶。

　薬剤耐性菌としてよく知られているものに，メチシリン耐性黄色ブドウ球菌（MRSA），バンコマイシン耐性腸球菌（VRE），多剤耐性緑膿菌（MDRP），基質特異性拡張型β-ラクタマーゼ（ESBL）産生菌がある。

◆ 抗微生物薬の使用によりもたらされる障害

● **菌交代現象とCDI**　抗菌薬を投与すると，腸内の細菌叢を構成する細菌の種類と数のバランスが変化し，特定の種類の細菌が優位となって感染を引きおこすことがある。これを**菌交代現象**とよぶ。たとえば，クロストリジオイデス-ディフィシレは腸管に少数存在する常在細菌であるが，菌交代により大量に増殖し，腸炎を引きおこすことがある。このようにしておこる腸炎をクロストリジオイデス-ディフィシレ感染症（CDI）という。

● **ペニシリンショック**　薬物によってはアレルギー反応を引きおこすものもある。とくに抗菌薬の一種であるペニシリンは，アナフィラキシーショック（◐54ページ）を引きおこすことが知られており，これをペニシリンショックという。

（◐54ページ）

NOTE
❶抗菌薬の濫用が薬剤耐性菌の蔓延の原因と考えられており，世界的に抗菌薬の適正使用が求められている。

E　腫瘍

1　腫瘍の性質と分類

1　腫瘍の性質

　腫瘍とは，身体を構成する細胞に異常が発生し，自律的に増殖を続けたものであり，腫瘍を構成する細胞を**腫瘍細胞**という。正常な細胞では，さまざまな機構によって細胞の増殖が制御されているが，腫瘍細胞はその制御を受けることなく自律して増殖を続け，臓器の機能に障害をもたらす。

　腫瘍のなかには，腫瘍細胞が手足をのばすように周辺の組織のなかに**浸潤**し，境界不明なかたまりを形成するものがある。また，血液やリンパ液の流れにのって離れた臓器に運ばれ，そこで新たに増殖する，**転移**という現象もおこる。はじめに腫瘍が発生した部分を**原発巣**とよび，転移により発生した増殖巣は**転移巣**とよばれる。

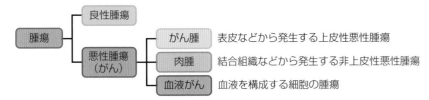

○図 1-10　腫瘍の分類

2 腫瘍の分類

◆ 良性腫瘍と悪性腫瘍

　腫瘍は，その生物学的・臨床的な特徴から，良性腫瘍と悪性腫瘍に分けられる（○図 1-10）。

● **良性腫瘍**　正常組織を圧迫して押しのけながら発育する❶が，浸潤と転移はみとめられず，組織障害が局所的な腫瘍は良性腫瘍とされる。良性腫瘍は，腫瘍と正常組織の境界が明瞭なため，外科的な切除が可能で，再発の頻度も低いため，予後もよい。代表的な良性腫瘍に，子宮筋腫（○ 243 ページ）や胃のポリープがある。ただし，脳腫瘍（○ 261 ページ）のように発生部位によっては，重篤な臨床経過をきたすこともある。

● **悪性腫瘍**　悪性腫瘍は，周囲の正常組織内に浸潤して発育することが多く，正常組織との境界が不明瞭で，手術による摘出が困難となる。他臓器へ転移をおこすこともあり，生命に対する危険が大きい。一般的に，**がん**という場合，悪性腫瘍全般をさし，**がん細胞**とは悪性腫瘍を構成する細胞をさす。

□**NOTE**
❶隣接臓器を圧迫するように広がるため圧排性増殖という。

◆ 上皮性腫瘍と非上皮性腫瘍

　また，腫瘍は，発生する組織により分類され，大きく上皮性腫瘍と非上皮性腫瘍に分けられる。身体の表面をおおう表皮や，管腔臓器の内腔をおおっている粘膜上皮，分泌を行っている腺組織から発生するものが，**上皮性腫瘍**である。それに対して，結合組織・脂肪組織・筋組織，つまり骨・筋肉・脂肪・神経・血管などに発生する腫瘍が，**非上皮性腫瘍**である。

　上皮性腫瘍と非上皮性腫瘍のそれぞれに，良性のものと悪性のものがあり，上皮性腫瘍のなかで悪性のものを**がん腫**（上皮性悪性腫瘍），非上皮性腫瘍のなかで悪性のものを**肉腫**（非上皮性悪性腫瘍）という。

▌がん腫の分類

　がん腫はさらに，発生組織との類似性によって分類される。

　1 扁平上皮がん　重層扁平上皮の特徴をもつがん腫である。皮膚や食道などの重層扁平上皮から発生するもののほか，気管支や子宮頸部の上皮に扁平上皮化生（○ 6 ページ）が生じて発生するものもある。

　2 腺上皮がん　腺構造をもち，分泌物を産生するがん腫である。肺・乳腺・前立腺などに発生する。

　3 尿路上皮（移行上皮）がん　腎盂・腎杯，尿管，膀胱・尿道の一部をお

おう尿路上皮(移行上皮)が,腫瘍化したものである。尿路系悪性腫瘍のうち最も頻度が高い(● 205 ページ)。

▮ 固形がんと血液がん

がん腫や肉腫のように,組織にまとまったかたまり(腫瘤)を形成するものを**固形がん**とよぶ。一方,白血病のように,血液を構成する細胞が腫瘍化することもあり,これを**血液がん(造血器腫瘍)**という(● 87 ページ)。

2　がんの広がり

◆ 浸潤

上皮に発生したがんを構成するがん細胞は,基底膜に向かって増殖していく。やがて基底膜を破り,血管やリンパ管を含む間質へと侵入してさらに増殖を続ける。がんの浸潤はこのようにしておこる(●図 1-11-a)。

上皮性のがん細胞が,基底膜上で増殖を続けている段階を**上皮内がん(非浸潤がん)**といい,基底膜を突破して間質に侵入したものを**浸潤がん**という。

◆ 転移

間質に浸潤したがん細胞は,さらに増殖を続け,転移することもある。転移により発生したがんは,**転移性がん**とよばれる。がんが移転していく方法には次の 4 つがある。

① **直接浸潤**　がん細胞が,原発臓器に隣接している臓器に直接的に浸潤するものである。たとえば,胃がんは膵臓に直接浸潤することがある。

② **リンパ行性転移**　がん細胞がリンパ管に入り,転移するものである(●図 1-11-b)。はじめは原発臓器の近傍の所属リンパ節へ転移し,さらに遠位

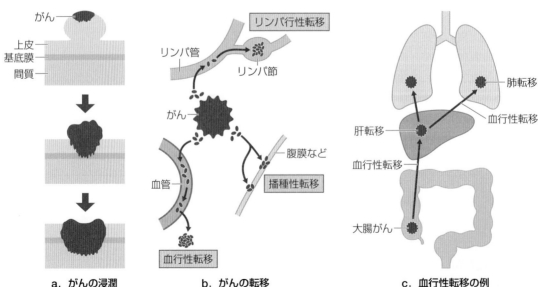

a. がんの浸潤　　　　b. がんの転移　　　　c. 血行性転移の例

●図1-11　がんの浸潤と転移

の左鎖骨上窩リンパ節にまで転移が及ぶことがある❶。左鎖骨上窩リンパ節転移はウィルヒョウ転移ともよばれる。

　3 **血行性転移**　がん細胞が血流に乗ってほかの臓器に転移するものである（◯図1-11-c）。おもに肝臓・肺・骨・脳などに転移する。がんの種類によって転移先の傾向は異なる。

　4 **播種性転移**　浸潤したがん細胞が、腹腔・胸膜腔・心囊腔など体腔の表面に達すると、その体腔内に広く種をまいたように広がり、膜表面に多数の転移巣を形成する。これを播種性転移という。胸膜腔や腹腔への播種の程度がひどくなると、大量の胸水や腹水を貯留する。これらは、がん性胸膜炎・がん性腹膜炎とよばれる。

◆ がんの進行

　上皮内がんや、早期の浸潤がんなど、がんが局所に限局しているものを、**早期がん**という。それをこえて、リンパ節転移や遠隔転移がみられるものなどは、**進行がん**とよばれる。たとえば胃がんの場合、粘膜下層までの浸潤にとどまるものを早期胃がんとよび、粘膜下層をこえて浸潤しているものを進行胃がんという。粘膜下層から筋層、漿膜へと進行し、漿膜をこえて腹膜に達すると、播種性転移をおこした胃がんとなる。

◆ がん悪液質

　がんの進行とともに、代謝異常や食欲低下がみられるようになる。食事摂取量の減少に加えて、筋肉・脂肪の合成が減少し、一方で分解は亢進する。その結果、全身の骨格筋や脂肪が減少して、体重減少が急速に進行し、全身状態は低下する。このような病態を、**がん悪液質（カヘキシー）**という。

3 発がんのしくみ

1 発がんと発がん因子

▌発がんの過程

　個体にがんが発生することを**発がん**といい、正常細胞がなんらかの原因や機序でがん細胞へ変化することを、**がん化**という。

　多くのがんは、生体の細胞のもつ特定の遺伝子の異常❷や、特定の遺伝子の発現の異常が集積し、がん細胞になる手前の段階である**前がん状態**を経て、がん細胞へと移行する。これを**多段階発がん**という（◯図1-12）。子宮頸部や食道などの上皮細胞が、前がん状態の細胞となり、それが持続している状態を**異形成**といい、**前がん病変**の状態にあたる。

▌発がん因子

　発がんに関与する因子（発がん因子）には、化学物質や放射線、生活習慣、微生物などの環境因子（外因）と、体質や遺伝的素因など、生体側からもたらされる内因がある（◯表1-4）。発がんに関与する化学物質（**発がん物質**）や、

NOTE

❶乳がんが、最初に転移する所属リンパ節をセンチネルリンパ節という。また、左鎖骨上窩リンパ節転移は、胃がんや大腸がん、肺がん、乳がん、卵巣がんでみられることがある。

NOTE

❷なんらかの原因により遺伝子を構成するDNAが変化することを変異という。

◯図 1-12　多段階発がん

◯表 1-4　発がん因子

要因		例
環境因子	生活習慣	運動不足, 肥満, 糖尿病, 食事
	化学物質	タバコ, アスベスト, アフラトキシン, ベンゼン
	物理的刺激	接触, 放射線, 紫外線, X 線
	微生物	ウイルス：B 型・C 型肝炎ウイルス(HBV, HCV), ヒトパピローマウイルス(HPV), ヒト T リンパ球向性ウイルス 1 (ヒト T 細胞白血病ウイルス 1 型, HTLV-1), ヒト免疫不全ウイルス(HIV) 細菌：ヘリコバクター-ピロリ
内因	体質	年齢, 性別, ホルモン, 人種
	遺伝的素因	後天的な遺伝子の異常, 先天的な遺伝子の異常

　放射線, 紫外線, X 線などの物理的刺激は, 細胞内の DNA を損傷し, 皮膚がんや白血病などの原因となる。

　また, 加齢にともない, 細胞の DNA に異常が蓄積し, がんが発生しやすくなる。そのほか女性ホルモンや男性ホルモンも発がんに関係する。

2 　がんの発生に関与する遺伝子

◆ がん遺伝子とがん抑制遺伝子

　がんの発生に関与する遺伝子として, がん遺伝子とがん抑制遺伝子がある。
● **がん遺伝子**　がん遺伝子は, すべての細胞内に存在しており, 通常は細胞の分化や増殖を調整する遺伝子としてはたらいている[1]。しかし, なんらかの原因で, がん遺伝子に異常がもたらされると, がん化にかかわる物質を大量に発生させるなどして, 細胞の異常な増殖を引きおこす。
● **がん抑制遺伝子**　がん抑制遺伝子は, 細胞の増殖を抑制したり, 細胞死を誘導したり, 傷ついた DNA の修復をしたりする役割をもつ遺伝子である[2]。そのため, がん抑制遺伝子に異常が生じると, がん化が促進される。

◆ 家族性腫瘍と遺伝性腫瘍

　生体の細胞には, からだをつくる体細胞と, 卵子や精子といった生殖細胞がある。多くのがんは, 後天的に体細胞の遺伝子に変異がおこることにより

NOTE

[1] がん遺伝子には, *HER2, MYC, RAS, SRC* などがある。

[2] がん抑制遺伝子には, *RB, p53, APC, BRCA1,2* などがある。

発生するため，子や孫に遺伝することはない。

　しかし，同一家系内に集積して発生するがんもあり，**家族性腫瘍**とよばれてきた。家族性腫瘍のなかには，生殖細胞の遺伝子変異が原因となるものがあり，これは**遺伝性腫瘍**とよばれる。家族性大腸腺腫症（◖ 171 ページ）などが知られており，がん抑制遺伝子の異常が原因となるものが多い。

F　先天異常と遺伝性疾患

1　奇形

　出生時もしくは出生前からあらわれる身体の異常を，**先天異常**といい，なかでも形態異常を伴うものを**奇形**という❶。先天性代謝異常など，形態は正常でも，はたらきに異常があるものも先天異常に含まれる。

　妊娠初期の胎児には，奇形を誘発するさまざまな因子に感受性の高い時期があり，器官形成期とよばれる。奇形の多くは受精してからおおよそ 12 週までに出現する。

　奇形の原因は不明なものが多いが，妊娠中のアルコールやタバコの摂取，抗がん薬などの薬物投与，感染❷，X 線や放射線の曝露が原因となることがある。このような奇形を引きおこす性質は，**催奇形性**とよばれる。なお，染色体異常や遺伝子異常でも奇形が生じる。

❶頭部や四肢などにあらわれる外表奇形と，心臓や腎臓などに発現する内臓奇形がある。

❷たとえば，妊娠初期に母体が風疹ウイルスに感染すると，児に心奇形や難聴などがもたらされることがある。

2　遺伝性疾患

1　染色体・遺伝子・DNA と遺伝性疾患

　遺伝子の本体である DNA は染色体に含まれており，ヒトの体細胞は 46 本の染色体をもつ。これらは 2 本で 1 対になっており，ヒトでは 22 対の**常染色体**と 1 対の**性染色体**からなる❸。

　遺伝子に変異が生じたり，染色体の構造や本数に異常が生じたりした場合，

NOTE

❸22 本の常染色体と 1 本の性染色体をそれぞれ両親から受け継ぎ，合計 46 本となっている。

---

plus	**がんゲノム医療**

　細胞の核内に存在する DNA（デオキシリボ核酸）のうち，タンパク質のアミノ酸配列を決めている部分が遺伝子である。ゲノム genome とは，遺伝子「gene」と，集合をあらわす「-ome」を組み合わせた用語であり，遺伝子を含め，細胞のもつすべての遺伝情報のことをさす。

　近年急速に進歩しているがんゲノム医療とは，がん組織のゲノムを解析し，特定の遺伝子異常が存在するかどうかを調べ，その遺伝子異常に対する特定の薬剤を使用することで，患者 1 人ひとりに適した治療を行う個別化医療のことである。

生体の機能が正常に維持できなくなる。染色体や遺伝子の変化によって生じる疾患を**遺伝性疾患**といい，遺伝子の異常による**遺伝子異常症**と，染色体の異常による**染色体異常症**がある。遺伝子や染色体の異常は，親から引き継がれたもののみではなく，後天的に異常が生じたものも含まれる。

　なお，遺伝子変異をもっているが，発症していない者を**保因者**という。

2　遺伝子異常症

◆　単一遺伝子疾患

　1つの遺伝子の変化が原因となって生じる疾患を**単一遺伝子疾患**という。
● **遺伝の方式**　対になっている染色体における，対になっている遺伝子を，**アレル**(**対立遺伝子**)という。どちらかの遺伝子に変異があり，アレルの遺伝子型❶が異なっている場合を**ヘテロ接合**という。一方，両親から同じ遺伝子型を受け継いだものを**ホモ接合**という。アレルがヘテロ接合で，片方のアレルのみが表現型❶としてあらわれる場合，あらわれるほうの遺伝子のもつ遺伝様式を**顕性遺伝**(**優性遺伝**)という。そして，一方の形質に隠れてあらわれにくい遺伝子のもつ遺伝様式を**潜性遺伝**(**劣性遺伝**)という。

　生殖細胞が形成される場合，アレルはそれぞれ分離して，別々の生殖細胞に入る。

　１　常染色体顕性(優性)遺伝病　常染色体顕性遺伝病は，常染色体にあるアレルのどちらかに疾患の原因となる変異した遺伝子を引き継ぐことでおこる。通常，両親のどちらかが原因遺伝子をもっている。子には1/2の確率で遺伝し(●図1-13-a)，性別に特異性はない。家族性大腸腺腫症やハンチントン病，マルファン症候群❷，筋強直性ジストロフィーなどが知られている。

　２　常染色体潜性(劣性)遺伝病　常染色体潜性遺伝病は，常染色体にある

■NOTE
❶遺伝子型・表現型
　アレルの組み合わせそのものを遺伝子型という。また，その組み合わせによってあらわれる観察可能な形質を表現型という。

■NOTE
❷マルファン症候群
　原因遺伝子の1つに，*FBN1*がある。結合組織の異常により，高身長，背骨・胸骨の変形のほか，眼球異常，心血管障害などが引きおこされる。

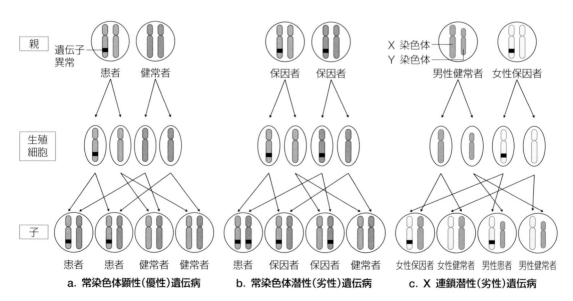

a. 常染色体顕性(優性)遺伝病　　b. 常染色体潜性(劣性)遺伝病　　c. X連鎖潜性(劣性)遺伝病

●**図1-13　単一遺伝子疾患の遺伝様式**

アレルの両方を引き継いだ場合に発症する。そのため，両親は患者か保因者
であり，発症は性別に左右されない（▶図 1-13-b）。両親ともに保因者であっ
た場合，子は 1/4 の確率で変異した遺伝子を受け継ぎ，発症する。フェニル
ケトン尿症❶が代表的である。

　③ **Ｘ連鎖潜性（劣性）遺伝病**　女性の性染色体は XX，男性は XY である❷。
Ｘ染色体上に存在する変異遺伝子が潜性遺伝をする場合，女性ではホモに
なった場合のみに発症するが，男性は Ｘ染色体を 1 本しかもたないため，
引き継いだ時点で発症する（▶図 1-13-c）。代表的な疾患に血友病（▶93 ペー
ジ）がある。

◆ 多因子疾患

　肥満や高血圧，糖尿病をはじめとする多くの疾患は，1 つの遺伝的要因だ
けではなく，複数の遺伝的要因に加え，加齢や生活習慣，環境といった後天
的要因が複雑に影響し合って発症する。このような疾患を**多因子疾患（多因
子遺伝病）**という❸。

◆ ミトコンドリア遺伝病

　ミトコンドリアは DNA をもっており，この DNA の遺伝子の変異による
疾患を**ミトコンドリア遺伝病**という。染色体に含まれる DNA は父母から受
け継ぐが，ミトコンドリアの DNA はすべて母親由来である。そのため，母
親のミトコンドリア DNA の異常は，子に伝わることになり，これを母系遺
伝という。代表的なものにミトコンドリア脳筋症❹がある。

3 染色体異常症

　染色体の数や構造に異常が生じると，生体の構造や機能に影響を及ぼすこ
とがある。これを**染色体異常症**といい，**常染色体異常症**と**性染色体異常症**に
分けられる。多くの先天異常は常染色体異常症である。
　染色体異常には数的異常と構造異常がある。

◆ 染色体の数的異常

　正常な生殖細胞はそれぞれの染色体を 1 本ずつもつが，生殖細胞の形成時
の異常より，含まれる染色体数に異常があらわれることがある。この生殖細
胞をもとに受精卵が形成されると，特定の染色体が 3 本になる**トリソミー**や，
1 本の状態の**モノソミー**などが生じる。

▊ 常染色体の数的異常
　常染色体の数的異常としては，21 番染色体の過剰である**21 トリソミー
（ダウン症候群）**の頻度が高い（▶表 1-5）。過剰染色体の異常の多くが母親由
来であり，母体の加齢にともない発生頻度が高くなる❺。

▊ 性染色体の数的異常
　性別は通常，性染色体のうち Ｙ染色体の有無により決定される。Ｙ染色
体の欠損型をターナー症候群，Ｘ染色体の過剰型をクラインフェルター症

NOTE

❶フェニルケトン尿症
　先天性アミノ酸代謝異常
症の 1 つである。*PAH* 遺
伝子の変異により，肝臓の
フェニルアラニン水酸化酵
素（PAH）の機能が低下し，
体内にフェニルアラニンが
蓄積する。出生後短期間で
中枢神経障害がおきる。

❷性染色体にある遺伝子の
異常による疾患は，古くか
ら伴性遺伝病とよばれてき
た。

❸アルツハイマー型認知症
の発症には，さまざまな遺
伝的要因や環境要因が関与
する。遺伝的要因としては
アポリポタンパク E 遺伝
子が強力な遺伝的リスク因
子とされている。

❹ミトコンドリア脳筋症
　ミトコンドリアの機能障
害によりエネルギー産生量
が低下し，大量のエネル
ギーを必要とする骨格筋と
中枢神経系に異常があらわ
れる疾患である。

NOTE

❺21 トリソミーの場合，
母親が 20 歳の場合は
1/2,000 の確率だが，41
歳で 1/85，45 歳で 1/28
となる。

○表 1-5　おもな染色体数的異常

疾患名	染色体異常	おもな核型*	特徴
ダウン症候群	常染色体増加	47, XY 47, XX	特徴的な顔貌，精神発達遅延，先天性心疾患
ターナー症候群	性染色体欠損	45, X	低身長，翼状頸，卵巣形成不全
クラインフェルター症候群	性染色体増加	47, XXY	高身長，四肢細長，精子形成能の障害

＊正常な核型は，女性 46, XX，男性 46, XY である。

候群とよぶ（○表 1-5）。

◆ 染色体の構造異常

　染色体の切断や再結合などによって，異常な構造の染色体が生じることがある。それにより遺伝子構造に変化が生じたり，DNA 量に過不足が生じたりして，先天異常の原因になりうる。

● 転座　異なる 2 本の染色体が切断され，それが交換され，他方に結合した状態を**転座**という。まったく新しい遺伝子が形成されることになり，これが疾病の原因となる。慢性骨髄性白血病の細胞に見られるフィラデルフィア染色体❶はその例である。

□ NOTE
❶一部の白血球において，22 番染色体の一部が，9 番染色体に結合して生じる。*BCR/ABL* 融合遺伝子が形成され，がん化が促進される。

G　老化と死

1　老化

老化とは，加齢に伴って成熟期以降におこる生体機能の低下のことである。

1　細胞の老化

　老化のしくみはいまだ解明されておらず，老化が遺伝子レベルで制御されているというプログラム説や，活性酸素による刺激により老化が加速されるという説など，さまざまな要因が考えられている。

　個体を形成する 1 つひとつの細胞に着目してみると，細胞は分裂できる回数に限界❷があることが知られており，細胞分裂の回数が個体の寿命と関係があると考えられている。つまり生まれた直後から，老化ははじまっているといえる。分裂をしなくなった細胞は，さまざまな臓器において，加齢に伴って増大していることがわかっている。

□ NOTE
❷ヘイフリック限界とよばれる。

2　老化による機能の低下

　加齢に伴い，個々の細胞は萎縮し，また細胞死により細胞の数が減るため，一般的には各臓器は萎縮する。また，さまざまな環境要因により，細胞内に

DNA の異常が蓄積する。さらに代謝機能も低下し，これらの要因により各臓器の機能は低下し，疾病がおこりやすくなる。

　□1 **脳・神経系への影響**　脳の神経細胞は減少し，大脳は萎縮する。また，神経伝達の機能も低下する。こうした変化に伴い，運動機能や感覚機能，記憶力などが低下する。アルツハイマー病では，アミロイド β タンパク質やタウタンパク質といった，特殊な構造物が蓄積することも知られており，認知機能の低下の要因とされている。

　□2 **循環器系への影響**　加齢にともない，動脈の粥状硬化が進行し，動脈硬化(● 120 ページ)や心筋梗塞(● 101 ページ)が引きおこされる。また，血管壁の弾力性が低下して，高血圧となる。心筋の細胞数は減少するが細胞は大きくなり，心肥大となる❶。

　□3 **呼吸器系への影響**　肺胞の減少や，肺の弾性収縮力の低下，横隔膜の筋力低下などにより，呼吸機能が低下する。

　□4 **消化器系への影響**　消化器は，老化の影響を比較的受けにくいとされているが，欠歯や唾液腺の萎縮による唾液分泌の低下により，嚥下や咀嚼の能力が低下し，誤嚥性肺炎が引きおこされる❷。肝臓では，物質合成能や薬物の代謝能が低下する。

　□5 **腎機能への影響**　糸球体の硬化や脱落によって腎機能が低下し，水・電解質異常(● 65 ページ)をおこしやすくなる。腎血流量の減少や尿細管細胞の減少によって近位曲尿細管の短小化がおこり，腎機能全般が低下する。

　□6 **骨格系への影響**　骨量・骨密度が低下し，骨粗鬆症(● 231 ページ)となる。また，関節液の減少や滑膜弾力の低下により，関節炎が発現する。

3　老年症候群

　各臓器の加齢変化を背景として，高齢者にはさまざまな病態が複合的にあらわれ，高齢者の自立を著しく阻害するようになる。高齢者に多くみられる，医療や介護が必要となる症状や徴候を総称して**老年症候群**といい，大きく3つに分類される❸。

　①**急性疾患に付随する症候の例**　息切れ，意識障害，脱水など
　②**慢性疾患に付随する症候の例**　認知症，骨関節変形，視力低下，腰痛，体重減少など
　③**日常生活動作(ADL)低下と関係がある症候の例**　嚥下障害，転倒，骨折，抑うつなど

　このうち，ADL 低下と関係がある症候は 75 歳以上で急増し，介護が必要となることも多い。これらは廃用(廃用症候群)とよばれる。

4　サルコペニアとフレイル

　サルコペニア❹とは，筋肉量が減少し，筋力や身体能力が低下している状態のことである。一方，**フレイル**(虚弱)とは，加齢に伴い身体の予備能力が低下し，健康障害をおこしやすくなった状態のことで，要介護状態の前段階とされる。よって，適切な介入を行えば機能を回復することが可能な状態で

NOTE

❶肝臓・膵臓などは萎縮のスピードが速く，腎臓・脳は比較的遅い。心臓は加齢によって大きく変化しないため，体重における比率は上がり，萎縮ではなく肥大となる。

❷誤嚥性肺炎は 70 歳以上の肺炎罹患者の約 70％を占め，死因の１つとなっている。

NOTE

❸老年症候群には 50 以上の症候が含まれる。ここではその一部をあげる。

NOTE

❹「サルコペニア」とは，ギリシャ語で「筋肉」をあらわす「サルコ」と，「喪失」をあらわす「ペニア」を組み合わせた造語である。

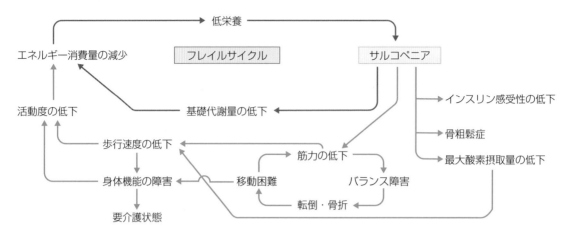

○**図1-14　サルコペニアとフレイルの関係**
サルコペニアにより代謝量や活動量が低下し，食欲低下から低栄養が引きおこされ，さらに筋肉量が減少する悪循環に陥ることがフレイルへとつながる。

あり，健康寿命の延長のためにはフレイルの予防が重要となる。
●**フレイルの原因**　フレイルの原因には，①サルコペニアなどの身体的要因，②うつ病や認知症などの精神的要因，③孤独・閉じこもりなどの社会的要因がある。サルコペニアにより代謝や活動量が低下し，食欲低下から低栄養が引きおこされて，さらに筋肉量が減少するといった悪循環に陥る。こうして，転倒などのリスクが高まり，機能障害へとつながっていく（○図1-14）。
●**フレイルの予防**　フレイルの予防のためには，栄養療法と運動療法が推奨されている。食事により良質なタンパク質を摂取し，筋肉量の増加をはかるとともに，適切な強度の運動により筋力や骨量を維持することが重要である。

2　死の定義

1　終末期・臨死期

　生理的な加齢や，病状の不可逆的な進行により，これ以上の積極的治療の効果が期待できないと判断された状態にある時期を，**終末期**（ターミナル）とよぶ。高齢者は複数の疾患やさまざまな機能障害を同時に有しており，高齢者の終末期は多様である。
　一般的に，生命予後1か月から数日以内の時期は**臨死期**とよばれる。臨死期には，呼吸リズムの変化や意識レベルの低下，昏睡，経口摂取量の低下，顔色の変化，精神状態の悪化，身体機能の低下，臓器不全などの徴候があらわれるとされる。

2 死の定義と脳死・脳幹死

◆ 死の3徴候

　わが国の法律において死の定義は明確ではない。一般的に，①呼吸の不可逆停止，②心臓の不可逆停止，③瞳孔拡散（対光反射の消失）の3項目をもって，人の死とされてきた。この3つの項目を，死の3徴候という（●表1-6）。

◆ 脳死と脳幹死

　呼吸と心臓の機能は，脳幹による支配を受けている。現代では，脳の機能が失われても，人工呼吸器や輸液などの生命維持装置により，呼吸機能や循環機能を維持し，短期間，他臓器の機能を維持することが可能である。

● **脳死**　脳幹を含む全脳の不可逆的な機能喪失を，**脳死**という。わが国では，「臓器の移植に関する法律」（臓器移植法）により，脳死をもって人の死とされる❶。厳格に規定された判定項目（●表1-7）にそって脳死判定が行われ，臓器移植が行われる。

● **脳幹死**　脳死が全脳の機能喪失であるのに対し，脳幹が不可逆的に損傷されて機能喪失したものを**脳幹死**とよぶ。自発呼吸や脳幹反射は失われているが，大脳の脳波活動や血流は残存しているため，脳死の診断基準には合致しない。脳幹死はやがて全脳死にいたる。

NOTE
❶しかしながら日本独特の思想や文化により，脳死を死の定義と認識することに対してはまだ多くの議論がなされている。

●表1-6　脳死・脳幹死・遷延性意識障害

分類	脳死	脳幹死	遷延性意識障害
機能喪失部位（■）			
心拍	数日以内に停止		あり
自発呼吸	なし		あり
対光反射	なし		あり

●表1-7　「臓器の移植に関する法律」による脳死の判定項目（6歳以上）

(1) 深昏睡
(2) 瞳孔が固定し，瞳孔径が左右とも4mm以上であること
(3) 脳幹反射（対光反射，角膜反射，毛様脊髄反射，眼球頭反射，前庭反射および咳反射）の消失
(4) 平坦脳波
(5) 自発呼吸の消失
(6) 上記(1)〜(5)の条件が満たされたのち，6時間経過をみて変化がないことを確認する。2次性脳障害の場合や6歳以上の小児では，6時間以上の観察期間をおく。

3 遷延性意識障害

　脳に損傷があるものの，脳幹の機能は保たれており，脳波が確認できる状態を，**遷延性意識障害**という。呼吸・循環機能は維持されているが，運動・感覚機能は失われており，精神活動もみられない昏睡状態にあり，植物状態ともよばれる。のちに意識が回復した例も報告されている。

4 死後の身体の変化

　呼吸と循環が停止して，各臓器・組織への血流が途絶すると，一定の期間に身体には変化が生じる。細胞レベルでは，酸素欠乏に弱い細胞から機能を停止していく。

●**死体現象**　死後早期には，体温は低下し，血液は低位部に沈降して凝固し，**死斑**が出現する。筋は，死亡直後には弛緩するが，しだいに硬化しはじめ，関節の可動性が失われ，姿勢が固定される。これを**死後硬直**という。死後2時間で顎関節に硬直が見られるようになり，6～8時間で全身の関節が硬直し，12時間で姿勢が固定となる。30時間後から，発現した順番に硬直が解除される。

　死後の皮膚は乾燥し萎縮❶し，皮膚が剥離した部分は暗褐色に変色する。このような死後にあらわれる現象を死体現象という。

NOTE

❶死亡直後にきれいにそったはずのひげが，次の日にのびていると，遺族が驚くことがある。これはひげがのびたのではなく，皮膚が乾燥して萎縮し，隠れていた毛根部が体表面にあらわれたからである。

📝 work　復習と課題

❶ 疾病の内因と外因にはどのようなものがあるか，それぞれまとめなさい。

❷ 萎縮と低形成，肥大と過形成の違いについて，それぞれ説明しなさい。

❸ 炎症のおこるしくみと徴候について，まとめなさい。

❹ 創傷治癒において，瘢痕のできる過程について，まとめなさい。

❺ 侵害受容性疼痛・神経障害性疼痛・心因性疼痛について，それぞれ説明しなさい。

❻ 充血とうっ血の違いについて説明しなさい。

❼ 浮腫のおこるしくみについて，まとめなさい。

❽ 生体の感染防御のしくみについて，説明しなさい。

❾ 発がん因子にはどのようなものがあるか，まとめなさい。

❿ 単一遺伝子疾患の遺伝様式について，まとめなさい。

⓫ 加齢による各臓器への影響について，まとめなさい。

⓬ 脳死と遷延性意識障害の違いについて，説明しなさい。

第 2 章

皮膚・体温調節の
しくみと病態生理

A 皮膚の生体防御のしくみとその障害

1 皮膚の構造と機能

皮膚の面積は，日本人の成人の平均で約 1.6 m²（およそ畳 1 枚分）に及ぶ。重量は体重の約 14% を占めており，人体最大の臓器といえる。

1 皮膚の構造

皮膚は，表皮・真皮・皮下組織の 3 層から構成されている（●図 2-1-a）。

表皮

皮膚の最表面の層である**表皮**は 5 層からなる（●図 2-1-b）。表皮の 5 層は，①角質層，②淡明層❶，③顆粒層，④有棘層，⑤基底層である。

表皮を構成する細胞のほとんどは**角化細胞（ケラチン細胞）**で，最深部の基底層では，日々新しい細胞がつくられる。この細胞は分化しながら徐々に表面へと押し上げられ，やがて角質層となり，最後は垢となって剝離・脱落する❷。表皮には，免疫に関与する**ランゲルハンス細胞**やメラニンを合成する**メラニン細胞（色素細胞）**が存在するが，血管は存在しない。

真皮

真皮は表皮の数倍〜数十倍の厚さをもつ層で，弾力性があり，血管・神経・リンパ管がある。真皮には，炎症に関与する**肥満細胞**や，免疫に関与する細胞が存在する。

皮下組織

皮下組織は，真皮の下層にある組織である。脂肪を多く含んでいるため，皮下脂肪組織ともいわれる。

NOTE

❶淡明層
　手のひらと足裏にのみみられる。

❷年齢や部位によって異なるものの，40〜50 日周期で繰り返しており，これをターンオーバーという。

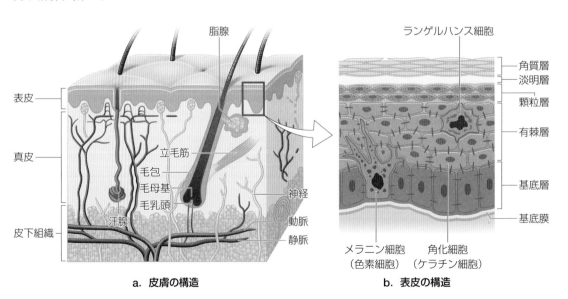

a. 皮膚の構造　　　　　　b. 表皮の構造

●図 2-1　皮膚および表皮の構造

▌付属器

皮膚はその機能を果たすために，特別なはたらきをもつ器官も備えている。汗腺・脂腺・毛包・毛などの器官がそれにあたり，これらを**付属器**という。

❷　皮膚の機能

皮膚には，おもに次の 6 つの機能がある。

① 保護作用　体外からの刺激（物理的な外力，化学物質，微生物，紫外線など）から身体をまもるとともに，体内からの水分喪失を防ぐ。

② 分泌作用　皮脂や汗を分泌する。皮脂腺から分泌される弱酸性の皮脂は，皮膚の乾燥を防ぎ，細菌の繁殖を防ぐ機能をもつ。また，皮膚には紫外線を受けてビタミン D（▶ 69 ページ）を合成する機能もある。

③ 体温調節作用　高温時には発汗して体温の上昇を防ぎ，低温時には立毛筋を収縮させて体温を奪われないようにする。

④ 貯蓄作用　皮下に脂肪をたくわえる。

⑤ 排泄作用　体内の老廃物を，汗腺から汗として体外に排泄する。

⑥ 知覚作用　触覚や痛覚，温覚・冷覚，瘙痒（かゆみ）を感じるなどの感覚器としての機能をもつ（▶ 291 ページ）。

❷　皮膚の傷害

❶　創傷

創は皮膚の連続性が断たれた状態を，**傷**は連続性が維持された皮下での組織損傷を意味する。これらを合わせて**創傷**という（▶図 2-2）。創傷の治癒過程は，血液凝固・炎症→細胞の増殖→組織の再構築という段階を経る（▶ 9 ページ）。

創傷は，受傷時期からの経過時間によって，**急性創傷**と**慢性創傷**に区別される。急性創傷は，創傷治癒機転が正常にはたらく創のことをいい，おおむね受傷後 1 週間程度までのものである。新鮮外傷❶や手術創などが該当する。慢性創傷は，なんらかの原因で正常な創傷治癒機転がはたらかず，治癒が遅延する創のことをいう。

● **スキン-テア**　真皮にあるコラーゲンなどの細胞外基質が分解され，真皮が薄くなることを菲薄化（ひはくか）という。皮膚が菲薄化すると，軽度の物理的刺激に

□NOTE

❶新鮮外傷

新鮮外傷とは，刃物で切るなどしてできる傷（切創）や，ぶつかった際などにできる傷（挫創），すり傷（擦過創）などの急激な物理的外力によりできる傷をいう。

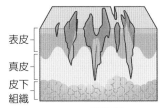
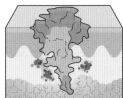
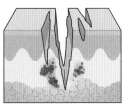
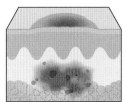

表皮
真皮
皮下
組織

　a．擦過創　　　　　b．挫創　　　　　c．挫滅創　　　　　d．挫傷

▶図 2-2　創傷の例

○**表2-1 熱傷の程度**

	Ⅰ度熱傷	浅達性Ⅱ度熱傷	深達性Ⅱ度熱傷	Ⅲ度熱傷
傷害組織	表皮	真皮まで	真皮まで	表皮・真皮の全層
外見	紅潮 表皮の傷害 表皮 真皮 皮下組織	水疱形成 真皮浅層までの傷害	水疱形成 真皮深層までの傷害	壊死組織がみられる 皮下組織までの傷害
症状	疼痛・熱感	強い疼痛・灼熱感・知覚鈍麻	強い疼痛・灼熱感・知覚鈍麻	無痛性
治癒期間	数日	約10日	約3週間	自然治癒しない

より，スキン-テアとよばれる創を形成する。

2 物理的傷害に対する皮膚の再生治癒

◆ 熱傷

　熱傷は，熱，放射線，化学物質，電気による皮膚の損傷である。熱による損傷には，高温による傷害のほか，低温による凍傷もある。ここでは，高温による熱傷を解説する。

● **熱傷の程度**　熱傷の程度は傷害組織の深さで決まり，表皮までが傷害されたⅠ度熱傷から，表皮・真皮全層が傷害されるⅢ度熱傷までに分けられる（○表2-1）。熱傷は疼痛を伴うが，Ⅲ度熱傷は傷害が大きいため，痛覚が知覚されない。

● **熱傷による二次的な傷害**　熱傷が広範囲に及んだ場合は，二次的な傷害も問題になる。たとえば，皮膚の機能が破綻することによる感染や体液の漏出，およびサイトカインが放出されることによる血管透過性の亢進がおこる。これらによって浮腫（○13ページ）がおこったり，循環血液量が減少してショックにいたったりすることもある（○117ページ，表6-5）。

3 循環不全による皮膚傷害

● **潰瘍と壊疽**　皮膚や粘膜に欠損が生じた状態を**潰瘍**^{かいよう}という。原因には物理的・化学的な刺激や感染のほか，循環障害によるものなどがある。また，広範囲の組織が死にいたり，その病巣に細菌感染が重なった状態を**壊疽**^{えそ}という❶。また，動脈の血行障害がおこると，壊疽性潰瘍となる。

● **潰瘍・壊疽を生じる疾患**　下肢の閉塞性動脈硬化症（○121ページ）や，糖尿病（○221ページ），血液透析を要する慢性腎不全（○190ページ），膠原病や血管炎に関連した循環不全などの下肢の動脈の血行障害を生じる疾患では，

▯NOTE
❶循環障害などによって，急激に壊死した場合は細菌感染をおこさずにミイラ様になる。これを乾性壊疽という。

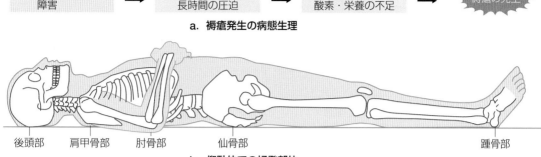

a. 褥瘡発生の病態生理

b. 仰臥位での好発部位

後頭部　　肩甲骨部　　肘骨部　　仙骨部　　踵骨部

◉ 図 2-3　褥瘡発生の病態生理と好発部位

足に潰瘍・壊疽がおこる。

　下肢の閉塞性動脈硬化症(◉ 121 ページ)では，強い安静時痛と乾燥，冷感のある創を生じ，足趾などが黒色化してミイラ様になることもある❶。

4 圧迫虚血による皮膚傷害

　寝たきりなどによって，体重で圧迫されている部位は血流がとどこおる。これが長時間に及ぶと，皮膚の一部が赤い色味を帯びたり，ただれたりといった傷ができる。このような皮膚障害を **褥瘡**❷という(◉図 2-3-a)。

　通常，睡眠時は無意識に寝がえりを打ち，椅子に長時間座っているときはときどき殿部を浮かせるなどして，同じ部位に長時間の圧迫が加わらないように体位変換をしている。しかし，自分で体位変換できないと，長い時間にわたって同じ部位が圧迫され，皮膚の細胞に十分な酸素や栄養がいきわたらなくなる。その結果として褥瘡が生じる。

　また，皮膚の表面だけでなく，骨に近い皮下組織が傷ついている場合もある。骨が突き出した部位(**骨突出部位**)は強く圧迫されて，褥瘡ができやすい(◉図 2-3-b)。褥瘡のできやすい部位は，からだの向きや姿勢によって異なる。

● **褥瘡の危険因子**　基本的な動作能力が低下すると，同じ部位に圧力がかかりやすくなり，褥瘡ができやすい。また，病的な骨突出や関節の拘縮❸，低栄養，皮膚の脆弱性❹なども発症のリスクとなる。

3 体内の反応による皮膚の異常

1 発疹

　湿疹や皮膚炎でみられる症状を総称して **発疹** という。皮膚疾患を直接の原因としてできる原発疹と，原発疹に続いてできる続発疹がある(◉図 2-4, 5)。

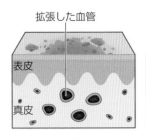

a. 紅斑
皮膚面は盛り上がらず，色が赤色に変化したもの。

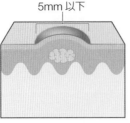

b. 丘疹
皮膚面から直径約5mm以下の半球状に盛り上がったもの。

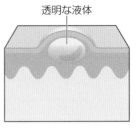

c. 小水疱
表皮に水分がたまり，水ぶくれになっているもの。

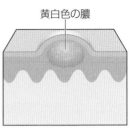

d. 膿疱
水疱の内容物が黄白色に見えるもの。

●図2-4　おもな原発疹

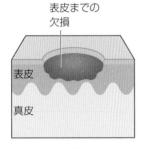

a. びらん
表皮が赤くただれ，欠けてしまったもの。真皮まで及ぶと潰瘍とよばれる。

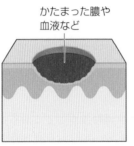

b. 痂皮
膿や血液などがかたまり，皮膚表面にくっついているもの。

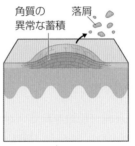

c. 落屑
角質層が白っぽく浮き，フケのようになっているもの。

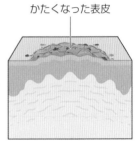

d. 苔癬化
皮膚が厚くなり，かたくてザラザラになったもの。

●図2-5　おもな続発疹

◆ 原発疹

　1 斑　皮膚面から盛り上がらず，色だけが変化するものを斑という。皮膚の血管が拡張して赤く見えるものを**紅斑**という❶。

　2 丘疹　皮膚面より隆起したもののうち，約5mm以下の小さな半球状の盛り上がりを**丘疹**という❷。

　3 小水疱・水疱・膿疱　表皮の中に水分がたまり，水ぶくれになることがある。約5mm以下のものを**小水疱**，約5mm以上のものを**水疱**という。中身が黄白色ににごっていて，膿汁を含んでいるものを**膿疱**という。

◆ 続発疹

　続発疹は皮膚表面の欠損などの異常による発疹が含まれる。続発疹には，**びらん・痂皮❸・落屑・苔癬化**などがある。

2 皮膚の色調異常

　病態によっては，皮膚の色調に異常があらわれる場合がある。
　たとえば，ショックなどによって，末梢における循環不全がおこると，皮

NOTE
❶紅斑ができることを発赤ともいう。

❷約5mm〜3cmのものを結節，3cm以上のものを腫瘍という。

NOTE
❸痂皮
　いわゆる「かさぶた」である。

膚が蒼白になる。また，貧血では血管内のヘモグロビン濃度が減少するため，眼瞼結膜の赤みが弱くなる（◐ 82 ページ，図 5-3）。

さらに，血中の酸素濃度が低下しておこるチアノーゼ（◐ 123 ページ）では，皮膚は暗青色・暗紫色❶を呈する。高ビリルビン血症では皮膚が黄染する症状（黄疸，◐ 179 ページ）がみられる。

NOTE
❶暗青色・暗紫色
　この色調は脱酸素化ヘモグロビンが紫色にみえるためである。

3 アレルギーによる炎症

炎症には免疫反応によって発生するものがあり，皮膚に触れた物質に対する免疫反応による炎症を，**アレルギー性接触皮膚炎**という。アレルギー性接触皮膚炎には，Ⅳ型アレルギーが関与する（◐ 56 ページ，図 3-7）。皮膚が物質に感作すると，次にその物質に接触したときにサイトカインなどを介して炎症がおこり，強い瘙痒と皮膚炎が生じる。原因になる物質には，ツタウルシなどの植物，ラテックスを含むゴム，抗菌薬，香水，一部の金属❷がある。

NOTE
❷ニッケルやコバルトなどが原因として知られる。

4 非アレルギーによる炎症

アレルギーを生じない化学物質でも，皮膚を直接損傷して炎症を引きおこす刺激物がある。典型的な刺激物には，酸やアルカリ，アセトンなどの溶剤のほか，ポインセチアやコショウなどの植物，尿や唾液などの体液がある。これらの物質との接触によって生じる**刺激性接触皮膚炎**では，瘙痒感よりも痛みがある場合が多い。原因となる化学物質の量に依存して症状が増大する。

5 皮膚がん

皮膚に生じる悪性腫瘍を**皮膚がん**という。皮膚がんの種類は多岐にわたるが，その多くが表皮内の組織から発生する。日本人では基底細胞がんが多く，ついで有棘細胞がんが多い❸。悪性度が高いがんとしては，メラニン細胞に由来する**メラノーマ（悪性黒色腫）**が知られている。

NOTE
❸基底層はおもに基底細胞からなり，有棘層はおもに有棘細胞からなっている。

B 体温調節のしくみとその障害

1 体温調節のしくみ

ヒトは，体温を一定に保つために，体内から体外への熱の放散を調節し，必要なときには体内での熱の産生を促進する。また，感染がおこったときには，体内に侵入した病原体の増殖に適した温度よりも体温を上げ，病原体の増殖を抑えたり，温度上昇による免疫系の活性化を促したりする。

セットポイント仮説

このような体温調節反応は，脳の視床下部にある**体温調節中枢**で制御されている。体温調節中枢が体温の基準値（セットポイント）を定め，それに合わせるように体温調節反応がおこると考えられており，これを**セットポイント**

仮説という。

▍体温調節反応の種類

　体温調節反応には，自律性体温調節反応と行動性体温調節反応がある。

　①**自律性体温調節反応**　骨格筋の律動的な収縮（ふるえ熱産生）や褐色脂肪組織における代謝（非ふるえ熱産生）などによって熱が産生される（◐図2-6）。また，皮膚血流の調節による非蒸散性の熱放散や，発汗による蒸散性の熱放散によっても調節される（◐図2-6，7）。

　②**行動性体温調節反応**　着衣を調節したり，空調を操作したりすることなどの行動による体温の調節である。

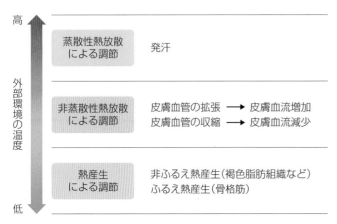

◐**図2-6　自律性体温調節反応**

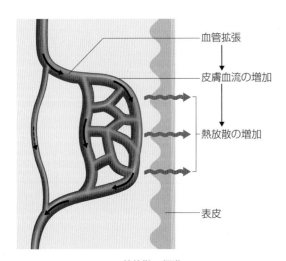

a．熱放散の促進
皮膚表面に近い毛細血管への血流が増加することで，熱放散が促進される。

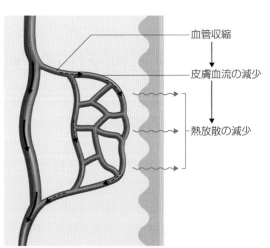

b．熱放散の抑制
皮膚表面に近い毛細血管への血流が減少することで，熱放散が抑制される。

◐**図2-7　皮膚血流の調節による熱放散の調整のしくみ**

2 発熱と解熱のしくみ

　発熱とは，感染などによって体温調節中枢におけるセットポイントが高く設定された結果としておこる，体温の異常上昇である。

1 発熱

　ウイルス・細菌・真菌などの病原体やその構成成分，または病原体が産生する物質は，**外因性発熱物質**として作用する。また，これらが身体に侵入すると，免疫細胞から**内因性発熱物質**が放出される。

　これらの発熱物質が血流によって脳に運ばれると，脳ではプロスタグランジン E_2(PGE$_2$)が産生される。PGE$_2$ は体温調節中枢を刺激して，体温のセットポイントを上昇させる(●図2-8)。すると，熱の産生の促進と，体表面からの熱の放散の抑制の2つの作用によって，身体の深部温度が上昇する。

　熱産生に関しては，交感神経系が活性化し，褐色脂肪組織における非ふるえ熱産生が上昇する。また，運動神経の活性化によって次に述べる悪寒戦慄^{おかんせんりつ}を生じ，熱が産生される。熱放散の抑制は，皮膚の血管の平滑筋が収縮し，体表に近い血流が減少することで，体表面からの熱放散が抑制されることによる(●図2-7-b)。

2 悪寒戦慄

　熱放散の抑制には，皮膚血管の収縮および立毛筋の収縮がおこるが，この際に生じる寒けを**悪寒**とよぶ。これによって，熱の放散量が急速に減少する。さらに，筋の収縮によって熱産生を増加させる反応がおき，このときにおこ

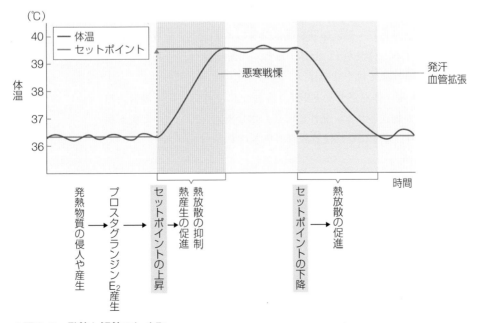

●図 2-8　発熱と解熱のしくみ

るふるえを**戦慄（シバリング）**とよぶ。悪寒と戦慄は同時に生じることも多く，これらを合わせて**悪寒戦慄**という。悪寒や戦慄は，体温調節中枢が設定したレベルまで体温が上昇すると消失する。

3 解熱

　発熱物質の刺激が抑制されることなどによって，体温調節中枢のセットポイントが正常値に戻ると，体温は平常に戻っていく。これを**解熱**という。低くなったセットポイントに合わせて体温を下げるために，皮膚の血管を拡張して放熱を促し，発汗によって熱放散を促進する。

3　高体温

　体温が正常範囲をこえた状態にあることを**高体温**という。発熱のように，体温調節中枢のセットポイントが上昇することでおこる場合❶と，体外から熱が加わったり，熱放散が妨げられたりしておこる場合がある。

NOTE
❶抗精神病薬の副作用の1つに発熱がみられる場合がある。これは悪性症候群とよばれ，体温調節中枢の機能障害による。

1 発熱の分類

　発熱は，**微熱**（37℃以上38℃未満），**中熱**（38℃以上39℃未満），**高熱**（39℃以上）の3つに分類される。

　発熱時は，疾患によって特徴的なパターン（**熱型**）が観察されることがあり，**稽留熱**，**弛張熱**，**間欠熱**，**周期熱**，**波状熱**に分類される（◐図2-9）。マラリアや悪性リンパ腫でみられる熱型は診断に有用である。

2 高体温時の病態生理

● **代謝量の上昇によるやせ**　褐色脂肪組織は，脂肪のエネルギーを熱に変換し，寒冷環境下での体温維持や，感染・炎症時の発熱やストレス性の高体温に関与している。さらに，褐色脂肪組織は全身のエネルギー消費や体脂肪量の調節にも寄与する。体温が1℃上昇すると，代謝量は13％上昇するため，長期間の発熱を伴う疾患ではやせを伴う。
● **発汗による脱水症**　体温がセットポイント以上に上昇している場合，熱放散のために発汗が促進される。発汗に応じた水分摂取を行わないと脱水症（◐65ページ）になり，重症になれば意識障害をきたす。

plus	**解熱鎮痛薬の作用機序**

　解熱鎮痛薬の多くは，プロスタグランジンの合成にかかわるシクロオキシゲナーゼのはたらきを阻害する。これによってPGE_2の合成が抑制され，発熱が抑えられる。高体温による食欲低下や脳などへの障害を防ぐために解熱鎮痛薬が使用されるが，その一方で発熱の抑制は生体の感染防御機能を弱めることにつながる。そのため，解熱鎮痛薬は適切に用いる必要がある。

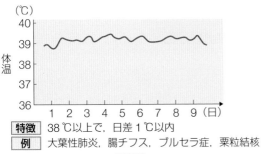

特徴	38℃以上で，日差 1 ℃以内
例	大葉性肺炎，腸チフス，ブルセラ症，粟粒結核

a. 稽留熱

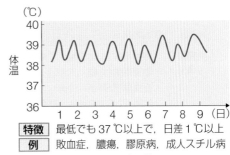

特徴	最低でも 37 ℃以上で，日差 1 ℃以上
例	敗血症，膿瘍，膠原病，成人スチル病

b. 弛張熱

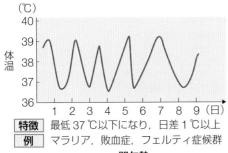

特徴	最低 37 ℃以下になり，日差 1 ℃以上
例	マラリア，敗血症，フェルティ症候群

c. 間欠熱

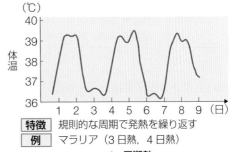

特徴	規則的な周期で発熱を繰り返す
例	マラリア（3 日熱，4 日熱）

d. 周期熱

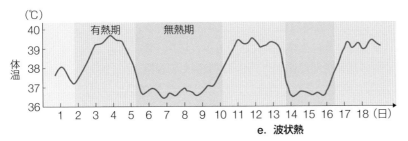

特徴	有熱期と無熱期が不規則に繰り返される
例	ブルセラ症

e. 波状熱

◎図 2-9　熱型

◆ 熱中症

　外気温が高くなると，体内からの熱放散が進みにくくなる。環境からの熱の流入と体内での熱産生に，熱放散が追いつかなくなると，体温が異常に上昇する。このようにして，暑熱環境における身体適応の障害によっておこる病態を総称して**熱中症**という。

　熱中症になると，高体温や，発汗による脱水および電解質の不足によって臓器の機能が低下し，皮膚の紅潮がおこる。進行すると**熱痙攣**をおこすことがある。熱痙攣は，多量の発汗によって血中ナトリウム濃度が低下することによっておこる（ ◎ 67 ページ）。

　● **熱中症への対応**　熱中症には，軽症の I 度，中等症の II 度，重症の III 度の分類があり，その対応は I 度は現場対応，II 度は医療機関受診，III 度は入院適応となる。重症の熱中症は多臓器障害❶を併発し，死亡率が高い。救命には，いかに早く体温を下げるかが重要である。

　● **熱射病**　最も重篤な熱中症で，体温が 40℃をこえ，脳に機能障害があらわれている病態を**熱射病**❷という。体温調節機能が失われているため，高体

⬚NOTE

❶多臓器障害
　心臓・肺・脳・肝臓・腎臓などの複数の臓器の機能が障害されることにより，命にかかわる状態である。脱水や電解質異常によって循環血液量が減少し，ショック（ ◎ 117 ページ）や播種性血管内凝固症候群（ ◎ 93 ページ）の原因となることもある。

❷運動選手の死因になることもあり，留意する必要がある。

▶表2-2 **低体温の原因**

分類	要因の例
熱喪失の増加	• 寒冷環境(山岳遭難, 水難事故) • 血管拡張(薬物, アルコール, 毒物) • 皮膚障害(熱傷, 乾癬) • 医原性(低温の輸液, 緊急分娩, 人工心肺)
熱産生の低下	• 内分泌疾患(下垂体・副腎・甲状腺の機能低下) • エネルギー不足(低血糖, 低栄養) • 神経筋不全(超高齢, シバリング不全)
体温調節障害	• 末梢性(脊髄損傷, 神経障害, 糖尿病) • 中枢性(脳血管障害, パーキンソン病, 神経因性の食欲不振) • 薬剤性(麻薬, 抗不安薬, 抗うつ薬, 抗精神病薬, 経口血糖降下薬)

温にもかかわらず発汗がみられない。高温多湿の環境に適応していない場合, 数時間激しい運動をしたあとなどにおこる。

4 低体温

深部体温が35℃以下に下がった状態を**低体温症**といい, 低体温症のときも, 熱産生と熱放散のバランスを保つように生体防御反応があらわれる。骨格筋がふるえることによって急激に熱産生が促進され, 甲状腺機能や副腎機能を高めることでも熱産生を増大させる。また, カテコールアミン(● 219ページ)分泌が亢進され, 血管が収縮することにより熱の喪失を減少させる。

低体温症を発症する機序には, 外部の温度変化に適応しきれなくなった場合と, 体温調節の機能が破綻する場合があり, 熱喪失の増加や熱産生の低下, 体温調節障害に分類できる(●表2-2)。たとえば, 甲状腺機能低下症(● 214ページ)などの内分泌系の疾患では, 熱産生が低下する。

体温が30〜32℃まで低下すると, 体温調節中枢の機能が低下し, 意識障害や不整脈をきたすようになる。さらに体温が低下すると, 呼吸停止・心停止にいたる。

 work 復習と課題

❶ 褥瘡がおこるしくみを説明し, 好発部位をあげなさい。
❷ 悪寒戦慄と, それがおこるしくみを説明しなさい。
❸ 熱中症がおこるしくみについて説明しなさい。
❹ 低体温がおこるしくみについて説明しなさい。

第 **3** 章

免疫のしくみと病態生理

A 免疫のしくみ

1 免疫反応

　免疫は，ウイルス・細菌・真菌・寄生虫といった病原体(◯ 16ページ)や，花粉・ハウスダストなどの環境にある異物からからだをまもるしくみである。また，がん細胞や古くなった組織，移植した臓器など，からだにとっての異物を排除するはたらきもある。

● **自己と非自己**　免疫の機構がはたらくにはまず，自己と非自己の区別が重要になる。自分のからだを構成する成分が自己であり，それ以外が非自己である。非自己である異物は免疫によって排除される。

● **抗原と自己抗原**　また，もともと自己の物質であっても免疫機構が異物として認識する場合もある。自己・非自己にかかわらず，免疫が成立する物質を**抗原**とよび，とくに自己由来の場合を**自己抗原**とよぶ。

　つまり，免疫とは，異物として認識した抗原を排除するはたらきのことであり，それにはさまざまな細胞や分子が相互に関与している。

1 免疫に関与する細胞と伝達物質

　免疫に関与する免疫細胞には，白血球(好中球・好酸球・好塩基球・単球・リンパ球，◯ 85ページ)やマクロファージ，樹状細胞などがある。

● **リンパ球**　リンパ球は白血球の一種で，B細胞(Bリンパ球)・T細胞(Tリンパ球)・NK細胞(ナチュラルキラー細胞)などがある(◯表3-1，および86ページ)。

　①**B細胞**　B細胞は抗体(◯ 48ページ)の産生にかかわるとともに，体内に入ってきた異物を記憶するはたらきもある。B細胞が分化した形質細胞は抗体を産生する。

　②**T細胞**　免疫応答を促進するヘルパーT細胞と，病原体に感染した細胞やがん細胞を直接破壊する細胞傷害性T細胞(キラーT細胞)，過剰な免疫反応を抑制する制御性T細胞がある。

◯表3-1　リンパ球の種類

分類		おもな機能
B細胞		形質細胞へ分化して抗体を産生する。
T細胞	ヘルパーT細胞	B細胞や細胞傷害性T細胞の免疫応答を促進する。
	細胞傷害性T細胞(キラーT細胞)	病原体に感染した細胞やがん細胞を直接破壊する。
	制御性T細胞	過剰な免疫反応を抑制する。
NK細胞(ナチュラルキラー細胞)		異常をきたした細胞の排除を担う。

● **サイトカイン**　マクロファージやリンパ球などは，免疫応答を調節する伝達物質を分泌する。この伝達物質は**サイトカイン**とよばれ，インターロイキン 2(IL-2)，インターロイキン 6(IL-6)，腫瘍壊死因子 α(TNF-α)，インターフェロン γ(IFN-γ)などが，サイトカインの代表的なものである。IL-2 はリンパ球の増殖を誘導するはたらきをもつ。IL-6 は B 細胞の分化に作用し，形質細胞の増殖と抗体産生を誘導する。TNF-α はアポトーシス(◉5 ページ)を誘導するほか，さまざまな炎症性疾患に関与する。IFN-γ は，がんに対する免疫応答に重要なサイトカインである。

2 自然免疫と獲得免疫

異物を排除するしくみには，自然免疫と獲得免疫がある。

▌自然免疫

自然免疫は，体内に侵入した異物をただちに認識し，排除するしくみである。自然免疫は，おもに次の 2 つの方法で病原体を排除する。

① **抗菌活性物質による処理**　粘膜表面の粘液などに含まれるさまざまな因子が病原体に直接作用し，融解させるなどして病原体を処理する方法である。病原体を直接攻撃する因子には，抗菌ペプチド・リゾチーム・レクチン❶・補体(◉ 49 ページ)などがある。レクチンや補体などは病原体に結合することにより，次に述べる食細胞の貪食作用を促進させる。このような因子によって，病原体が貪食されやすくすることを**オプソニン化**という(◉ 49 ページ)。

② **食細胞による処理**　好中球やマクロファージといった食細胞が，病原体を貪食して処理する方法である。食細胞は，病原体に共通した分子や構造を認識する受容体を介して，病原体を認識する。

▌獲得免疫

獲得免疫は，侵入した抗原の情報に基づいて特定の異物を排除するしくみであり，おもに T 細胞(細胞傷害性 T 細胞，ヘルパー T 細胞など)や B 細胞が担っている❷。後述する液性免疫と細胞性免疫が獲得免疫に相当する。

● **抗原提示**　マクロファージや樹状細胞が異物を貪食すると，その異物の一部が細胞表面に提示される。これを**抗原提示**といい，抗原提示を行う免疫細胞を**抗原提示細胞**という。提示された抗原をヘルパー T 細胞が認識し，免疫系を活性化させる(◉図 3-1)。

● **獲得免疫の特徴**　獲得免疫の応答には数日が必要であり，自然免疫に比べると時間がかかる。その一方で，獲得免疫では，抗原の特徴が特異的に記憶されるため，次に同じ特徴をもつ抗原が侵入してきた際には，効果的に病原体を排除できる。このしくみは免疫記憶とよばれる。また，血液中の毒素や小さな病原体，細胞の中に入り込んだ病原体などは，自然免疫では対処できない。このような異物は獲得免疫によって排除される。

獲得免疫は自然免疫に比べてその作用は強力である。しかし獲得免疫によって病原体が排除できないと，その病原体の感染が成立し，発病することになる(◉ 17 ページ)。

▭ **NOTE**

❶レクチン
　糖タンパク質や糖脂質の糖鎖と選択的に結合する物質である。抗体ではないが特異性をもち，細菌などの表面の糖鎖に結合する。

▭ **NOTE**

❷T 細胞や抗体は抗原全体を認識しているのではなく，特定の部位を認識する。この部位をエピトープ(抗原決定基)という。

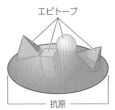

エピトープ

抗原

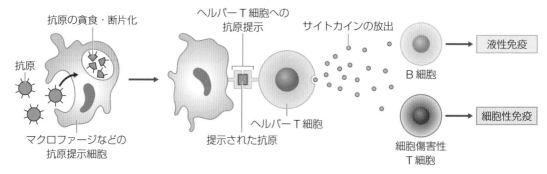

○図 3-1　抗原提示
マクロファージなどが抗原を貪食すると，その抗原の情報がヘルパー T 細胞に提示される。ヘルパー T 細胞はサイトカインを放出し，B 細胞や細胞傷害性 T 細胞を活性化することで，液性免疫や細胞性免疫を促進する。

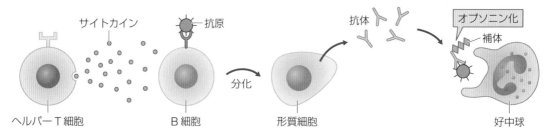

○図 3-2　液性免疫のしくみ
ヘルパー T 細胞からのサイトカインにより，抗原を認識した B 細胞が形質細胞に分化する。形質細胞は抗体を大量に産生し，その抗体は体液を介して広がる。抗体が補体とともに抗原に付着すると，好中球などの食細胞に認識されやすくなる。

3 液性免疫

液性免疫のしくみ

　ヘルパー T 細胞[1]は，抗原提示を受けると，サイトカインを放出する。そのサイトカインによって B 細胞が刺激されると，B 細胞は形質細胞へと分化する。形質細胞は抗体を大量に産生し，抗体は体液を介して広がる[2]。このような抗体が中心となる免疫反応が**液性免疫**である（○図 3-2）。

　刺激された B 細胞の一部は，抗原の情報を記憶するメモリー B 細胞となり，次に同じ病原体に感染した際には，より迅速に抗体が産生される。

● **抗体の種類**　抗体は，形質細胞によって産出されるタンパク質で，**免疫グロブリン** immunoglobulin（**Ig**）ともよばれ，血漿中に存在する。Ig には，**IgG・IgM・IgA・IgD・IgE** の 5 種類がある（○表 3-2）。

抗体のはたらき

　抗体には次のようなはたらきがある。

　1 食細胞による貪食の促進　免疫グロブリンが病原体に結合することによって，食細胞による貪食をたすける（○図 3-2）。

　2 中和作用　細菌の産生する毒素は，標的となる細胞表面の受容体と結合して毒性を発揮するため，毒素に抗体が結合すると，その毒素は毒性を発

□ NOTE

❶ヘルパー T 細胞のうち，液性免疫にはたらくヘルパー T 細胞は Th2 とよばれる。

❷抗体は抗原に対する特異性をもつ。たとえば，肺炎球菌に感染したときは，肺炎球菌のみを認識する抗体が肺炎球菌に特異的に結合して感染の拡大を防ぐ。

●表 3-2　免疫グロブリンの種類

名称	特徴と機能
IgG	• 血中に最も多量に存在する。 • 侵入してきた病原体の抗原と結合し，白血球のはたらきをたすける。細菌が放出する毒素やウイルスと結合して中和する。
IgM	• 感染初期の段階に産生される。 • 補体とともに病原体などの抗原を破壊し，白血球の貪食をたすける。
IgA	• 咽頭・気管支壁・腸などの粘膜の表面に存在する。 • 粘膜からの病原体の侵入を防ぐ。
IgD	• 血中量は少ない。 • 機能は不明である。
IgE	• 正常では血中量が最も少ない。 • アレルギー反応で主要な役割を果たしており，アレルギー性疾患(● 53 ページ)で増加する。また，寄生虫感染症でも増加する。

揮できなくなる。また，抗体はウイルスが細胞に結合するのを阻止したり，細菌の活動を阻害したりすることで感染防御にはたらく。これを**中和作用**という。

　③**補体の活性化**　補体とは，免疫反応を補うはたらきをもつ血清中のタンパク質であり，20 種類ほどがある。通常は非活性の状態であるが，抗原と結合した抗体の刺激などにより，活性化して作用を発揮する。補体のおもな作用として，オプソニン化による食細胞の貪食の促進や，細菌の細胞膜に結合することによる溶菌❶である。ほかにもマスト細胞(● 53 ページ)を刺激することによる食細胞の炎症部位への誘導，血管拡張がある。

NOTE
❶溶菌
　細菌の細胞壁と細胞膜が破壊され，菌体内成分が菌体外に放出されることをいう。

4 細胞性免疫

　免疫細胞が，病原体そのものや，ウイルスに感染した細胞，がん細胞などの異物を排除する免疫機構を**細胞性免疫**とよぶ。細胞性免疫には，マクロ

plus	免疫機能を利用した予防法や治療法

　ヒトからヒトへとうつっていく伝染病には，一度かかるとその後はかからなくなるものがあることは古くから知られていた。この現象は獲得免疫によるもので，これを利用して感染予防をはかるために開発されたのがワクチンである。ワクチンを接種すると，ワクチンに含まれている特定の細菌やウイルスの成分を体内の免疫細胞が認識し，その情報が記憶される。接種を受けた人がその細菌やウイルスにさらされたときには，より早く抗体がつくられ，病気を予防したり，病状を軽減したりする。

　また，病原体や毒素に対する抗体を含む血清を用いて，病気の治療や発症予防を行う方法もあり，これを血清療法という。ジフテリア菌や破傷風菌に対して用いられる抗毒素療法がその例である。

　これらの免疫機能を利用した予防法や治療法は総称して，免疫療法ともよばれる。

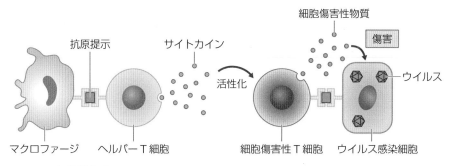

○図3-3　**細胞性免疫のしくみ**
ウイルス感染細胞を傷害する例を示した。マクロファージによってウイルス抗原が提示されると，ヘルパーT細胞がサイトカインを放出し，細胞傷害性T細胞を活性化する。活性化された細胞傷害性T細胞はウイルス感染細胞表面の抗原を認識し，細胞傷害性物質を放出して感染した細胞を傷害する。

ファージや，細胞傷害性T細胞などの免疫細胞がかかわる。

▋ 細胞性免疫のしくみ

　細胞性免疫も，まず，抗原が抗原提示細胞に取り込まれるところから始まる。抗原を認識したヘルパーT細胞[1]は活性化してサイトカインを産生し，それによって，細胞傷害性T細胞が活性化される。

　細胞傷害性T細胞は，病原体や，病原体に感染した細胞，がん細胞を認識すると，病原体に孔を空けたり，細胞にアポトーシスを引きおこしたりして破壊する（○図3-3）。また，マクロファージもヘルパーT細胞による刺激を受けて活性化し，細胞やウイルスを貪食する。

　細胞性免疫は，病原体からの防御だけでなく，臓器などの移植時の拒絶反応や自己免疫疾患（○56ページ）などにも関与している。

NOTE
[1]細胞性免疫にはたらくヘルパーT細胞はTh1とよばれる。

2　自己寛容と自己免疫のしくみ

　自分の免疫系が，自分のからだの細胞などの成分を攻撃しないことを**自己寛容**という。このように，特定の抗原に対する免疫応答を抑制することを**免疫寛容**という。

　T細胞やB細胞が，リンパ系幹細胞から分化する過程（○79ページ，図5-1）において，自己の成分に反応性を示す細胞は排除される。排除されなかった自己に反応する細胞は，制御性T細胞などのはたらきによって抑制されるか，排除または不活性化される。

　免疫寛容が成立しないと，自己・非自己の区別なく免疫応答をおこすことになり，正常な自己組織に対しても免疫反応が生じることになる。これを**自己免疫反応**という。自己免疫反応が続くと，慢性的に炎症がおこり，組織が傷害されて膠原病などの自己免疫疾患となる。

● **自己抗体**　自分のからだの成分，つまり自己抗原に反応する抗体を**自己抗体**という。通常は免疫寛容によって，自身の成分に対する抗体は産生されない。

B　免疫反応の低下

1　免疫不全

免疫系を構成している細胞などの要素が欠落・減少したり，異常をきたしたりして，免疫系が正常に機能しなくなった状態を**免疫不全**という。

1　易感染

免疫機能が破綻をきたすと，病原体が容易に体内に侵入し，感染が成立しやすくなる。このような状態を**易感染**といい，免疫不全の大きな特徴である。易感染状態では，反復感染・重症感染・持続感染・日和見感染がおこりやすい（◐表3-3）。

2　免疫不全の原因

免疫不全の原因には，先天性のものと後天性のものがある。

先天的に，免疫系のいずれかの部分に障害がみられる疾患を総称して**原発**

◐表 3-3　免疫不全の患者がおこしやすい感染状態

感染の種類	特徴
反復感染	抗菌薬の投与などの治療によっていったん軽快しても，治療を中止すると容易に再発すること
重症感染	細菌性髄膜炎や敗血症などの細菌感染症や，ウイルスによる神経系への感染症などの重篤な感染症が引きおこされること
持続感染	B型肝炎ウイルスなどの病原体が感染したまま，体内から排除されないこと
日和見感染	正常な免疫をもつ人には病原性を示さない病原体（ニューモシスチス-イロベチーやサイトメガロウイルス，カンジダ属菌など）が感染すること

---

plus	免疫チェックポイント阻害薬と自己免疫

　免疫には，自動車のアクセルのように免疫応答を活性化するしくみと，ブレーキのように抑制するしくみがある。ブレーキとしてはたらくのが，自己の細胞や組織への不適切な免疫応答や過剰な炎症反応を抑制する免疫チェックポイント分子である。代表的な免疫チェックポイント分子には PD-1 などがあり，T細胞の表面にある。

　がん細胞は，これらの免疫チェックポイント分子をつくるなどして免疫から逃れている。免疫チェックポイント阻害薬は，免疫チェックポイント分子にはたらき，免疫系のブレーキを解除し，がん細胞に対する免疫応答を高める新しい治療薬である。しかし，免疫の活性化による副作用として自己免疫がおこり，大腸炎や，間質性肺炎，下垂体炎・下垂体機能低下症，甲状腺機能低下症，1型糖尿病などが引きおこされることがある。

性免疫不全症候群という❶。

　後天性の免疫不全の原因には，糖尿病などの慢性代謝性疾患や，ヒト免疫不全ウイルス（HIV）などの感染，悪性腫瘍などがある。そのほか，抗がん薬・免疫抑制薬の投与，および臓器移植の処置などによる医原性の免疫不全状態などもある。

2 B 細胞の機能低下

　B細胞の機能が低下すると，液性免疫の機能が障害される。

◆ 無γグロブリン血症

　無γグロブリン血症は，原発性免疫不全症候群の一種である。B細胞の発生および成熟に必須となる酵素に先天的に遺伝子異常があり，B細胞が成熟できない。そのため，抗体が産生されず，液性免疫の不全となる。

3 T 細胞の機能低下

　T細胞系の異常では，細胞性免疫の機能が低下する。それに加え，T細胞は免疫系の調節を担っているため，免疫系全体の機能低下にもつながる。

◆ 複合免疫不全症

　T細胞とB細胞の両方の機能不全により，細胞性免疫不全と液性免疫不全を合併した疾患が**複合免疫不全症**である。B細胞による抗体産生にはヘルパーT細胞による刺激が必要である。そのため，ヘルパーT細胞に障害があると，B細胞に異常がなくても複合免疫不全症にいたる。原因には先天的な遺伝子異常が関与しており，原発性免疫不全症候群に含まれる。

◆ 後天性免疫不全症候群

　ヒト免疫不全ウイルス *Human immunodeficiency virus*（**HIV**）はT細胞に感染❷し，破壊するウイルスである。T細胞が減少するため，適切な治療が施されないと重篤な免疫不全に陥る。免疫不全をきたすと，ニューモシスチス肺炎などの日和見感染症や，悪性腫瘍が引きおこされる。

　HIV感染によりこれらの疾患がみとめられた状態を，**後天性免疫不全症候群** acquired immunodeficiency syndrome（**AIDS；エイズ**）という。

4 食細胞の機能低下

　食細胞が減少したり，細胞の表面にある分子の異常により細菌などへの結合能が低下したりすると，食細胞による殺菌能力が低下する。食細胞の機能が低下すると，感染を伴う疾患などが生じる。

NOTE
❶原発性免疫不全症候群の多くは，遺伝子異常による疾患で，障害される免疫細胞の種類や部位などにより200近くに分類される。

NOTE
❷ヒト免疫不全ウイルス
　感染経路には，性的接触，母子感染（経胎盤，経産道，経母乳感染），血液感染（医療事故や，麻薬のまわし打ちなどの注射器の共有）がある。

C 免疫反応の過剰

1 アレルギー反応による障害

免疫は，体内に侵入した異物を攻撃し，排除するしくみである。しかし，異物に対する反応の際に，自分のからだが障害される場合があり，これは**アレルギー反応**とよばれる。そして，アレルギー反応を引きおこす物質を**アレルゲン**とよぶ。

1 Ⅰ型アレルギー

Ⅰ型アレルギーは，**即時型アレルギー**ともよばれ，アレルゲンと接触した直後から症状が出現するアレルギー反応である。花粉やダニの死骸，カビの胞子といったさまざまな物質がアレルゲンとなり，また症状も鼻粘膜の腫脹といった局所的なものから，ショック状態をきたす全身性のものまでさまざまである。

Ⅰ型アレルギーは次のような機序でおこる。まず，体内に侵入したアレルゲンに対応した IgE が産生され，マスト細胞（肥満細胞）❶などの表面の受容体に付着する（○図3-4-a）。この段階を**感作**という。感作された状態でアレルゲンに再び曝露されると，マスト細胞からヒスタミンやロイコトリエン，

> **NOTE**
> ❶**マスト細胞（肥満細胞）**
> 　免疫細胞の一種で，細胞質中にヒスタミンを含む顆粒を有する。細胞の表面に IgE と結合する受容体をもつ。

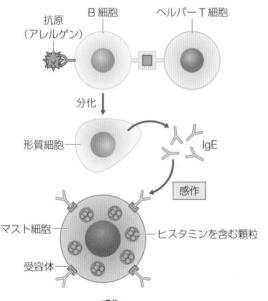

a. 感作

抗原（アレルゲン）が侵入すると，形質細胞によって IgE が産生される。この IgE がマスト細胞の受容体に結合して，感作が成立する。

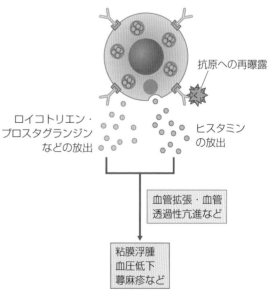

b. アレルギー反応

アレルゲンが再度侵入すると，マスト細胞の IgE によってアレルゲンが認識され，ヒスタミンやロイコトリエン，プロスタグランジンなどが放出される。その結果，各種の症状が引きおこされる。

○**図3-4　Ⅰ型アレルギーの機序**

プロスタグランジンといった物質が放出される（◯図3-4-b）。これらの物質により，急激な血管拡張や血管透過性の亢進が引きおこされ，粘膜の浮腫や血圧低下などの症状が生じる。

◆ 局所的な反応

● **花粉症**　アレルゲンとなる花粉が鼻腔に入ると，マスト細胞上のIgE抗体と反応し，ヒスタミンが放出される。ヒスタミンの刺激による症状として，くしゃみや鼻汁が誘発される。また，ロイコトリエンなどの作用によって血管透過性が亢進し，鼻粘膜に浮腫が引きおこされて鼻閉❶がおこる。

□ NOTE
❶鼻づまりのことである。

● **気管支喘息**　気管支喘息は，気道に慢性の炎症がおこる病態である（◯141ページ）。気道粘膜にあるマスト細胞からヒスタミンやロイコトリエンなどが放出され，気道に炎症がおこる。これにより，気道が狭窄する。

● **蕁麻疹**　マスト細胞から放出されたヒスタミンなどにより，毛細血管の透過性が亢進すると，真皮に浮腫が生じる。これを蕁麻疹とよび，このときに生じる疹を膨疹という。瘙痒感を伴うが，通常は1〜数時間で膨疹と瘙痒感は消失する。

◆ アナフィラキシー

　Ⅰ型アレルギーのうち，皮膚症状や血圧低下などが急速に引きおこされた反応を**アナフィラキシー**という。とくに，生死にかかわる重篤なショック状態に陥ったものを**アナフィラキシーショック**（◯118ページ）という。

2 Ⅱ型アレルギー

　Ⅱ型アレルギーは，**細胞傷害型アレルギー**または**細胞融解型アレルギー**ともいわれる。標的となる細胞や組織に対して，特異的に結合する抗体によるアレルギー反応である。

　Ⅱ型アレルギーは，自己の細胞や，自己の細胞に結合したハプテン❷と，IgGまたはIgMが反応し，そこに補体が結合して細胞に傷害を引きおこすことで生じる（◯図3-5）。また，細胞膜上の抗原にIgGが結合し，オプソニン化がおこることで，マクロファージなどによる貪食が促進される。さらに，NK細胞などが抗体依存性に細胞を傷害することでも生じる。

□ NOTE
❷**ハプテン**
　不完全抗原ともいわれ，分子量が小さいためタンパク質と結合してはじめて抗原と認識される物質。

　Ⅱ型アレルギーが引きおこす疾患として，自己免疫性溶血性貧血，特発性血小板減少性紫斑病，グッドパスチャー症候群などがあげられる。

● **自己免疫性溶血性貧血**　赤血球に対する自己抗体ができ，赤血球が破壊されることで貧血（◯81ページ）が生じる。

● **特発性血小板減少性紫斑病**　血小板に対する自己抗体ができ，血小板が減少することで出血傾向（◯92ページ）が生じる。

● **グッドパスチャー症候群**　腎臓や肺の組織の基底膜に対する自己抗体ができ，腎臓や肺の組織が傷害されておこる病態である。

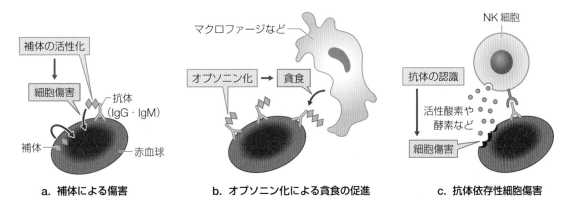

a. 補体による傷害   b. オプソニン化による貪食の促進   c. 抗体依存性細胞傷害

○図3-5　Ⅱ型アレルギーによる自己免疫性溶血性貧血
自己抗体に認識された赤血球は，補体やマクロファージ，NK細胞などによって破壊される。

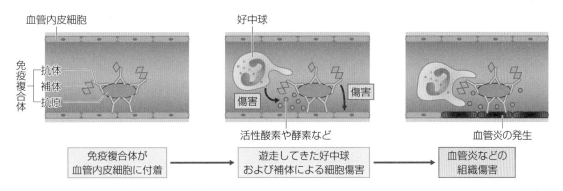

○図3-6　Ⅲ型アレルギーによる血管炎
免疫複合体が血管内皮細胞に付着すると，補体の活性化により好中球が遊走してくる。その好中球と補体による細胞傷害によって，血管炎が引きおこされる。

3　Ⅲ型アレルギー

　抗原と IgG，または抗原と IgM からなる**免疫複合体**が関与する反応が**Ⅲ型アレルギー**である（○図3-6）。

　生体内で免疫複合体がつくられて組織に付着すると，補体が活性化され，好中球が局所に集まる。その好中球が分泌するさまざまなタンパク質分解酵素や活性酸素，また活性化された補体の作用により，組織傷害性の炎症がおこる。

　Ⅲ型アレルギー反応による疾患には，急性糸球体腎炎（○192ページ）のほか，全身性エリテマトーデス（○57ページ）や関節リウマチ（○57ページ）をはじめとする自己免疫疾患がある。

4　Ⅳ型アレルギー

　Ⅳ型アレルギーは，Ⅰ～Ⅲ型アレルギーより症状があらわれるのに時間がかかるため，**遅延型アレルギー**ともよばれる。アレルゲンを認識したT細

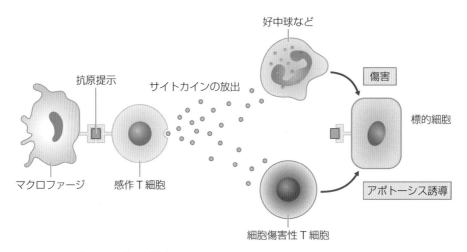

好中球など

抗原提示　　サイトカインの放出　　　　　傷害

標的細胞

マクロファージ　感作T細胞

アポトーシス誘導

細胞傷害性T細胞

▶**図3-7　Ⅳ型アレルギーの機序**
マクロファージなどによって特定の抗原を提示された感作T細胞は，サイトカインを放出する。そのサイトカインによって，標的細胞を好中球などが攻撃したり，細胞傷害性T細胞がアポトーシスを誘導したりする。

胞から放出されたサイトカインが細胞の傷害を引きおこすことで生じる（▶図3-7）。このようにⅣ型アレルギーには液性免疫や補体は関与せず，細胞性免疫が関与している。

　代表的な疾患として，アレルギー性接触皮膚炎（▶39ページ）や，アトピー性皮膚炎がある。また，臓器移植後の拒絶反応や，結核菌に対する免疫能の有無を調べるツベルクリン反応❶もⅣ型アレルギーにより生じる。

━NOTE
❶ツベルクリン反応
　結核菌の抗原を皮内に注射すると，免疫をもっている場合，24～72時間後に，紅斑・硬結を特徴とする炎症反応を示す。反応が強い場合は潰瘍を形成することがある。

2　自己免疫疾患

1　自己寛容の破綻

　通常は，自己寛容のしくみによって，自己の組織や分子に対する免疫反応はおこらない。しかし，免疫寛容のしくみに異常が生じると，自己の細胞などの成分が異物として認識されることがある（自己抗原）。すると，産生された自己抗体が自己の成分を攻撃する。このように，なんらかの原因で自己の成分が免疫系に攻撃されることで生じるのが**自己免疫疾患**である。

2　自己抗体の標的

　自己免疫疾患は，特定の臓器が標的となる**臓器特異的自己免疫疾患**と，全身の臓器が攻撃される**全身性自己免疫疾患**とに大別される。
●**臓器特異的自己免疫疾患**　臓器特異的自己免疫疾患は，自己免疫の対象が，ある臓器だけに存在する場合に引きおこされる。標的としては，甲状腺や膵臓などがあげられ，バセドウ病や橋本病，1型糖尿病などが引きおこされる（▶表3-4）。
●**全身性自己免疫疾患**　全身のほとんどの細胞にある特定の成分が抗原と

◎表3-4　臓器特異的自己免疫疾患の例

疾患	標的
バセドウ病	甲状腺(TSH 受容体)
橋本病	甲状腺
1 型糖尿病	膵臓ランゲルハンス島の β 細胞
アジソン病	副腎皮質
自己免疫性溶血性貧血	赤血球
特発性血小板減少性紫斑病	血小板
悪性貧血	胃壁細胞
重症筋無力症	アセチルコリン受容体
潰瘍性大腸炎	大腸の上皮細胞
グッドパスチャー症候群	腎臓・肺の基底膜
尋常性天疱瘡	表皮の上皮細胞

◎表3-5　全身性自己免疫疾患の例

疾患	抗原
全身性エリテマトーデス(SLE)	核など
関節リウマチ(RA)	IgG，核
多発性筋炎，皮膚筋炎	核，細胞質に存在するタンパク質
全身性強皮症	核
シェーグレン症候群	核など

認識され，自己抗体が生じた場合，その成分をもつ全身の細胞・組織が標的となる。たとえば，DNA などの細胞の核内の成分に対する自己抗体が生じると，腎臓・肺・心臓・脳などといった全身の多くの臓器が障害されることになる。全身性エリテマトーデス・関節リウマチ・多発性筋炎・皮膚筋炎などの膠原病が，代表的な全身性自己免疫疾患である（◎表3-5）。

3　全身性自己免疫疾患

◆ 全身性エリテマトーデス

全身性エリテマトーデス systemic lupus erythematosus（**SLE**）は，DNA そのものや DNA に結合するタンパク質に対する自己抗体が生じることで発症する。この自己抗体による II 型アレルギー反応や，自己抗体と抗原からなる免疫複合体による III 型アレルギー反応などが，全身のさまざまな臓器に影響を与える。

　その結果，発熱や全身倦怠感などの症状のほか，関節・皮膚・腎臓・肺・中枢神経など，全身に症状があらわれる（◎図3-8）。

◆ 関節リウマチ

関節リウマチ rheumatoid arthritis（**RA**）は，関節腔の内側をおおう滑膜の慢性炎症により関節がおかされる，原因不明の全身性自己免疫疾患である。炎症をおこした滑膜が増殖することなどで関節が腫脹し，変形し，さらには関節が破壊されて機能障害をもたらす。

　初期には手指の小さな関節に生じるが，進行すると膝や肘といった大きな

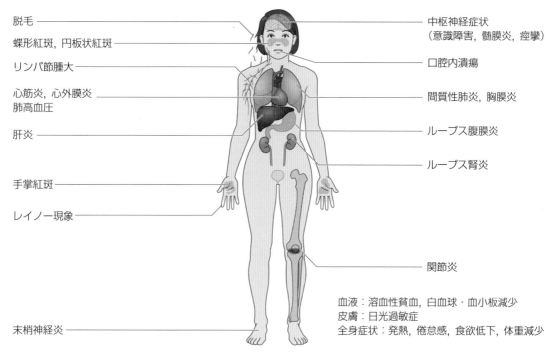

脱毛

蝶形紅斑，円板状紅斑

リンパ節腫大

心筋炎，心外膜炎
肺高血圧

肝炎

手掌紅斑

レイノー現象

末梢神経炎

中枢神経症状
（意識障害，髄膜炎，痙攣）

口腔内潰瘍

間質性肺炎，胸膜炎

ループス腹膜炎

ループス腎炎

関節炎

血液：溶血性貧血，白血球・血小板減少
皮膚：日光過敏症
全身症状：発熱，倦怠感，食欲低下，体重減少

○図3-8　全身性エリテマトーデス（SLE）の症状
ループスとはラテン語で狼の意味である。皮膚にできる紅斑が，狼に噛まれた痕のような赤い紅斑であることから名づけられた。

関節にも生じる。

◆ 多発性筋炎，皮膚筋炎

　多発性筋炎は，全身の筋肉の炎症により，筋力が低下し，筋肉痛を伴う疾患である。手指関節背面の盛り上がった紅斑（ゴットロン丘疹）や，手指関節や肘・膝関節の外側の紅斑（ゴットロン徴候），上眼瞼の紅斑（ヘリオトロープ疹）などの特徴的な皮膚症状がある場合は，**皮膚筋炎**とよばれる。

◆ 全身性強皮症

　全身性強皮症は，皮膚および各種臓器の線維化❶と，血管内皮細胞の異常な増大による血流循環障害を特徴とする疾患である。
　線維化により，皮膚がかたくなったり，関節の拘縮がみられたりする。肺の組織の線維化によって間質性肺炎（○ 137 ページ）がおこることもある。また，手指の血管の収縮により，皮膚が蒼白になるレイノー現象がみられる。

◆ シェーグレン症候群

　シェーグレン症候群では，涙腺や唾液腺などの外分泌腺に対する自己免疫反応がおこり，慢性的に炎症がもたらされる。外分泌腺が障害され，ドライアイやドライマウスなどの乾燥症状が出現したものである。

　NOTE
　❶線維化
　線維芽細胞などが増殖し，組織に線維成分が沈着してかたくなることをいう。

◆ 血管炎症候群

　血管炎症候群は全身の血管壁に炎症をおこした病態の総称で，さまざまな臓器障害をおこす。炎症をおこした血管のサイズにより，大型血管では高安動脈炎，中型血管では川崎病，小型血管では抗好中球細胞質抗体(ANCA)●関連血管炎などに分類される。

◆ ベーチェット病

　ベーチェット病では，口腔粘膜の再発性アフタ性潰瘍や外陰部潰瘍，皮膚の結節性紅斑，ぶどう膜炎などの眼症状がみられる。原因は不明である。

> **NOTE**
>
> **●抗好中球細胞質抗体（ANCA)**
> 　好中球の細胞質成分に対する自己抗体である。

3　サイトカインの制御の異常

◆ サイトカインストーム

　ウイルス・細菌などの感染によって大量にサイトカインが産生され，血液中に放出されると，好中球の活性化や，血液凝固の活性化，血管拡張などの反応が過剰に引きおこされる。これを**サイトカインストーム**といい，その作用は全身に及ぶ。

　サイトカインストームによる病態として，急性呼吸窮迫症候群(ARDS，⏵ 133ページ)・播種性血管内凝固症候群(DIC，⏵ 93ページ)・急性循環不全(ショック，⏵ 117ページ)・多臓器不全がある❷。

> **NOTE**
>
> **❷新型コロナウイルス感染症（COVID-19)**において，一部の患者ではサイトカインストームによって致死的な呼吸不全に陥った。

🖊 work 復習と課題

❶ 液性免疫と細胞性免疫のしくみを説明しなさい。

❷ 免疫寛容のしくみについて説明しなさい。

❸ 日和見感染について説明しなさい。

❹ Ⅰ型アレルギーが発症する機序と，代表的な疾患について説明しなさい。

❺ 全身性自己免疫疾患の例を3つあげ，それぞれの病態を説明しなさい。

❻ サイトカインストームのおこるしくみ説明しなさい。

第 4 章

体液調節のしくみと病態生理

A 体液・電解質の調節とその異常

1 体液と電解質の調節

1 体液分画とその組成

● **細胞内液と細胞外液** **体液**は体重の約60%を占めており，その2/3（体重の約40%）は**細胞内液**で，1/3（体重の約20%）は**細胞外液❶**である（◎図4-1）。そして細胞外液の3/4（体重の約15%）は間質を満たす**間質液**（組織液）で，残りの1/4（体重の約5%）が血管内に存在する**血漿**である。

　個体の生存のためには細胞の活動の維持が必要であり，そのためには，細胞内液や細胞外液の電解質・浸透圧・pH・温度・グルコース濃度などが維持されることが不可欠である。

● **電解質と非電解質** 体液のなかにはさまざまな物質が存在する。ナトリウムイオン（Na⁺）やカリウムイオン（K⁺）のような電離する物質を**電解質**といい，グルコースやクレアチニンなどの電離しない物質を**非電解質**という。

血漿の浸透圧

　血漿の浸透圧❷は，溶解している電解質などによって約290 mOsm/kgH₂O❸に維持されている。この浸透圧と等しい溶液を**等張液**という。これよりも浸透圧が高い溶液を**高張液**といい，浸透圧が低い溶液を**低張液**という。

　なんらかの原因によって，細胞内液・間質液・血漿の間で浸透圧に差ができた場合は，水や溶質が移動して浸透圧の差が解消される方向に調節される。間質液と血漿の間は血管壁で，電解質も水も通過しやすいが，細胞内液と間

NOTE

❶ヒトの細胞外液の組成には，原始地球の海水の組成が継承されていると考えられており，ヒトの細胞はこの環境で生命活動を行っている。

❷血漿タンパク質による浸透圧を膠質浸透圧といい，これによって血管外の水分を引き込もうとする力がはたらく。膠質浸透圧が低下すると，間質液を血管内に回収できなくなり，浮腫となりやすい（◎14ページ）。

❸溶液中にとけている分子やイオンなどの粒子数をあらわす単位がOsm（オスモル）であり，溶液の浸透圧はOsm/kgH₂Oであらわされる。

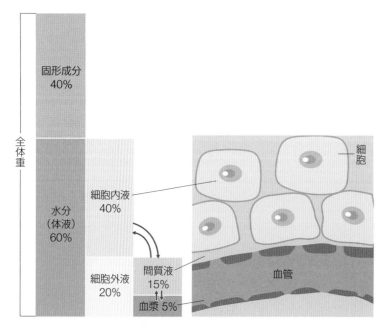

◎**図4-1 人体および体液の構成**
細胞内液は体重の40%，間質液は15%，血漿は5%を占めている。矢印は水分の移動を示しており，血漿と間質液，間質液と細胞内液の間では水分が移動する。

質液の間は細胞膜で，通常は電解質は通過しにくく，おもに水の移動で浸透
圧の差が埋められる。

2 体液の出納

水の出納

　成人は 1 日あたり，飲料水として約 1,200 mL，食物に含まれる水分とし
て約 1,000 mL を摂取しており，摂取量は合計約 2,200 mL である（●表 4-1）。
これに加え，代謝水❶として約 300 mL が生じており，合計で約 2,500 mL の
水分を摂取していることになる。

　一方，腎臓から尿として約 1,500 mL❷，皮膚および気道からの不感蒸散と
して約 900 mL，そして糞便によって約 100 mL が排泄されており，計約
2,500 mL の水分が排泄されていることになる。

　このように摂取量と排泄量がつり合っていることで，体内の水分量が一定
に保たれている。

● 水分のバランス異常による症状　水分の摂取量が排泄量より多くなると，
体液量が増加する。すると浮腫がおこったり，循環血液量が増加して血圧が

NOTE

❶代謝水
　栄養素の代謝に伴い生じる水をさす。

❷体内で産生される老廃物を排泄するために，1 日に最低限必要な尿量は約 500 mL であり，これを不可避尿という。それ以上は摂取した水分量を調節する尿である。

---

plus　輸液の種類

　水・電解質補給に用いられる輸液は，低張電解質輸液と等張電解質輸液の 2 種類に大別される（●表）。

　低張電解質輸液は，体液より電解質濃度は低いが，グルコース（ブドウ糖）を加えて等張液とした輸液である。グルコースは代謝によって処理されるため，結果的には低張液を加えることと同様の意味があり，細胞

内液を含む全身に水分を補給する目的で用いられる。例として 3 号液（維持液）などがある。

　等張電解質輸液は，体液と等張であるため，投与した水分は細胞内へは移動せず，細胞外に分布して細胞外液量を増す。そのため，細胞外液補充液ともよばれ，生理食塩液・乳酸リンゲル液・リンゲル液などがある。

●表　細胞外液・細胞内液とおもな輸液の組成

組成	細胞外液	細胞内液	低張電解質輸液		等張電解質輸液	
			5%ブドウ糖液	3号液（維持液）	生理食塩液	乳酸リンゲル液
Na^+	144	10		35	154	130
K^+	4	110		20		4
Ca^{2+}	5					3
Mg^{2+}	3	40				
Cl^-	103			35	154	109
HCO_3^-	27	10				
乳酸				20		28
その他の陰イオン	25	110				
グルコース	1	1	50	43		

単位はグルコースは g/L，そのほかは mEq/L である。

◖表4-1　1日あたりの水の出納のおおまかな値

摂取量(mL)		排泄量(mL)	
水分摂取	2,200	尿	1,500
代謝水	300	皮膚から	600
		気道から	300
		糞便	100
合計	2,500	合計	2,500

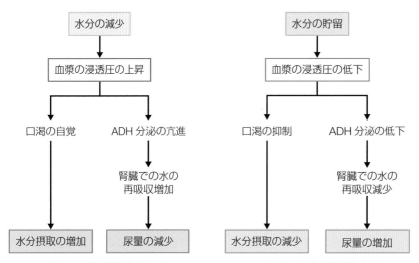

a. 体内の水分が減少したとき　　　b. 体内の水分が過剰なとき

◖図4-2　体内の水分量の調節のしくみ

上昇したりする。一方，水分の摂取量が排泄量より少ないと，体液量の低下に伴い脱水症がみられ，循環血液量が減少するため血圧が低下する。

水分の調節のしくみ

　体内の水分が減少して血漿の溶質の濃度が高くなり，浸透圧が上昇すると，視床下部に存在する浸透圧の変化を検知する細胞の細胞内液が減少する。これにより，口渇を自覚し，経口での水分摂取が促される（◖図4-2-a）。また，浸透圧の上昇が刺激になり，下垂体後葉からの抗利尿ホルモン（ADH，バソプレシン）の分泌が亢進し，腎臓における水の再吸収を増加させる。それにより，尿量が減り，水分の排泄量が減少する（◖189ページ）。

　一方，体内に水分がたまりすぎると血漿の浸透圧が低下し，水分の経口摂取が低下する（◖図4-2-b）。また，ADH分泌が低下することにより，尿量が増えて体内の水分が減少する。

血漿中のナトリウムの調節のしくみ

　血漿中のNa^+の総量は，腎臓の尿細管・集合管でのNa^+の再吸収量によって調節される。この調節を行っているおもな因子は，アルドステロン，心房性ナトリウム利尿ペプチド（ANP），ADHといったホルモンである（◖189ページ）。

　体内の水分量が減少すると，アルドステロンの分泌が増加してNa^+の再吸収が促進され，あわせて ADH の分泌も増加して水の再吸収が促進される。

　逆に体内の水分量が増加すると，アルドステロンの分泌が減少し，またNa^+の再吸収を抑制する ANP の分泌が増加するため，Na^+の排泄が促進される。そのため，尿の浸透圧が上昇するとともに，ADH の分泌も減少するため，水の排泄が促進される。

2 体液・電解質の異常

a 水・ナトリウムイオンの異常

1 脱水症

　水分の排泄量が摂取量より多く，体内の水分量が不足した状態が続くと**脱水症**が出現する。

　軽症であれば口渇感・食欲不振・めまい・尿量減少がみられる程度であるが，重症となると循環不全・腎機能不全に加えて，痙攣・錯乱・せん妄などの中枢神経症状をきたす。

　脱水症の機序は，次の 3 つに分類される。

　①高張性（水欠乏性）脱水　水分の喪失がNa^+の喪失を上まわることで生じる脱水で，細胞外液が高張となり，高ナトリウム血症を呈する（◉図4-3-a）。浸透圧の低い細胞内液から浸透圧の高い細胞外液へと水分が移動するため，循環血液量はほぼ保たれる。しかし，細胞内液は減少するため，口渇が強くあらわれる。

　②等張性（混合性）脱水　Na^+と水分をともに喪失する脱水であり，血漿の浸透圧は変化しない（◉図4-3-b）。そのため，細胞内液と細胞外液の間での水分の移動はおこらない。その結果，血漿量が減少し，血圧が低下する。

　③低張性（ナトリウム欠乏性）脱水　水分の喪失とともに，それ以上にNa^+を喪失する脱水である。水分の喪失による細胞外液の減少に加え，相対

---

plus	乳児と高齢者における脱水

　脱水症は，乳児によくみられる病態で，死亡の主要な原因でもある。乳児の脱水症の原因で最も頻度が高いのは下痢である。

　乳児は水分代謝が速いため，必要とする水分量が多い。さらに，体重に対する体表面積が大きく，蒸散による喪失が多いことや，口渇を伝えられないこと，腎機能が未熟であることも脱水症の発症に影響している。

　一方，高齢者も暑さなどの環境の変化などで脱水症をおこしやすい。高齢者は，筋や皮下組織などの減少によって体内の水分量が減少している。そのうえ，口渇を発生させる中枢の感受性が低下することで，口渇がわかりにくくなったり，失禁や夜間の排尿を気にして水分を摂取せずにがまんしたりすることなどから，適切な水分補給ができていない場合がある。また，老化による基礎代謝量の低下に伴う代謝水の減少や，腎機能の低下による尿を濃縮する機能の低下も影響して，脱水症にいたる。

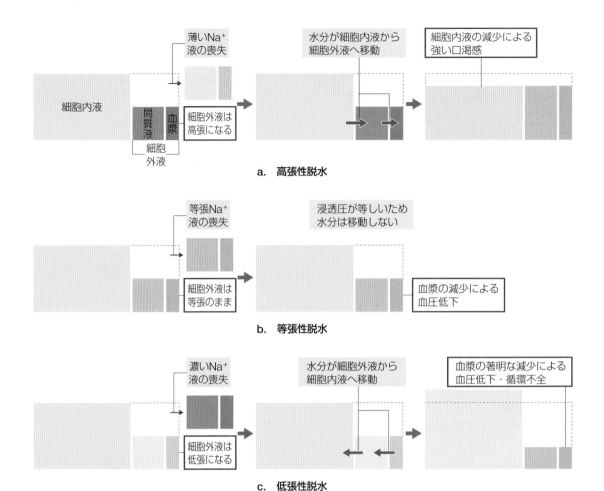

薄いNa⁺液の喪失

細胞内液

間質液　血漿

細胞外液

細胞外液は高張になる

水分が細胞内液から細胞外液へ移動

細胞内液の減少による強い口渇感

a.　高張性脱水

等張Na⁺液の喪失

細胞外液は等張のまま

浸透圧が等しいため水分は移動しない

血漿の減少による血圧低下

b.　等張性脱水

濃いNa⁺液の喪失

細胞外液は低張になる

水分が細胞外液から細胞内液へ移動

血漿の著明な減少による血圧低下・循環不全

c.　低張性脱水

◦図4-3　脱水症の病態生理
脱水は，細胞外液から失われた液体の組成によってあらわれる症状が異なる。また，細胞外液と細胞内液の浸透圧の差によって，高張性脱水では細胞内から細胞外に水分が移動し，低張性脱水では細胞外から細胞内に水分が移動する。

的に浸透圧が上昇した細胞内へと，細胞外液の水分が移動するため，血漿量が著しく減少する（◦図4-3-c）。これにより，血圧が低下し循環不全をおこしやすい。

2　高ナトリウム血症

　高ナトリウム血症とは，体内のNa⁺量に対して水分量が相対的に不足した状態で，血漿中のNa⁺濃度が145 mEq/Lをこえるもの❶と定義される。水分摂取をみずから行うことがむずかしい乳幼児や高齢者，意識障害のある患者などに発症しやすい。

　高ナトリウム血症では，細胞外液の浸透圧の上昇により，細胞内の水分は細胞外へ移動する。おもな症状は口渇であるが，細胞外への水分の移動が脳で生じると，脳の細胞の萎縮がおこり，錯乱やせん妄，昏睡などの意識障害や，神経や筋の興奮性の亢進，痙攣をおこす。

　高ナトリウム血症となる状態には，水の喪失とNa⁺の過剰の2つがある。

□ NOTE
❶正常範囲は135〜145 mEq/Lである。

　1水の喪失による高ナトリウム血症　発熱・呼吸器感染症による不感蒸散の増加や，発汗過多・下痢・嘔吐による水の喪失は，高ナトリウム血症の要因となる。また，浸透圧利尿(○ plus)や，利尿薬の投与，尿崩症などの多尿をきたす疾患などにより，腎性に水を喪失する場合もある。

　2Na^+の過剰による高ナトリウム血症　炭酸水素ナトリウム(重炭酸ナトリウム，$NaHCO_3^-$)や高張な食塩水の輸液を過剰に投与することにより，血中のNa^+が過剰となったことによる高ナトリウム血症である。

3 低ナトリウム血症

　血漿中のNa^+濃度が 135 mEq/L 以下に低下する病態が，**低ナトリウム血症**である。急性の低ナトリウム血症では，脳浮腫を引きおこすことにより，頭痛・錯乱・昏迷などの症状がみられ，ときに痙攣や昏睡が生じることもある。

　低ナトリウム血症となる原因として，体液の増加とナトリウムの喪失の 2 つがあるが，前者が大部分を占める。

　1体液の増加による低ナトリウム血症　体液が増えて血漿中のNa^+が希釈されることで低ナトリウム血症にいたる。心不全(○ 111 ページ)や，肝硬変(○ 175 ページ)，ネフローゼ症候群(○ 193 ページ)などの疾患に伴う浮腫は，低ナトリウム血症が原因の 1 つである。

　2ナトリウムの喪失による低ナトリウム血症　原発性副腎皮質機能低下症(○ 218 ページ)，腎機能障害，および利尿薬などによる腎臓からのNa^+喪失による場合と，下痢や激しい嘔吐による消化管からのNa^+喪失による場合がある。また，Na^+の摂取不足によってもおこる。

b カリウムイオンの異常

　K^+は，細胞内で最も多く含まれる陽イオンであり，細胞内の浸透圧を決定する主要因子である。

　また，細胞膜の分極❶は，細胞内外のK^+の濃度差などによって生じており，神経の興奮の伝導および筋の収縮などに影響を及ぼす。したがって，血漿中のK^+濃度の異常は，筋力の低下や不整脈(○ 102 ページ)などといった重大な症状を引きおこすため，血漿中のK^+濃度は通常，狭い範囲に調整されている❷。

plus	浸透圧利尿

　尿細管内の浸透圧が上昇すると，尿細管内外の浸透圧の差を利用して再吸収されるNa^+と水の再吸収量が減少して尿量は増加する。この機序による利尿作用を，浸透圧利尿という。病態としては，急性腎不全の利尿期には尿素による浸透圧利尿が，糖尿病の高血糖状態ではグルコースによる浸透圧利尿がみられる。マンニトール製剤やグリセリンのように，浸透圧利尿の原理を応用した薬もある。

1 高カリウム血症

腎臓からのK^+排泄の低下や，K^+の細胞外への異常な移動が発生し，血漿中のK^+濃度が高くなった状態が，**高カリウム血症**である。

高カリウム血症は，急性腎障害や慢性腎臓病でおこり，アシドーシス（◐71ページ）でも生じることがある。これは細胞内へのK^+の取り込みが水素イオン（H^+）と競合するためで，H^+が増えるアシドーシスではK^+の細胞内への取り込みが減少する❶。症状として筋力低下がみられ，重度になると心室細動（◐104ページ）や心停止をもたらす。

2 低カリウム血症

尿中または消化管からK^+が大量に喪失するなどの原因によって，血漿中のK^+濃度が下がった状態が，**低カリウム血症**である。

慢性の下痢や，長引く嘔吐，胃内容物の吸引によって消化管から体液が失われると，体内の水分量を維持するためにアルドステロンの分泌が亢進する。アルドステロンは水とNa^+を再吸収を増加させ，かわりにK^+の排泄を増加させるために，K^+が失われる。

低カリウム血症においても，筋力低下や筋肉の痙攣・麻痺，不整脈をおこすことがある。

C カルシウムとリンの異常

カルシウムとリンは，ともに骨を構成する主要な成分であり，その代謝は密接に関連している。そのため，ここではカルシウムとリンの代謝をあわせて述べる。

1 カルシウムとリンの代謝と作用

カルシウムの吸収・排泄・分布

体内のカルシウム量は，消化管からの吸収量と，腎臓からの排泄量によって決まる。

食事から摂取したり，消化液中に分泌されたカルシウムの吸収は消化管で行われる。また，腎臓では糸球体で濾過されたカルシウムの大部分が尿細管で再吸収され，排泄されるのは一部である。体内のカルシウムの約99%は骨に存在し，血漿中のカルシウム量はごく一部である❷。

血中総カルシウムの約45%は血漿タンパク質（おもにアルブミン）と結合しており，約10%は無機陰イオンと結合している❸。そのため，遊離しているカルシウムイオン（Ca^{2+}）は血中総カルシウムの約45%である。

ホルモンによるカルシウム濃度の調節

カルシウムの代謝は，次の3つのホルモン❹による調節を受ける（◐図4-4）。

1 副甲状腺ホルモン　副甲状腺ホルモン（PTH，◐215ページ）は，甲状腺の裏側にある副甲状腺でつくられるホルモンである。PTHは，骨から血液

NOTE

❶アルカローシスではこの流れは逆となり，細胞内のK^+の取り込みが増える。

NOTE

❷血漿中の総カルシウム濃度の正常範囲は，8.6〜10.0 mg/dLである。

❸したがって遊離しているカルシウムの濃度は，血中総カルシウムと血清アルブミンの値から推定することができる。正常範囲は4.5〜5.6 mg/dLである。

❹ビタミンDの一種であるビタミンD_3は，一部のホルモンと同様に細胞の核内にある受容体を介して作用することから，ここではホルモンの一種として扱う。

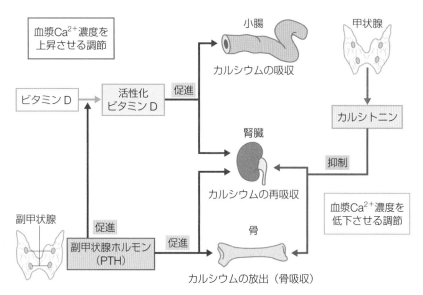

血漿Ca²⁺濃度を
上昇させる調節

小腸
カルシウムの吸収

甲状腺

ビタミンD → 活性化ビタミンD →(促進)

カルシトニン

腎臓
カルシウムの再吸収

(抑制)

血漿Ca²⁺濃度を
低下させる調節

副甲状腺

(促進)

副甲状腺ホルモン
（PTH）　→(促進)

骨
カルシウムの放出（骨吸収）

⊙図 4-4　カルシウム濃度の調節
ビタミンDとPTHは小腸からのカルシウム吸収，腎臓からのカルシウム再吸収，骨からのカルシウム放出を促進して血漿Ca²⁺濃度を上昇させる。一方，カルシトニンは，腎臓からのカルシウム再吸収を抑制して排出量を増やしたり，骨からのカルシウム放出量を減らしたりして，血漿Ca²⁺濃度を低下させる。

へカルシウムを放出（骨吸収）させるはたらきと，腎臓でのカルシウムの再吸収を促進し，尿への排出を減少させるはたらきをもつ❶。これにより，血中カルシウム濃度は上昇する。なおPTHは，腎臓におけるリンの再吸収を抑制するため，血中のリン濃度は低下する。

　②**ビタミンD**　ビタミンDは腸管からのカルシウムの吸収と腎臓からのカルシウムの再吸収を促進する。ビタミンDは，食物に由来し，小腸から吸収される経路と，ビタミンDの前駆体から合成される経路がある。

　③**カルシトニン**　カルシトニンは，甲状腺の傍濾胞細胞から分泌されるホルモンである。PTHやビタミンDとは逆に，カルシトニンは腎臓でのカルシウム再吸収の抑制や，骨へのカルシウムの蓄積の促進（骨形成）によって，血中のカルシウム濃度を下げるようにはたらく。

▐ 血漿中のカルシウムのはたらき

　生体において生理活性をもつカルシウムは，遊離しているCa²⁺のみである。Ca²⁺は，骨格筋や心筋，平滑筋の興奮・収縮などにおける重要な伝達物質である。

▐ リンの吸収・排泄・分布

　リンは，リン酸水素イオン（HPO_4^{2-}）として腸管から吸収され，腎臓から排泄される。体内では85%が骨に存在し，カルシウムとともに骨の主要な構成成分となり，15%が細胞内❷に存在する。

2　カルシウムとリンの代謝の異常

　カルシウム代謝に異常がおこり，血漿中のカルシウム濃度が異常に高く

NOTE
❶PTHは，腎臓でのビタミンDの活性化を促すことにより，間接的に血中カルシウム濃度を上げるようにもはたらく。

NOTE
❷細胞内では，タンパク質や脂質と結合し，有機リン化合物として，細胞膜や核酸の構成要素になっている。

なった状態を**高カルシウム血症**，異常に低くなった状態を**低カルシウム血症**という。カルシウム代謝の異常は，ホルモンによる調節が障害されることでおこる。

副甲状腺ホルモンによる異常

PTH の分泌が過剰となる副甲状腺機能亢進症(◖ 216 ページ)では，過剰な骨吸収[1]が引きおこされ，高カルシウム血症となり，神経の興奮性が低下することがある。また，骨吸収が促進されて生じる Ca^{2+} と HPO_4^{2-} により，リン酸カルシウムの結晶が軟部組織に沈着する[2]。

PTH はまた，血漿中の HPO_4^{2-} 濃度を低下させるため，原発性副甲状腺機能亢進症では，低リン血症を引きおこすほか，Ca^{2+} 濃度の上昇が尿路において結石となる尿路結石症(◖ 203 ページ)の原因にもなる。

逆に，副甲状腺機能低下症や偽性副甲状腺機能低下症(◖ 216 ページ)などにより，PTH が不足すると，低カルシウム血症・高リン血症となる。この低カルシウム血症は，Ca^{2+} の腎臓での再吸収および消化管からの吸収の低下に起因するものである。

● **テタニー**　低カルシウム血症になると神経の興奮性が高まり，テタニーとよばれる筋肉の有痛性の強縮[3]・痙攣をひきおこす。

ビタミン D による異常

ビタミン D を過剰に投与した場合，ビタミン D 中毒症(ビタミン D 過剰症)となる。すると，過度の骨吸収，および腸管からのカルシウム吸収の増加をもたらし，高カルシウム血症や高カルシウム尿症を引きおこす。

一方，ビタミン D が欠乏すると，ビタミン D の作用不足による骨石灰化障害をきたし，小児期ではくる病が，成人期では骨軟化症がみられる(◖ 233 ページ)。

B 酸・塩基平衡のしくみとその異常

1 酸・塩基平衡

1 酸と塩基

水中で電離して水素イオン(H^+)を生じる物質を**酸**といい，H^+ を受け取れる物質を**塩基**という[4]。酸性・アルカリ性の程度は H^+ 濃度によってあらわすことができ，水素イオン指数(pH)はその指標である。H^+ 濃度が 10^{-7}mol/L のときが中性で，pH は 7 であり，それより濃度が高い(pH が 7 より小さい)状態を酸性，低い(pH が 7 より大きい)状態をアルカリ性(塩基性)という(◖図 4-5)。

体液の pH

ヒトの体液の pH は 7.40±0.05 という狭い範囲に調節されている。なんら

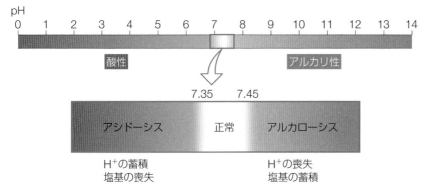

pH
0　1　2　3　4　5　6　7　8　9　10　11　12　13　14

酸性　　　　　　　　　アルカリ性

7.35　　　7.45

アシドーシス　　正常　　アルカローシス

H⁺の蓄積　　　　　　　H⁺の喪失
塩基の喪失　　　　　　　塩基の蓄積

◖**図4-5　pHとアシドーシス・アルカローシス**

かの要因で酸や塩基の増減がおこっても，通常は是正され，体液の pH はこの範囲に保たれる。このように，体液の pH が適切に調節されていることを**酸・塩基平衡**という。

　疾患などによって是正できる範囲をこえる，つまり酸・塩基平衡がくずれると症状があらわれる。たとえば，pH の低下は細胞内の代謝や細胞膜での輸送に影響を与え，細胞の機能障害を引きおこす。その結果，細胞内の K⁺が細胞外に流出すると，高カリウム血症となる。

● **アシドーシスとアルカローシス**　H⁺が増えすぎ，pH が 7.35 を下回る病態を**アシドーシス**という。塩基の増加や H⁺の欠乏により，pH が 7.45 を上回る病態を**アルカローシス**という（◖図 4-5）❶。

2 緩衝作用

　生体内では通常，代謝によって大量の H⁺が産生されている❷。それにもかかわらず，体液の pH を一定の範囲に保てている理由の 1 つとして，炭酸水素イオン（HCO_3^-）がかかわる次のようなしくみがあげられる。

　まず，次式で示すように，体内で産生された二酸化炭素（CO_2）は，水（H_2O）にとけて炭酸（H_2CO_3）となる。

$$CO_2 + H_2O \rightleftharpoons H_2CO_3$$

　ただし，弱酸である H_2CO_3 が，次の式に示すように H⁺や HCO_3^- として

□NOTE
❶とくに血液のアシドーシスを強く意識した場合，アシデミア（酸血症）という用語が用いられることもある。同様に血液のアルカローシスを強く意識する場合にアルカレミア（アルカリ血症）という用語を用いる。

□NOTE
❷たとえば，グルコースの分解でつくられる CO_2 からは炭酸を経て H⁺が生じるほか，乳酸もつくられる。

plus	**アルカローシスによるテタニー**

　Ca^{2+} の多くは，血液中ではアルブミンと結合している。アルカローシス，つまり血液中の H⁺濃度が減った状態になると，アルブミンの H⁺が血液中に放出される。そのため，アルブミンと結合するカルシウムが増え，血中の Ca^{2+} の濃度が低下し，テタニーが引きおこされる。

電離するのはごく一部であり，H_2CO_3 が大部分を占める。このとき，H_2CO_3 と H^+ の比率は一定である。

$$H_2CO_3 \rightleftharpoons H^+ + HCO_3^-$$
（多）　　（少）

この状態から，新たに H^+ を少量加えると，加えた H^+ はすぐに HCO_3^- と結合し，H_2CO_3 となる。そのため，H^+ はほとんど増加せず，pH はほとんど低下しないことになる。

このしくみはアルカリ性の物質が増加した場合でも同様である。このような作用を**緩衝作用❶**という。体液はこの緩衝作用がはたらくことで，大きな pH の変動がおこらないようになっている。

□NOTE
❶緩衝作用をもつ液体を緩衝液という。

3 酸の排出経路

体内では多くの酸がたえず産生されており，前述の緩衝作用がはたらいても，酸が蓄積していくとアシドーシスになってしまう。そのため，酸の排出のしくみと，その調節による pH の調節機構が備わっている。

● **不揮発性酸と揮発性酸**　細胞における栄養素の代謝によって産生される酸のうち，気体として排出されない乳酸・リン酸・アセト酢酸❷などを**不揮発性酸**とよぶ。一方，CO_2 は気体として排出できる酸であるため，これを**揮発性酸**とよぶ。揮発性酸は呼吸によって肺から排出され，不揮発性酸は腎臓から尿として排出される（◉図4-6）。

● **肺による酸の排出と pH の調節**　血液の pH が低下すると，1回換気量または呼吸数が増加することにより，CO_2 が排出され，pH が上昇する。なお，肺からの酸の排出による調節は，緩衝作用による酸の吸収による調節と比べて時間がかかり，秒から分の単位での調節である。また，肺による調節だけでは pH を完全に正常化することはできない。そのため，次に述べる腎

□NOTE
❷アセト酢酸
　一部のアミノ酸や，脂肪酸の分解によって生じる。

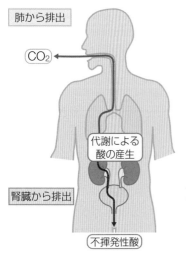

肺から排出

CO_2

代謝による酸の産生

腎臓から排出

不揮発性酸

◉**図4-6　体内で産生された酸の排出経路**
組織で発生した酸のうち CO_2 は揮発性酸であり，呼吸によって肺から排出される。また，生じた不揮発性酸は腎臓から尿中に排出される。

臓による調節も必要となる。

● **腎臓による酸の排出とpHの調節**　不揮発性酸は腎臓から排出される。腎臓では，HCO_3^-の再吸収量❶が調整されることで排出量がかわり，体液のpHが調節される。腎臓による酸・塩基の調節には肺による調節よりも時間がかかり，数時間から数日かかる。

❏**NOTE**
❶HCO_3^-の再吸収は，H^+の排出と同じ意味がある。再吸収されたHCO_3^-がH^+と結合することで，H^+の量を減らせるためである。

2 酸・塩基平衡の異常

　酸・塩基平衡の異常には，その異常の機序によって，呼吸性アシドーシス・呼吸性アルカローシス・代謝性アシドーシス・代謝性アルカローシスの4種類がある。

a 呼吸性調節の異常

1 二酸化炭素の排出の低下

　肺炎(◖135ページ)・肺がん(◖147ページ)・気胸(◖144ページ)などの呼吸器疾患では，肺胞での換気量が低下する。また，重症筋無力症(◖278ページ)や進行性筋ジストロフィー(◖278ページ)のような神経筋疾患では，呼吸筋の機能が低下するために換気量が低下する。

　これらの疾患などにより，換気量が低下すると，肺からのCO_2の排出量が低下し，体内にCO_2が蓄積する。これにより，体液のpHが低下した状態が**呼吸性アシドーシス**である(◖図4-7)。

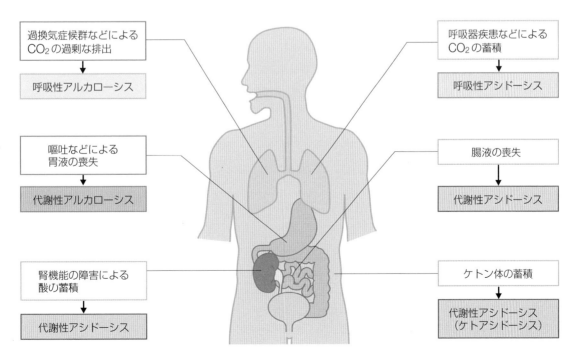

▶**図4-7　アシドーシスとアルカローシスの要因**

2 二酸化炭素の過剰な排出

　脳疾患・薬剤・低酸素血症をきっかけとした呼吸中枢への刺激や，過換気症候群（◯ 149 ページ）によって，呼吸が異常に促進することがある。すると，必要以上に肺から CO_2 が排出される。これにより，体液の pH が上昇した状態が，**呼吸性アルカローシス**である（◯図 4-7）。

b 代謝性調節の異常

　血中への乳酸やケトン体❷の蓄積や，尿細管での H^+ の分泌および HCO_3^- の再吸収の低下，消化管からの HCO_3^- の喪失などにより生じたアシドーシスを，**代謝性アシドーシス**という（◯図 4-7）。

　一方，酸の喪失，アルカリ性物質の投与，H^+ の細胞内への移動，または HCO_3^- の蓄積によっておこるアルカローシスが，**代謝性アルカローシス**である（◯図 4-7）。

◻NOTE
❷ケトン体
　β-ヒドロキシ酪酸，アセト酢酸，アセトンをさし，酸性を示す物質である。

1 胃液・腸液の喪失

● **胃液の喪失**　胃液は塩酸を含む強酸であり，多くの H^+ を含んでいる。そのため，反復性嘔吐または経鼻胃管吸引によって多量の胃液を喪失すると，体内の H^+ が失われる（◯図 4-7）。このようにして体液がアルカリ性に傾き，代謝性アルカローシスとなる。

● **腸液の喪失**　腸液には，HCO_3^- をはじめとした多くのアルカリ性物質が含まれており，その喪失はアルカリ性物質の喪失となる。そのため，体内では酸の割合が増して酸性に傾いていき，代謝性アシドーシスとなる。

2 腎臓での排泄異常

　腎機能の障害により，腎臓からの酸の排出量や HCO_3^- の再吸収量が減少することでも，代謝性アシドーシスが生じる（◯図 4-7）。腎機能の障害などによる代謝性アシドーシスでは，体内にリン酸などの不揮発性酸が蓄積することで，アニオンギャップ（◯ plus）が増加する。

3 ケトアシドーシス

　脂肪の分解によって産生されたケトン体は，血液中に放出される。ケトン

plus	アニオンギャップ

　アニオンギャップとは，測定が可能な陽イオンの電荷と，測定が可能な陰イオンの電荷の差である。血液においては「$Na^+ - (Cl^- + HCO_3^-)$」として算出され，通常は 9〜14 mEq/L の値になる。本来，体液は電気的に中性であり，陽イオンの電荷の数と陰イオンの電荷の数は等しくなる。しかし，一部の陰イオンは測定がむずかしいためにこのような差が生まれる。

体の蓄積(ケトーシス)により体液の pH が酸性に傾き，アシドーシスになった状態が**ケトアシドーシス**であり，代謝性アシドーシスの一種である。

● **糖尿病性ケトアシドーシス**　インスリンが不足した状態の1型糖尿病患者では，細胞内へのグルコースの取り込みが低下するため，グルコースのかわりに脂質の代謝が亢進し，ケトン体がつくられる。これが血液中に蓄積して生じたアシドーシスを，**糖尿病性ケトアシドーシス**(◉ 224 ページ)とよぶ。

4　心肺停止時のアシドーシス

　心肺停止時は，呼吸が停止しているため，肺胞でのガス交換が行われず，組織内の CO_2 は体内に蓄積される。つまり，呼吸性アシドーシスがおこる。

　さらに，組織への酸素供給もできず，低酸素状態になることで，組織では解糖系での代謝が亢進する。このときに乳酸が過剰に産生されるため，代謝性アシドーシスも併発する混合型のアシドーシス❶となる。

C　呼吸性代償と代謝性代償

　アシドーシスやアルカローシスに陥ったとき，生体では傾いた pH を是正する機構がはたらく。これは，酸の排出の経路である肺および腎臓において行われる。

▌呼吸性代償

　代謝性アシドーシスが発生したときには，呼吸によって pH を上昇させる調節がはたらく。すなわち，呼吸回数を増やし，肺から CO_2 を排出することで，pH を上昇させようとする。代謝性アルカローシスが発生したときには逆に，呼吸回数が減少し，肺からの CO_2 の排出を減らすことで，pH を上昇させようとする。

　このような呼吸による代償を**呼吸性代償**という。

▌代謝性代償

　同様に，呼吸性アシドーシスや呼吸性アルカローシスが発生したときは，腎臓での HCO_3^- の再吸収量を調節することで，pH の変動を抑えようとする。このような腎臓による代償を**代謝性代償**❷という。

NOTE
❶このように，血中に乳酸が増加した結果おこるアシドーシスを乳酸アシドーシスという。

NOTE
❷おもに腎臓による調節であるため，腎性代償ともよばれる。

plus	ベースエクセス

　ベースエクセス base excess(BE)の base は塩基，excess は過剰という意味であり，塩基がどれだけ過剰であるかを示す指標である。BE は，塩基である HCO_3^- が，正常値からどれだけ過剰になっているかをあらわしており，正常値より多い場合は「＋」，少ない場合は「－」と表示される。つまり，「＋」ならば代謝性アルカローシスを，「－」ならば代謝性アシドーシスを意味する。なお，「＋」のときでも，代謝性をアルカローシスではなく，基礎疾患として慢性の呼吸性アシドーシスがあり，これを代償するためであることもある。

✎ work　復習と課題

❶ 脱水症の分類をあげ，その病態生理を説明しなさい。

❷ 高ナトリウム血症と低ナトリウム血症の機序について説明しなさい。

❸ 高カリウム血症と低カリウム血症によっておこる症状をあげなさい。

❹ 高カルシウム血症や低カルシウム血症がおこる原因をあげなさい。

❺ 呼吸性アシドーシスと呼吸性アルカローシスのおこる機序を説明しなさい。

❻ 代謝性アシドーシスと代謝性アルカローシスのおこる機序を説明しなさい。

第 5 章

血液のしくみと病態生理

A 骨髄の機能とその障害

ヒトの血液量は，体重の約 1/13 といわれている。血液は血管の中を流れて循環する液体で，細胞成分の**血球**（血液細胞）と，液体成分の**血漿**からなっている❶。血球には，赤血球・白血球・血小板の3系統がある。血漿は，水・血漿タンパク質・糖・脂質・電解質・老廃物などで構成される。

□ NOTE
❶血液の成分
　血液は血漿 55％，血球 45％からなる。

1 造血のしくみ

血球をつくることを**造血**という。造血は，全身の各部位にある骨髄で行われ❷，骨髄にある**造血幹細胞**から赤血球・白血球・血小板の成熟細胞がつくられている（●図 5-1，2）。造血幹細胞はあらゆる血球へと分化する多分化能と，自己複製能をもっており，造血幹細胞から，つねに成熟細胞がつくられていく。

□ NOTE
❷成人の造血部位
　骨髄は骨の海綿状の部分で，赤色骨髄と黄色骨髄がある。このうち赤色骨髄が造血にかかわる。骨髄が形成されていない胎児期は肝臓と脾臓でつくられている。

● **造血を促進するサイトカイン**　幹細胞から分化し，成熟していく過程においては，サイトカインが関与する。おもに，赤血球はエリスロポエチン（EPO，●80ページ），白血球は顆粒球コロニー刺激因子（G-CSF，●85ページ）など，血小板はトロンボポエチンによって分化・成熟が促進される。

2 骨髄機能の障害

汎血球減少症

赤血球・白血球・血小板の3つの血球成分がすべて，正常よりも少なくなる状態を**汎血球減少症**という。症状としては，赤血球の減少による貧血（●81ページ），白血球の減少によっておこる易感染性（●51ページ），血小板の減少による出血傾向（●92ページ）がみられる。

汎血球減少症をきたす代表的な病態には，肝硬変に伴う脾機能亢進症（●84，177ページ）や，抗がん薬の使用に伴う骨髄抑制，再生不良性貧血，骨髄異形成症候群（●89ページ），重症感染症などがある（●表 5-1）。

◆ 再生不良性貧血

なんらかの原因で骨髄の造血幹細胞が減少すると，産生される血球が減少し，その結果，汎血球減少症をきたしてしまう。このような末梢血の汎血球減少と，骨髄の細胞密度の低下（骨髄低形成）がみられる疾患を**再生不良性貧血**という。ただし，再生不良性貧血においても必ずすべての血球が減少するとは限らず，赤血球と血小板が減少し，白血球数は正常な場合もある。原因は，免疫学的機序による造血幹細胞の傷害と造血幹細胞の質的異常と考えられている。

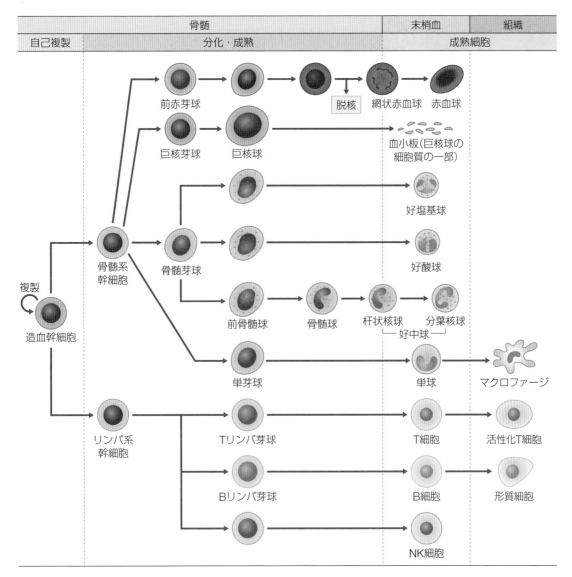

◦図 5-1　血球の分化と成熟

骨髄には，造血幹細胞と，さまざまな成熟段階にある細胞がある。造血幹細胞が分裂し，骨髄系幹細胞とリンパ系幹細胞に分化する。骨髄系幹細胞からは赤血球・血小板・白血球がつくられる。また，リンパ系幹細胞からは B 細胞・T 細胞・NK 細胞がつくられる。

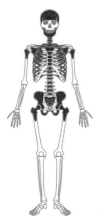

◦表 5-1　汎血球減少症をもたらす疾患や原因の例

機序		疾患や原因
正常な造血の減少	造血幹細胞の異常	再生不良性貧血 骨髄異形成症候群
	造血幹細胞の分裂抑制	抗がん薬の使用に伴う骨髄抑制
血球の破壊の亢進	脾機能の亢進	肝硬変
		重症感染症

◦図 5-2　成人の造血部位

B 赤血球の機能とその障害

1 赤血球の機能

1 赤血球の産生と破壊

赤血球の産生

　赤血球の寿命は約 120 日である。全赤血球数[1]の 1/120 にあたる約 2000 億個が毎日産生されることで，赤血球数は一定に維持されている。

　赤血球の産生は，**エリスロポエチン** erythropoietin（**EPO**）というホルモンによって制御を受けている。EPO は，おもに腎臓の傍糸球体装置（▶ 187 ページ，図 9-2）から，貧血や低酸素血症，アンドロゲンの上昇に応答して産生される。産生された EPO は，赤血球の前駆細胞にある受容体に結合し，赤芽球のアポトーシスを抑制することで，赤血球の産生を刺激する（▶ 190 ページ）。なお，赤血球の産生には，EPO 以外にも，鉄[2]，ビタミン B_{12} および葉酸などが必要である。

　赤血球は核がない細胞であるが，分化の過程において，赤芽球までは核が存在する（▶ 79 ページ，図 5-1）。赤芽球が赤血球へと成熟していく過程で核が凝縮し，ヘモグロビンがつくられていく。そして，核が失われた（脱核した）**網状赤血球**[3]になると血管内に流入し，赤血球へと分化する。

赤血球の破壊

　赤血球へと分化してからおよそ 120 日が過ぎると，赤血球は細胞膜を失い，脾臓，肝臓，および骨髄の食細胞（▶ 47 ページ）により除去される。このような赤血球の破壊は**溶血**とよばれる。赤血球に含まれるヘムは，肝臓や脾臓で食細胞によって処理されて，鉄とビリルビン（▶ 178 ページ）に分解される。

2 赤血球の酸素運搬機能

　赤血球のおもな役割は酸素の運搬であり，ヘモグロビンがその役割を果たしている。ヘモグロビンは，周囲の酸素分圧が高い環境で酸素と結合し，周囲の酸素分圧が低い環境では酸素を放出する。そのため，酸素分圧が高い肺から，酸素分圧の低い身体の組織へと酸素を運搬することができる。

---

column　二酸化炭素の運搬における赤血球の役割

　赤血球は酸素の運搬だけでなく，血液による二酸化炭素の運搬にも役割を果たしている。組織内の二酸化炭素が赤血球内に取り込まれると，二酸化炭素は炭酸脱水酵素によって水と反応し，炭酸水素イオン（HCO_3^-）と水素イオン（H^+）になる。その後，これらのイオンの多くは赤血球外に出て，血漿にとけて運ばれる。

NOTE

[1] ヒトを構成する全細胞数は約 37 兆個とされる。そのうち赤血球数は約 26 兆個とされ，全細胞数の 7 割以上を占める。

[2] ヘモグロビンは鉄を含むヘムと，タンパク質であるグロビンからなる。そのため，ヘモグロビンの産生には鉄が必要である。

NOTE

[3] 網状赤血球

　網状赤血球の期間は 1〜2 日であり，末梢血の赤血球に占める網状赤血球の割合は 0.5〜1.5％となっている。

2　赤血球の障害

1　貧血とその要因

　赤血球の減少などにより、血液の酸素運搬能が減少した状態が**貧血**である。貧血の診断には、赤血球数やヘマトクリット❶、ヘモグロビン量の減少が指標となる。赤血球数は、赤血球の産生と、喪失・破壊とのバランスで決まる❷。具体的には、①赤血球産生の低下、②失血、③溶血の亢進が原因で減少する。

　1 **赤血球産生の低下**　赤血球の産生が減る原因は、造血幹細胞の障害や、エリスロポエチン・鉄の減少などさまざまである（●表5-2）。赤血球産生に異常が生じると、赤血球の数だけではなく、大きさや形状に異常をみとめることもある。

　2 **失血**　**失血**とは、出血によって血液が失われることである。急速かつ大量の失血（急性失血）と、少量かつ持続的な失血（慢性失血）のいずれも貧血の原因となる。

　3 **溶血の亢進**　赤血球の寿命が短縮し、溶血が亢進すると、それに伴い貧血が生じる。溶血の亢進の原因として、自己抗体による赤血球の破壊（●55ページ、図3-5）や、母親と胎児の血液型不適合、遺伝性のものがあげられる。

　● **貧血による症状**　貧血の患者は、身体の各組織に酸素が十分にいきわたらなくなるため、頭痛やめまい、全身の倦怠感、易疲労感、息切れ、動悸などの症状を呈する。また、眼瞼結膜や口唇、爪では、赤みが減少する（●図5-3）。

　● **血球の大きさと色素量の変化**　赤血球の大きさや、1個の赤血球に含まれるヘモグロビン量はおおよそ一定である。しかし、貧血の場合は、その原因によっては赤血球の大きさやヘモグロビン量に変化が生じる。

　赤血球が大きくなる場合を**大球性貧血**、通常とかわらない場合を**正球性貧**

NOTE

❶ヘマトクリット
　血液に対する赤血球の容積の割合。

❷赤血球の寿命が120日であることから、血球産生が完全に停止すると、赤血球数は1日あたり約1%減少していくことになる。

● **表5-2　おもな貧血の種類と病態生理**

種類	病態生理	血球の特徴	
再生不良性貧血	造血幹細胞の障害による赤血球産生の低下	正球性・正色素性	正常な赤血球ができるが、数が少ない
腎性貧血	エリスロポエチンの不足による赤血球産生の低下	正球性・正色素性	正常な赤血球ができるが、数が少ない
鉄欠乏性貧血	失血などに起因する鉄欠乏によるヘモグロビン合成障害	小球性・低色素性	鉄不足のため、小さくて色素が少ない
巨赤芽球性貧血	ビタミンB_{12}、葉酸不足による赤血球産生障害	大球性・正〜高色素性	細胞分裂の異常により、大きくなる。
溶血性貧血	溶血の亢進	正球性・正色素性	正常な赤血球が多くできるが破壊される

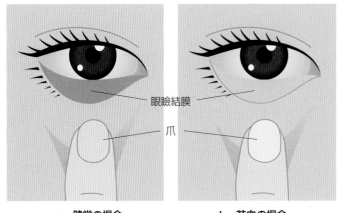

眼瞼結膜

爪

a. 健常の場合　　　　　b. 貧血の場合

◉図5-3　貧血時にみられる症状
血液の赤みは赤血球のヘモグロビンに由来する。そのため，貧血時は血液の赤みが減少し，眼瞼結膜や爪などの血管が体表に近い部位の赤みが減少する。

血，小さくなる場合を**小球性貧血**という（◉81ページ，表5-2）。

　また，赤血球の赤い色は，色素であるヘモグロビンに由来するため，ヘモグロビンが減少した場合を**低色素性貧血**という。たとえば，DNA合成に必要なビタミンB_{12}や葉酸が不足すると細胞分裂ができなくなり，大球性貧血になる。また，ヘモグロビンの原料となる鉄が不足すると低色素性貧血になる。なお，赤血球中のヘモグロビン量が正常とかわらない場合は**正色素性貧血**，多い場合は**高色素性貧血**とよばれる。

2 赤血球の産生の障害による貧血

◆ エリスロポエチン不足による貧血（腎性貧血）

　赤血球の産生を促すエリスロポエチン（EPO）の産生が減少すると，赤血球の産生が減少する。

　慢性腎臓病（◉196ページ）では，腎臓の機能の低下に伴ってEPOの産生が低下し，正球性正色素性貧血となる。このような発症に腎臓の機能異常がかかわる貧血を**腎性貧血**とよぶ。腎性貧血には，EPOの減少によるものだけでなく，腎機能の低下に起因する赤血球の寿命の減少などによるものも含まれ，赤血球の大きさ・ヘモグロビン量がかわるものもある。

◆ 鉄不足による貧血（鉄欠乏性貧血）

　血中の鉄が不足するとヘモグロビンがつくれなくなり，貧血症状を呈する。これを**鉄欠乏性貧血**とよび，貧血の最も一般的な原因である。鉄欠乏性貧血

---

column　なぜ鉄欠乏性貧血では赤血球は小さくなるのか？

　成熟した赤血球が細胞分裂を停止させるには，赤血球中のヘモグロビン濃度が一定以上になる必要がある。そのため，鉄の不足によりヘモグロビン濃度が上昇しないと分裂が進みつづけ，赤血球1つひとつの大きさが小さくなる。

では，赤血球は小球性低色素性の傾向を示す。

　通常，ヘモグロビンに含まれる鉄は，溶血の際に回収され，繰り返し利用される（◉ plus）。また，消化管などからの喪失によって1日あたり1〜2 mgの鉄が失われるものの，食物から同程度が吸収されるため，通常は鉄が不足することはない。そのため，鉄欠乏性貧血は失血により鉄が失われたために生じるものが多く，鉄の吸収不良でおこることはまれである。月経などにより，慢性的な失血が生じると，赤血球の産生が亢進して体内の貯蔵鉄量が枯渇し，鉄欠乏性貧血となる❶。

● **失血の原因**　失血の原因として，過多月経や，消化管のがんからの慢性的な出血，慢性の鼻出血，または泌尿器・生殖器の出血などがある。

◆ ビタミン B₁₂と葉酸の不足による貧血（巨赤芽球性貧血）

　ビタミン B_{12} と葉酸は，細胞分裂における DNA 合成に不可欠である。ビタミン B_{12} や葉酸が不足すると，DNA 合成障害が生じるため，細胞分裂が阻害される。一方，RNA 合成は障害されないため，タンパク質の合成は正

NOTE
❶慢性的な失血のほか，妊娠時には鉄の必要量が増えるため，鉄欠乏性貧血がおこる場合がある。

---

plus	**鉄の代謝と鉄欠乏性貧血**

　体内の鉄の総量は3〜4 g であり，ヘモグロビン内の鉄が約70%を占めている。残りの大部分は肝臓などに貯蔵されており，これを貯蔵鉄という。貯蔵鉄は，可溶性の鉄貯蔵タンパク質と結合してフェリチンとして存在しているため，貯蔵鉄量は血清フェリチン値で評価することができる。

　新たなヘモグロビンをつくるために，1日あたり20〜25 mg の鉄が用いられている。このうち，食物由来の鉄は1〜2 mg であり，それ以外は処理された赤血球由来の鉄である（◉図）。

　消化管から吸収された鉄と再利用された鉄は，鉄を運搬する血漿タンパク質であるトランスフェリンと結合して，骨髄へと運搬される。トランスフェリンの1/3は鉄と結合しており，この鉄を血清鉄とよぶ。

　残りの約2/3は鉄が結合可能な状態のトランスフェリンである。トランスフェリンは鉄が欠乏した状態になると，代償によって増加する。したがって，鉄が欠乏していくと，貯蔵鉄量を反映する血清フェリチン値が減少し，トランスフェリンが増加する。

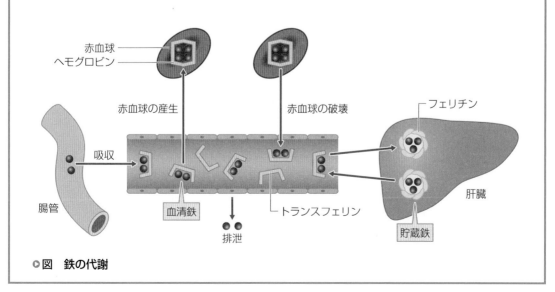

◉図　鉄の代謝

常に進み，その結果，大型化した異常な赤芽球があらわれ，これを**巨赤芽球**という[1]。巨赤芽球がみられる貧血が，**巨赤芽球性貧血**である。

　骨髄で巨赤芽球が産生されると，その後，末梢血中に巨赤芽球が脱核した大型の赤血球があらわれる。また，正常な赤血球への成熟が障害されるために，骨髄内での血球前駆細胞の細胞死がおこる。これを**無効造血**という。

　なお，ビタミン B_{12} と葉酸が不足すると，すべての細胞でDNA合成が障害されるため，赤血球だけでなく，すべての血球が成熟障害をおこす。そのため，網状赤血球の減少が生じたあと，白血球減少および血小板の減少が生じる。

　①ビタミン B_{12} の欠乏の原因　ビタミン B_{12} 欠乏症は，胃炎や条虫の感染，胃の切除により，胃の壁細胞からの内因子の分泌障害（◉ 164ページ）がおこり，それによるビタミン B_{12} の吸収不良がおもな原因である。ビタミン B_{12} 欠乏症に起因した貧血のうち，このような内因子の欠乏を伴うものを**悪性貧血**という。食事が原因となる場合はまれである。

　②葉酸の欠乏の原因　葉酸が欠乏する原因としては，アルコール依存症による摂取不足，消化器疾患や薬剤による吸収不良がある。そのほか，妊娠による葉酸需要の増大によって相対的に不足する場合などもある。

3　赤血球寿命の短縮による貧血

◆ 溶血性貧血

　通常，赤血球は約120日の寿命がつきると，血中から取り除かれる。しかし，溶血が亢進すると，寿命を待つことなく赤血球が破壊される。溶血が亢進した場合には，骨髄での赤血球産生が増えることで代償がはかられるが，産生が追いつかなくなると貧血が生じる。このような溶血が原因となっておこる貧血を**溶血性貧血**という。

　溶血性貧血では，鉄やほかの必須栄養素が枯渇している場合を除いて，溶血による赤血球減少を補うために，赤血球産生が亢進する。そのため，基本的には網状赤血球が増加する。

　溶血の原因として，先天性の赤血球の構造異常があげられる。また，赤血球自体には異常がなくとも，外的な要因により溶血が進行することがあり，これらは通常，後天的なものである。

　● **溶血性貧血を引きおこす外的な要因**　おもな外的な要因として以下のものがある。

　①脾機能亢進症　腫大した脾臓は，正常な場合よりも急速に赤血球を捕捉し，破壊する。

　②自己免疫性溶血性貧血　赤血球に対する自己抗体が出現し，これによって赤血球が破壊される。

　③行軍血色素尿症[2]　激しい運動による足底部への衝撃によって，足底の毛細血管内で赤血球が踏みつぶされる。

　④血栓性血小板減少性紫斑病　血小板の凝固に関係する酵素の異常に

NOTE
[1] 抗がん薬などのDNA合成を阻害する薬物でも，巨赤芽球が生じる。

NOTE
[2] 行軍とは軍が徒歩で長距離の行進をすることである。かつて兵士にみとめられたため，この疾患名がつけられた。

○表 5-3　溶血をまねく薬剤・毒性物質・感染症の例

分類	種類
薬剤	キニーネ塩酸塩水和物，ペニシリン系薬，メチルドパ水和物，チクロピジン塩酸塩，クロピドグレル硫酸塩の副作用
毒性物質	鉛，銅
感染症	ウェルシュ菌の毒素，マラリア，EBウイルス感染症，マイコプラズマ感染症

よって，血管内での血小板血栓の形成が亢進状態となる疾患である（◯ 92ページ）。この血栓により血管の内腔が狭くなり，そこを赤血球が通過する際に物理的に破壊される。

　⑤**その他の原因**　薬剤や毒性物質，感染症によって赤血球が破壊される場合もある（◯表 5-3）。

●**溶血性貧血を引きおこす内的な要因**　前述したように，先天的な赤血球の構造異常によって赤血球の寿命が短くなることでも溶血性貧血は引きおこされる。このような遺伝性の内的な要因として，球状赤血球症などの細胞膜障害，酵素の欠乏による代謝障害，鎌状赤血球症，ヘモグロビン合成異常などがあげられる。なお，球状赤血球症では球形の，鎌状赤血球症では鎌状の，異常な形態の赤血球❶が出現する。

●**溶血性貧血による黄疸**　食細胞に貪食された赤血球内のヘムはビリルビンに変換され，さらに肝臓で抱合型ビリルビンとなって胆汁内に移行し，腸管へ放出される。この一連の代謝が追いつかないと高ビリルビン血症となり，黄疸❷を呈する（◯ 179ページ）。

NOTE

❶**異常な形態の赤血球**

正常　　　　球形

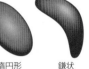

楕円形　　　鎌状

❷**黄疸**
　血中にビリルビンが増加した状態で，皮膚や眼瞼結膜が黄色を呈する。溶血性貧血のほか，肝機能の障害などによって排出量が減少するときにもおこる。

C　白血球の機能とその障害

1　白血球の機能

1　白血球

　白血球はウイルスや細菌などの異物が体内に侵入したときに，それを消化して分解する役割をもっている。

　末梢血の白血球には，顆粒球・単球・リンパ球があり，さらに顆粒球は，好中球・好酸球・好塩基球の 3 つに分類される（◯ 79ページ，図5-1）。顆粒球は，骨髄でサイトカインの一種である顆粒球コロニー刺激因子（G-CSF）などの刺激によって分化が進み，産生される。顆粒球は，末梢血内の白血球の半分から 3/4 程度を占める（◯表5-4）。

　単球は成熟するとマクロファージとなる。

◉表5-4 血中における白血球の割合

種類		割合(%)
顆粒球	好中球	50〜70%
	好酸球	2〜5%
	好塩基球	0〜1%
単球		2〜8%
リンパ球		26〜47%

2 好中球の役割

　好中球は，細菌などを貪食したマクロファージに呼び寄せられて集まり，細菌を貪食する❶。このように，好中球は抗原非特異的にすぐに反応することができる。その一方で，好中球は細胞への抗原提示といった液性免疫は担わない(◉47ページ)。

　細菌が感染したとき，白血球の骨髄での産生が増え，さらに末梢への動員が行われるため，幼若な好中球❷と，杆状核球が増加する。この現象を**核の左方移動**❸とよぶ。

3 単球・好酸球・好塩基球の役割

● **単球**　単球は，最も大きな白血球である。血管外に遊走❹して組織に定着し，マクロファージや樹状細胞に分化することができる。マクロファージは，細菌などを貪食する自然免疫にかかわるとともに，抗原提示を行うため，液性免疫にもかかわる。そのほか，サイトカインの放出などのさまざまな役割を果たしている。

● **好酸球**　好酸球も弱い遊走・貪食能力をもつが，おもな役割は寄生虫や寄生虫卵の傷害である。また，Ⅰ型アレルギーにかかわるため，寄生虫感染やアレルギー性疾患の場合に増殖する。一方で，ストレスがかかった場合や，副腎皮質ホルモンが過剰のときには減少する。

● **好塩基球**　好塩基球は，細胞表面にIgEに対する受容体をもち，抗原の刺激によって脱顆粒反応をおこす。ヒスタミンやセロトニンを遊離するほか，抗凝固作用をもつヘパリンを分泌することにより血液の血管内凝固を防止する。

4 リンパ球の役割

　リンパ球は免疫機能の面から，T細胞(Tリンパ球)，B細胞(Bリンパ球)，ナチュラルキラー細胞(NK細胞)に大別される(◉46ページ，表3-1)。
● **T細胞**　T細胞は，免疫の機能を調節するヘルパーT細胞や，ウイルスなどに感染した自己細胞を攻撃する細胞傷害性T細胞などに分けられる。
● **B細胞**　B細胞は，抗体産生をつかさどる。
● **NK細胞**　NK細胞は，がん細胞やウイルス感染細胞を傷害する。
● **リンパ球の増殖と機能の場**　リンパ球は骨髄や胸腺で増殖し，リンパ節

◻NOTE
❶創部の膿は，貪食により崩壊した好中球や死んだ細菌などからなる。
❷幼若な好中球
　成熟した好中球を除いた，分化・増殖能を有する未分化な好中球系前駆細胞をさす。具体的には，骨髄芽球や骨髄球などをいう(◉79ページ，図5-1)。
❸左方移動
　白血球の分化の過程は一般に左から右に向かって記載される(◉79ページ，図5-1)。そのため，幼若な好中球が増えることを左方移動と表現する。
❹遊走
　遊走とは，ある場所から別の場所へと細胞が移動することである。

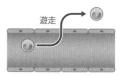
遊走

や扁桃腺, 脾臓, 腸管のパイエル板といったリンパ組織に移動して病原体や異物の侵入に備えている。リンパ球は血液中を移動するだけでなく, 組織に遊走し, 免疫機能を担う。

2 白血球数の異常

1 白血球の減少

◆ 白血球減少症

　血中の白血球数が減少した状態を**白血球減少症**❶という。白血球減少症の多くは, 好中球の減少によっておこる。血中の好中球数が 1,000/μL 未満に減少すると, 細菌や真菌に対する免疫機能が低下する。好中球数が 500/μL 未満に減少すると, 口腔や消化管にもともと存在する微生物が感染症を引きおこすことがある。重度の好中球減少症は, **無顆粒球症**ともいう。

　白血球が減少する要因としては, 白血球の産生が低下する場合と, 末梢での破壊・利用が増える場合のどちらもあり, またその両方が関与することもある。

2 白血球の増加

　白血球が異常に増加する原因には, 腫瘍性のものと, 反応性のものがある。

　1 **腫瘍性の増加**　後述する急性骨髄性白血病などにより, 腫瘍化した白血球が増加するものである。

　2 **反応性の増加**　感染症にかかると白血球の産生が増加するため, 白血球数は増える。それ以外にも, 心筋梗塞や膠原病, ケトアシドーシス, 肺がんや胃がんなどのがん, さらに手術後や副腎皮質ステロイド薬などの薬物の影響によっても増加する。

　● **増加する白血球の種類と病態の関連**　背景となる病態によって, 増加する白血球の種類は異なる。感染症による反応性の好中球増加では, 分葉核球や桿状核球などの成熟好中球が主体である。気管支喘息などのアレルギー性疾患や, 寄生虫疾患, アトピー性皮膚炎などでは好酸球の増加がおこる。急性単球性白血病などの血液疾患や, 結核・マラリアなどの感染症では単球の増加がみられる。

3 白血球の腫瘍化

　血液やリンパ系の悪性腫瘍を総称して**造血器腫瘍**という。造血器腫瘍は, さまざまな要因で血液細胞に遺伝子変異がおこり, 異常な増殖能をもつことで発症する。血球の分化の過程のうち, どの段階の細胞に異常が生じるかによって, 白血病, 骨髄腫, 悪性リンパ腫などに分けられる(◯図5-4)。

　白血球の前駆細胞に異常が発生して腫瘍化し, 無秩序に増殖したり, 細胞

□ **NOTE**

❶基準値としては, 白血球数が 3,000/μL 未満の場合をいう。健常人の白血球数は 3,000～9,000/μL である。なお, 好中球数が 1,500/μL 未満の場合を好中球減少症という。

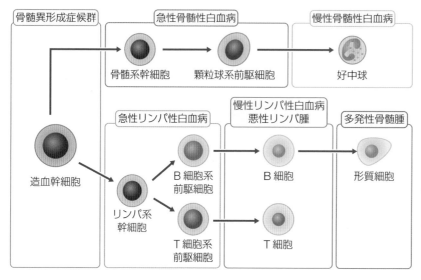

● **図 5-4　おもな造血器腫瘍の分類**
血液細胞の分化において，どの段階の細胞に異常が生じるかによって，引きおこされる病態が異なる。

の形態に異常があらわれたりする疾患が**白血病**である。白血病では，正常細胞の増殖が抑制され，かわりに末梢血中に通常はみとめられない白血球（**白血病細胞**）が出現する。

1 白血病の分類

白血病は，その進行の早さによって急性と慢性に分けられる。また，腫瘍化している細胞系列によっても分類される。ほかにも，骨髄異形成症候群（●89ページ）とよばれる，血球の異形成を伴い，さまざまな進行がみられるものもある。

● **急性白血病と慢性白血病**　急性白血病は急性に経過し，未治療では数か月で死にいたる。慢性白血病は未治療でも数年の慢性経過をとる。

　1 急性白血病　腫瘍化は未熟な段階の血液細胞でおこり，ある一定の段階で血液細胞の分化が停止する。未分化な芽球細胞が増殖する。

　2 慢性白血病　腫瘍化した細胞は自律性に増殖するが，分化・成熟する能力を保持している❶。

このように，急性白血病と慢性白血病では，腫瘍化のしくみがまったく異なることが特徴である。

● **骨髄性腫瘍とリンパ性腫瘍**　骨髄系幹細胞や，それが分化した細胞が腫瘍化しておこる白血病に，急性骨髄性白血病や慢性骨髄性白血病がある。リンパ系幹細胞や，それが分化した細胞に由来する腫瘍には，急性リンパ性白血病や慢性リンパ性白血病がある（●図5-4）。

● **白血病による症状**　白血病では，白血病細胞の浸潤によって赤血球・白血球・血小板の産生が低下する。そのため，貧血や免疫機能の低下，出血傾向がみられる。また，白血病細胞の浸潤により，肝臓・脾臓・リンパ節などが腫大する。

⎺NOTE
❶骨髄異形成症候群でも同様に，分化・成熟能は保持されている。

2 急性白血病

　急性白血病は，腫瘍化した細胞の系列によって，**急性骨髄性白血病** acute myeloid leukemia（**AML**）と，**急性リンパ性白血病** acute lymphoblastic leukemia（**ALL**）などに分類される。

　①**急性骨髄性白血病**　骨髄芽球に遺伝子異常がおこり，白血病細胞が無制限に増殖することで発症する。

　②**急性リンパ性白血病**　リンパ球が幼若な段階で悪性化し，白血病細胞が無制限に増殖することで発症する。骨髄で増殖するものを急性リンパ性白血病，リンパ節などのリンパ組織で増殖するものをリンパ芽球性リンパ腫という。

3 慢性白血病

　慢性白血病も急性白血病と同様に，腫瘍化した細胞の系列によって，**慢性骨髄性白血病** chronic myeloid leukemia（**CML**）と，**慢性リンパ性白血病** chronic lymphocytic leukemia（**CLL**）などに分類される。

　①**慢性骨髄性白血病**　造血幹細胞に異常がおこり，腫瘍化した血液細胞が無制限に増殖する疾患である❶。血液のがんのなかでも比較的ゆっくり進行する。

　②**慢性リンパ性白血病**　成熟したリンパ球が腫瘍化し，末梢血や骨髄などにあらわれたものである。

● **急性転化**　治療をしなかった場合や，慢性白血病の治療のなかで，薬剤に対する抵抗性ができてしまうと，急性白血病のように白血球数や芽球数が急増する病態を**急性転化**という。急性転化にいたると，病態が急速に進展し，予後がわるい。

4 骨髄異形成症候群

　骨髄異形成症候群 myelodysplastic syndromes（**MDS**）は，赤血球・白血球・血小板の３種類の血液細胞のもとになる造血幹細胞に異常がおこった疾患である❷。そのため，MDS では，まず血液検査で，貧血や血小板の減少，白血球数の異常な減少や増加などの血球数の異常がみとめられる。進行すると，

NOTE

❶検査値で最も目だつのは白血球の増加であるが，同時に貧血症状や，血小板数の増加などをみとめることもある。

NOTE

❷赤血球・白血球・血小板が成熟する過程のそれぞれに同時に異常が発生する場合と，しだいに３系統へと進行していく場合があるため，症候群とよばれる。

---

plus	臍帯血移植

　白血病などの造血幹細胞に異常が生じる疾患の治療では，正常な造血幹細胞を移植する治療が行われる。これを造血幹細胞移植といい，通常の薬物療法では根治のむずかしい血液のがんや免疫不全に対して行われる。
　胎児と胎盤を結ぶ臍帯（臍の緒）を流れる血液を臍帯血とよび，その中には造血幹細胞がある。造血幹細胞移植にはこの臍帯血を用いる臍帯血移植があり，適合範囲が広いなどの利点もある。わが国は世界で最も多く臍帯血移植が行われている。

AML に移行することがある。

5　多発性骨髄腫

多発性骨髄腫は，形質細胞の悪性腫瘍で，モノクローナル免疫グロブリン（Mタンパク質）❶を産生する。血中には大量のMタンパク質が，尿中にはベンス゠ジョーンズタンパク質❷がみとめられることが多い。

症状としては，Mタンパク質が尿細管を閉塞させることによる腎不全や，骨髄腫細胞が分泌する物質によって骨が破壊されておこる高カルシウム血症と溶解性骨病変のほか，貧血もあらわれる。骨髄生検で形質細胞腫をみとめ，骨髄中に形質細胞が多くみとめられることで診断される。

6　リンパ組織から発生する腫瘍

● **悪性リンパ腫**　リンパ球が腫瘍化し，リンパ節・脾臓・扁桃などのリンパ組織に発生した腫瘍の総称が悪性リンパ腫である。悪性リンパ腫にはホジキンリンパ腫と非ホジキンリンパ腫がある。
● **成人T細胞白血病リンパ腫**　成人T細胞白血病リンパ腫（ATLL）は，ヒトT細胞白血病（ヒトTリンパ球向性）ウイルス1型（HTLV-1）というウイルスの感染によりT細胞が腫瘍化する疾患である。

D　血小板と出血傾向

1　血小板と止血・線維素溶解

1　血小板による止血

血小板❸は，血管の壁が損傷したときの止血にはたらく。止血は，血管内皮細胞や血漿中に存在する凝固因子と，血小板が協調して行われる。血小板は，骨髄中の巨核球の細胞質から産生されるため，核をもたない。
■ 一次止血
血管が損傷し，血管外のコラーゲンが露出すると，そこに血小板が集合す

NOTE
❶1つの形質細胞は1種類の抗体を産生する。そのため，1種類の形質細胞が異常増殖した場合，1種類の抗体（モノクローナル免疫グロブリン）が大量に産生される。
❷異常に大量に産生された抗体に由来する。

NOTE
❸血小板
　平均寿命は8〜12日で，老化した血小板はおもに脾臓で破壊される。

---

plus　**CAR-T 細胞療法**

近年，難治性のがんに対する治療法として開発されたものが CAR-T 細胞療法である。この療法では，まず患者から T 細胞を取り出し，その T 細胞の遺伝子を編集し，がん細胞の表面にある特定の抗原を攻撃するキメラ抗原受容体（CAR）をつくれるようにする。この T 細胞を CAR-T 細胞とよび，それを投与する治療法が CAR-T 細胞療法である。

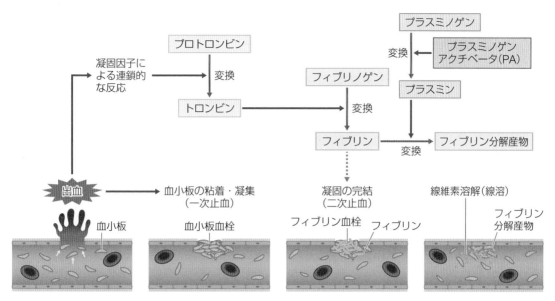

●図5-5　血液凝固反応と線維素溶解（線溶）

る。この現象を血小板凝集とよび，これにより**血小板血栓（一次血栓）**が形成される。またこのとき，血小板とコラーゲンの間は，フォン-ヴィレブランド因子 von Willebrand factor（vWF）により埋められる。ここまでの止血の過程を**一次止血**という（●図5-5）。

2　血液凝固反応

■ 二次止血

　一次止血とは別に，凝固因子による連鎖的な反応により，フィブリノゲンが線維状の物質であるフィブリンに変換される。そして，フィブリンに活性化した第XIII因子がはたらくと，フィブリンの結合が形成され，網目状となる。この網に血中の成分がからまり**フィブリン血栓（二次血栓）**が形成されると，血液凝固が完結し，止血にいたる。この一連の血液凝固反応を**二次止血**という。

● **ビタミンKと血液凝固因子**　プロトロンビン・第VII因子・第IX因子・第X因子は，肝細胞でつくられる。その過程にはビタミンKが必要であるため，これらの凝固因子はビタミンK依存性である。

3　線維素溶解

　血管が修復されたあとも血栓が残っていると，血液の流れの障害となる。そのため，役目を終えた血栓を除去するために，フィブリンの分解が行われる。フィブリンは線維素ともよばれるため，この反応を**線維素溶解（線溶）**とよぶ。

　フィブリンの分解は，プラスミンという酵素によって行われる（●図5-5）。プラスミンは，プラスミノゲンがプラスミノゲンアクチベータ（PA）により分解されることで生じる。

2 出血傾向

　血管・血小板の異常，または血液凝固反応や線溶などに異常が生じると，ささいなことでも容易に出血してしまったり，あるいは出血がとまりにくくなったりする。このような状態を**出血傾向**とよぶ。

　出血傾向となった場合，血管や血小板の異常では皮膚表面に表在出血・粘膜出血が，血液凝固・線溶の異常では関節・筋肉内などの深部出血がみられる。出血傾向が重度になると，出血がとまらずに大量出血をおこし，致死的となる。

　異常の原因には，先天的なものと後天的なものがある。

1 血管の脆弱性による出血傾向

　出血傾向となる血管の異常として，血管が脆弱化することがあげられる。血管の脆弱性をもたらす疾患として，ビタミンＣの欠乏によっておこる**壊血病**❶があげられる。ビタミンＣの欠乏は，組織間をつなぐコラーゲンなどの障害を引きおこす。これにより，血管壁が脆弱となり，出血傾向となる。

　老人性紫斑は，日光への曝露や加齢などにより生じる結合組織の損傷が真皮に達して血管が脆弱になり，斑状の出血を引きおこす病態である。紫斑とは，出血によって紫に変色した皮膚病変で，小さなものは点状出血，大きなものは斑状出血または皮下出血とよばれる。なお，皮膚は菲薄化し，スキン-テア（▶35ページ）がおこりやすくなる。

2 血小板の異常による出血傾向

　血小板の数が正常であっても，その機能に異常❷があると出血傾向になる。また当然，血小板の数の減少は出血傾向をもたらす。血小板の数が少なくなった状態を**血小板減少症**という。

◆ 血小板減少症

　血小板数の減少の原因として，骨髄における産生能力の低下と，血小板の分布・貯蔵の異常があげられる。これに加え，末梢における血小板の破壊や消費が亢進したときも，血小板数は減少する。

　特発性血小板減少性紫斑病（ITP）は，血小板減少症で最も頻度の高い疾患で，ウイルス感染や，ヘリコバクター-ピロリ感染，膠原病などが原因となるが，原因が不明なものもある。特発性血小板減少性紫斑病では，血小板の破壊が亢進する❸ために，血小板の寿命が短くなり，出血傾向となる。

　血栓性血小板減少性紫斑病（TTP）と**溶血性尿毒症症候群**（HUS）は，微小血管に血栓が生じるために，血小板の消費が亢進する。ほかにも，播種性血管内凝固症候群（DIC，▶93ページ）でも血小板が減少する。

　血小板減少症は薬剤によっても生じ，たとえばヘパリン類の副作用としておきるヘパリン起因性血小板減少症（HIT）があげられる。発症には免疫学的

NOTE
❶壊血病
　大航海時代，大洋を航海する船中では，生野菜の摂取が不足した。そのために長期かつ高度のビタミンＣ欠乏に陥り，壊血病をよく発症し，致死的であることからおそれられた。

NOTE
❷血小板の機能が異常なものを血小板機能異常症とよぶ。血小板数の減少を伴うものと伴わないものがある。

NOTE
❸自己免疫によっておこると考えられており，一次性免疫性血小板減少症ともよばれる。

な機序がかかわっており，この機序による血小板減少症のなかでは頻度が高い。

3　凝固因子の異常による出血傾向

　前述の通り，血液凝固反応には多くの凝固因子がかかわっている。したがって，凝固因子の機能の異常や，凝固因子の消費の亢進および産生の低下，あるいは凝固阻止物質❶が存在する場合には出血傾向となる。

　凝固因子の消費の亢進をもたらす疾患として，DIC があげられる。凝固因子の産生の低下は，先天性疾患である血友病とフォン-ヴィレブランド病や，急性肝不全などにより肝機能が低下❷したときにみられる。また，いくつかの凝固因子の合成に必要となるビタミン K の欠乏も原因となる。

NOTE
❶ヘパリン類やワルファリンカリウムといった抗血液凝固薬があげられる。
❷凝固因子は肝細胞でつくられるためである。

◆　血友病

　血友病は遺伝性の出血性疾患で，凝固因子の第Ⅷ因子または第Ⅸ因子が欠乏する疾患である。第Ⅷ因子欠乏症を血友病 A といい，第Ⅸ因子欠乏症を血友病 B という。いずれも X 連鎖潜性（劣性）遺伝病（◐ 27 ページ）❸である。

　血友病は，幼少期からの関節内や筋肉内への出血が特徴的な症状である。出血の確率および重症度は，凝固因子の欠乏の程度により異なる。治療として欠乏している凝固因子の補充が行われるが，症状の早期発見や出血を予防するための生活指導も重要である。

NOTE
❸そのため，おもに男性にあらわれる。

4　線溶の亢進による出血傾向

　線溶が正常よりも亢進すると，止血が不十分となり，出血傾向にいたる。

◆　播種性血管内凝固症候群

　凝固系が過度に亢進して臓器症状を示したり，線溶が亢進するなどにより出血傾向を示したりする病態が，**播種性血管内凝固症候群** disseminated intravascular coagulation（**DIC**）である。

　DIC の発症の機序にはさまざまなものがあるが，その 1 つに敗血症（◐ 19 ページ）がある。敗血症では，単球やマクロファージなどから大量に組織因子❹が産生されることで，血液凝固が著しく活性化され，微小な血栓が多発する（◐図 5-6）。また，一部の悪性腫瘍でも腫瘍細胞中の組織因子によって同様に凝固が亢進し，微小な血栓が形成される。血栓形成の際には血小板や

NOTE
❹**組織因子**
　組織・細胞由来の血液凝固因子であり，病態時には単球やマクロファージにも発現するようになる。

---

column　王家に広がった血友病

　近世のヨーロッパには，各国の王家に血友病が広まった歴史がある。19 世紀の英国のヴィクトリア女王は血友病の保因者で，第 8 王子のレオポルドが血友病であった。さらに，ヴィクトリアの王女 2 人が血友病の保因者であり，その王女が嫁いだプロイセン・スペイン・ロシアのヨーロッパ各王家に血友病が伝わった。

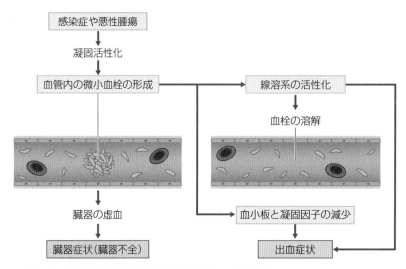

◐**図5-6 播種性血管内凝固症候群(DIC)の病態生理**

凝固因子が消費されるため,これらの反応の結果,出血傾向がみられるようになる。あわせて,この血栓を溶解するために線溶が活性化する。

 なお,線溶活性化と凝固活性化の程度によって重篤な消化管出血などの出血症状と,肺塞栓症などの臓器症状のどちらがあらわれやすいかは異なる。線溶活性化の程度が強いと線溶亢進型DICとなり,臓器症状は比較的みられにくい。これは,プラスミノゲンアクチベータを産生する前立腺がん,肺がんなどの腫瘍や,急性前骨髄球性白血病などでみられる。

 一方,凝固活性化の程度が強いと線溶抑制型DICとなり,臓器症状が強くなる。また,凝固活性化と線溶活性化の程度が均衡している場合もあり,これは線溶均衡型DICといわれ,進行例を除けば出血症状や臓器症状は比較的少ない。

📝 **work** 復習と課題

❶ おもな貧血の種類とその病態生理を説明しなさい。
❷ 白血球の増加がみられるのはどのような場合か,2つ説明しなさい。
❸ 急性白血病と慢性白血病のおもな分類と病態を説明しなさい。
❹ 出血傾向にいたる原因を4つあげ,それぞれを説明しなさい。

第 6 章

循環のしくみと
病態生理

A 心臓のポンプ機能と病態生理

1 循環器系のはたらき

　循環器系は，心臓と血管・リンパ管からなり，血液が循環する**血液循環**と，リンパがリンパ管・リンパ節を経て静脈に流れ込む**リンパ循環**に分類される（◉図6-1）。

▌血液循環とその役割

　血液循環は，血液によって物質を運搬するシステムである。その役割は，酸素や栄養を全身の組織・細胞に供給し，組織・細胞で生成された老廃物❶を処理する器官に運ぶことである。

　血液循環には**体循環**と**肺循環**がある（◉図6-1）。体循環は，酸素を多く含む動脈血を全身に運び，毛細血管を経て，二酸化炭素を多く含む静脈血を心臓へ集める循環である。肺循環は，静脈血を肺に運び，ガス交換（◉126ページ）によって動脈血にかえて心臓へ戻す循環である。心臓と血管に流れている血液の総量を，**循環血液量**という。

▌リンパとその役割

　血液の液性成分の一部は，毛細血管から血管外へ滲出^{しんしゅつ}する。それが組織

◻NOTE
❶老廃物には二酸化炭素や尿素，アンモニアなどがある。

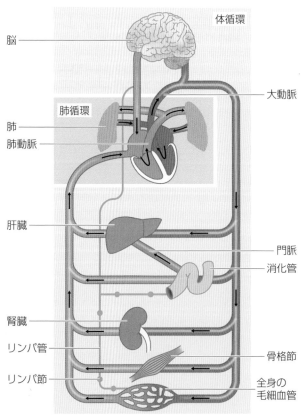

脳
体循環
大動脈
肺循環
肺
肺動脈
肝臓
門脈
消化管
腎臓
リンパ管
骨格節
リンパ節
全身の毛細血管

◉図6-1　循環器系とリンパ系の模式図
心臓から末梢に向かう血管が動脈，末梢から心臓に戻る血管が静脈である。体循環は心臓→動脈→全身の各器官→静脈→心臓という経路をたどり，酸素・栄養の供給と老廃物の回収が行われる。肺循環ではガス交換が行われる。毛細血管から滲出した血漿は間質液となり，その一部は，リンパ循環を経て静脈に戻る。

の細胞間隙に入り，組織の新陳代謝産物が加わったものが**間質液**（組織液）である。この間質液を通じて細胞は生命活動を営んでいる。

　間質液の多くは毛細血管から静脈に回収されるが，一部は毛細リンパ管に入り，リンパ循環を経て静脈に入る（◉図6-1）。このリンパ管を流れる液を**リンパ液**（**リンパ**）lymph という。

　リンパ液は，タンパク質とリンパ球に富む無色の液体である。リンパ循環は，組織中の余分な水分を回収して血液に戻す役割や，脂肪を運搬する役割ももつ。

2 心臓の構造と機能

1 心室と心房

　心臓は，胸郭の 縦 隔❶の中央部に存在し，血液を全身の臓器に送るポンプの機能を果たしている。心臓の内部は，心房中隔・房室中隔・心室中隔によって，右心房・右心室・左心房・左心室の４つの空間（腔）に分けられる（◉図6-2）。

▌右心系・左心系とその役割

　右心房と右心室を合わせて**右心系**とよび，左心房と左心室を合わせて**左心系**とよぶ。右心系には静脈血，左心系には動脈血が流れている（◉図6-2）。

　右心系は，上大静脈・下大静脈から流入する静脈血を肺動脈へ送り出し，左心系は，肺静脈から流入する動脈血を大動脈へ送り出す役割を果たす。全身に血液を送るポンプとしての機能はおもに左心室が担っている。

▌心臓の弁とその役割

　心臓にある弁のうち，左心房と左心室の間にあるのが**僧帽弁**❷（**左房室弁**），右心房と右心室の間にあるのが**三尖弁**❷（**右房室弁**）で，これらを房室弁とよ

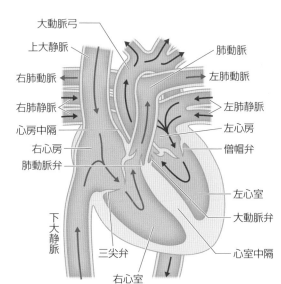

◉**図6-2　心臓の構造と血液の流れ**
心房中隔は右心房と左心房との間，房室中隔は心房と心室の間，心室中隔は右心室と左心室との間を仕切っている。上大静脈・下大静脈から流入した静脈血は，右心房・右心室を経て肺動脈を流れ，肺に流入する。肺からは動脈血が肺静脈→左心房→左心室と流れ込み，大動脈に血液が送り込まれる。

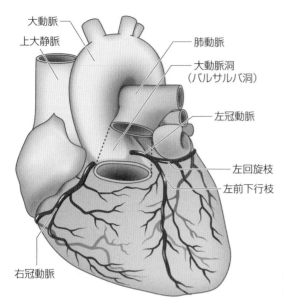

大動脈
上大静脈
肺動脈
大動脈洞
（バルサルバ洞）
左冠動脈
左回旋枝
左前下行枝
右冠動脈

◉**図6-3　冠動脈の走行**
冠動脈の走行を示すため，肺動脈の一部を除いている。

ぶ（◉図6-2）。左心室と大動脈の間には**大動脈弁❶**があり，右心室と肺動脈の間には**肺動脈弁❶**がある。

これらの弁のはたらきにより，血液は一方向に流れ，逆流することはない。

❶大動脈弁および肺動脈弁はおのおの半月形の3つの弁からなる。

2 冠循環

心臓はたえまなく拍動している。心筋に酸素や栄養を十分に供給するには多くの血液が必要であり，これを担っているのが**冠循環（冠状循環）**である（◉図6-3）。

冠動脈（冠状動脈）は，心臓に動脈血を供給するための血管である。大動脈の基部に大動脈洞（バルサルバ洞）があり，左右の冠動脈がつながっている（◉図6-3）。**左冠動脈**は，前下行枝（前室間枝）と回旋枝の2つに分岐し，おもに左心室と心房に血液を供給する。**右冠動脈**は右心室や左心室に血液を送る。そして，灌流したあとの血液は冠静脈洞から右心房へと集められる。
● **冠動脈と吻合**　冠動脈は吻合（◉12ページ）が少ない。そのため，冠動脈に閉塞が生じると，その先の心筋が虚血に陥る。

3 心膜の構造と機能

心臓は，**心膜**という漿膜❷でおおわれている。心臓は心内腔側から，心内膜・心筋層・心外膜（臓側心膜）と，壁側心膜・線維性心膜の順に構成されている。心膜はこのうち心外膜と壁側心膜をいう（◉111ページ，図6-12-a）。

心外膜と壁側心膜の間は心膜腔というすきまがある。心膜腔には，漿液からなる**心膜液**があり，心外膜と壁側心膜の摩擦を防いでいる。

心外膜（臓側心膜）から線維性心膜までを**心嚢**という。

❷漿膜
臓器の表面をおおう薄い半透明の膜で，無色透明な漿液で湿潤されている。

4 心筋の構造と機能

　心筋❶は横紋を有する不随意筋である。横紋を有する点は骨格筋に，不随意筋である点は平滑筋に類似する。各細胞が分岐し，網状につながっているという特徴がある。

　隣接する心筋細胞は介在板によって密着し，発生した電気的な興奮がきわめて容易に隣の心筋細胞へ伝導するような様式で結合している。これにより，すべての心筋細胞が同期して収縮することができ，血液を拍出できる。

5 刺激伝導系

　心臓を拍動させるための興奮が伝わる経路を，**刺激伝導系**とよぶ（◉ 104ページ，図6-6-a）。心臓の興奮刺激は，右心房にある**洞房結節（洞結節）**で一定時間ごとに発生しており，収縮のリズムを決定している（**洞調律**）。

　この興奮刺激が心房の収縮をおこし，心房内の心筋を通って房室結節へと伝わる。さらに興奮刺激は房室結節から，ヒス束→左脚・右脚→プルキンエ線維へと順々に伝わり，心室の収縮をおこす。

3　心臓の拍出機能の障害

a 冠循環の異常

　冠循環は心筋に酸素と栄養を供給している。そのため，冠循環に異常がおこると，心臓の拍出機能に障害を及ぼす。

1 狭心症

　つねに拍動している心臓への酸素の供給は重要である。心筋に血液を供給している冠動脈が動脈硬化や攣縮❷によって細くなると，血液供給量が低下する。このようにして，心筋虚血により，一過性・可逆性に胸痛や放散痛などの胸部症状がおこる疾患を **狭心症** という。これらの症状は，心筋での酸素の需要が供給を上まわることで生じる。

　狭心症の心筋虚血は一時的なもので，心筋の壊死にはいたっていない。そのため，治療によって冠動脈が広がれば症状は改善する。

◆ 労作性狭心症

　動脈硬化（◉ 120ページ）が進むと，アテローム性プラーク（粥状動脈硬化巣）によって冠動脈が狭窄し，心筋への酸素供給が減少する。酸素需要の少ない安静時には症状はないが，運動などの労作によって心筋の酸素需要が増加すると発症するものを，**労作性狭心症**とよぶ（◉図6-4-a, b）。

　血管拡張作用をもつニトログリセリンで症状が改善する。

NOTE

❶心筋
　心筋細胞はミトコンドリアを多く含む。生涯，休むことなく拍動するのに必要なエネルギーをつくり出せるのはこのためである。

NOTE

❷攣縮
　血管の筋肉が痙攣して，一時的に血管腔が狭くなることをいう。原因に，喫煙・アルコール多飲・ストレス・寒冷などがある。

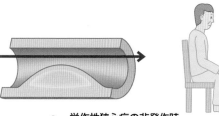

a.　労作性狭心症の非発作時

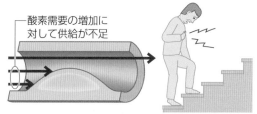

酸素需要の増加に
対して供給が不足

b.　労作性狭心症の発作時

動脈硬化によって冠動脈が狭窄すると，その部分は血液が通りにくくなってしまう。労作により酸素需要が増えた際に，虚血によって胸痛などの症状が発現する。

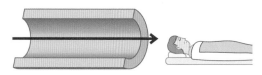

c.　冠攣縮性狭心症の非発作時

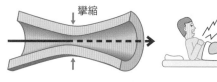

攣縮

d.　冠攣縮性狭心症の発作時

なんらかのきっかけで冠動脈が攣縮をおこすと，心筋が虚血に陥る。労作性狭心症とは異なり，非発作時の器質的な異常はみられにくい。

▶**図 6-4　労作性狭心症と冠攣縮性狭心症**

▶**表 6-1　安定狭心症と不安定狭心症**

	おもな特徴	例
安定狭心症	・心筋の酸素需要が増えることによる虚血 ・発作の誘因・持続時間が予測可能 ・治療薬の有効性が予測可能	安定した状態の労作性狭心症
不安定狭心症	・安静時の狭心症状がみられる ・症状の頻度の増加，重症度の増悪 ・放置した場合，心筋梗塞に移行することがある	アテローム性プラークの破綻による急激な狭窄

◆ 冠攣縮性狭心症

　冠動脈の攣縮により血管内腔が狭窄すると，血液供給量が減少する。**冠攣縮性狭心症**は，このようにして酸素供給量が低下することにより発症する狭心症である❶（▶図6-4-c, d）。

　冠攣縮性狭心症は，労作性狭心症とは異なり，安静時におきる。発作は特定の時間帯におきることがあり，しばしば夜間におこる。なお，非発作時には血管が狭窄していない。

◆ 安定狭心症と不安定狭心症

　狭心症は，臨床でみられる経過の特徴から，**安定狭心症**と**不安定狭心症**にわけられる（▶表6-1）。

　安定狭心症は，症状の発症を予測しやすい安定した状態の狭心症をさす。一方，不安定狭心症は，安静時に症状がみられたり，症状の頻度の増加や重症度の増悪がみられたりすることが特徴である。病態が進行していく狭心症

◻ NOTE

❶冠動脈の可逆的な攣縮はアセチルコリンで誘発できる。そのため確定診断には，心臓カテーテル検査にて，アセチルコリンを用いて攣縮を確認する誘発試験が行われる。

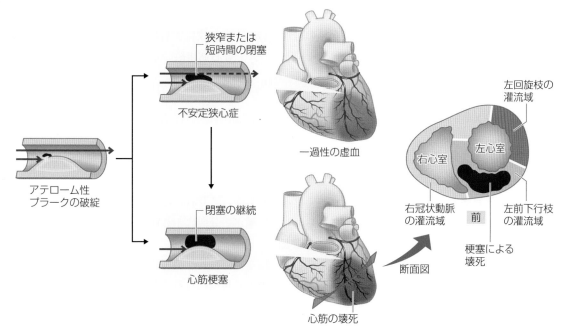

○図 6-5　**不安定狭心症と心筋梗塞**
動脈硬化によるアテローム性プラークの破綻により，冠動脈が狭窄・閉塞すると，閉塞部位の先にある心筋が虚血に陥る。心筋梗塞では梗塞が継続することにより，灌流域の心筋が壊死してしまう。

であり，心筋梗塞に進展しうるため，早急な対応が必要となる（○図 6-5）。

2　心筋梗塞

　冠動脈の急性閉塞により，心筋の壊死が引きおこされる疾患を**急性心筋梗塞**という（○図 6-5）。胸部不快感がみられ，呼吸困難・吐きけ・発汗を伴う場合がある。

　心筋梗塞では心筋が壊死しているため，心筋の収縮不良による心不全（○ 111 ページ）や，興奮の伝導の乱れによる不整脈（○ 102 ページ）がおこる。これは心室細動（○ 104 ページ）の原因にもなる。

　梗塞のパターンは 2 つあり，それによって心筋の虚血部位が異なる。治療法が異なるため，心筋梗塞を発症した際は心電図を用いて診断が行われる。

　1 **貫壁性心筋梗塞**　冠動脈が完全に閉塞し，心筋の全層にわたって虚血をおこした状態である。

　2 **心内膜下心筋梗塞**　分岐した細い血管が閉塞し，心内膜に近い限られた部位が虚血をおこした状態である。

3　急性冠症候群

　冠動脈の急速な狭窄・閉塞により引きおこされる疾患群を，**急性冠症候群** acute coronary syndrome（**ACS**）という。不安定狭心症から心筋梗塞，心臓突然死にいたるまでの病態が含まれ，早急な治療が必要である。

● **急性閉塞とその経過**　動脈硬化によるアテローム性プラークが破綻して

血栓が形成されると，急激に血管は閉塞していく❶。血管が完全に閉塞しても，約2/3の患者では1日ほどで自然に血栓の溶解がおこり，血栓により閉塞したままの症例は約30%にすぎないが，いずれの場合でも心筋組織の壊死は生じてしまう。

NOTE
❶そのため，血管の狭窄の程度が少なくても発症することがある。

b 心筋収縮の指令の障害

1 不整脈

　正常な洞調律以外の心筋の興奮に伴う電気刺激により，心拍数に異常を生じる疾患を**不整脈**という。不整脈は，脈が速く打ったり，ゆっくり打ったり，あるいは不規則に打ったりする状態としてあらわれる。脈が1分間に100回以上の場合を**頻脈**，およそ50回以下の場合を**徐脈**という。

　ただし，心拍数の変化をすべて異常と考えるわけではない。運動や精神的興奮，発熱による頻脈は生理的なものである。また，脈が不規則になることは，30歳以上の多くの人にみとめられるようになる。加齢によって増加するが，その頻度が少ない場合は病的意義が少なく，治療を要しない。

　病的な不整脈として，頻脈性不整脈や徐脈性不整脈，期外収縮などがある。

◆ 頻脈性不整脈

　頻脈性不整脈は，心拍数が正常よりも多い状態で，期外収縮および1分間に心拍数が100回以上となる病態である。

---

plus	胸痛

　心筋が酸素不足になると，胸の痛みや圧迫感を自覚する（●図）。人によっては息切れ，胸やけ，ときに左腕や背部に痛みを感じることがある（関連痛，● 11ページ）。病巣部の痛みとともに関連痛がおこると，痛みが病巣部から関連痛部へ広がるように感じられる

こともあり，これを放散痛という。狭心症では1～5分程度，心筋梗塞は15分以上続き，数時間にいたることもある。なお，糖尿病で神経障害があると痛みを感じないこともある（無症候性心筋虚血）。ほかにも，胸痛を引きおこす原因はさまざまである（●表）。

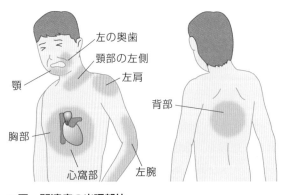

◐図　関連痛の出現部位

左の奥歯
頸部の左側
左肩
顎
背部
胸部
左腕
心窩部

◐表　胸痛の原因

部位	原因
心膜	心膜炎
心臓	狭心症・心筋梗塞
肋間筋	筋肉痛
肋間神経	肋間神経痛
肋骨	骨折
大動脈	大動脈解離
肺	肺塞栓症・気胸
胸膜	胸膜炎

　頻脈性不整脈には**上室頻拍**と**心室頻拍**がある。上室頻拍は心房または房室接合部までの異常によっておこり，1分間に180〜200回以上心臓が拍動する状態である。心室頻拍は心房とは無関係に，心室が速く規則的に興奮する不整脈で，心室細動（◐104ページ）などがある。これは急激にショック状態や死にいたることもある，致死性の不整脈である。

　頻脈では心拍数が増加し，1回の心拍出量が低下するために血圧が低下する。そのため動悸やめまいがあらわれる。

◆ 徐脈性不整脈

　徐脈性不整脈は，1分間に心拍がおよそ50回以下になった病態である。血液の拍出量が減ることで，めまい・失神などの脳虚血症状がみられ，長期間持続する場合は全身倦怠感などの心不全症状があらわれる。

2 刺激伝導系の異常

◆ 洞房結節の異常

　洞房結節は，心臓の右心房付近にあり，心拍のペースメーカの役目を果たしている（◐図6-6-a）。洞房結節が正常に機能するとき，心臓は1分間に60〜80回拍動する。

　徐脈性不整脈のなかには，洞房結節の機能が低下し，規則的で遅い脈となる**洞性徐脈**や，一時的に洞房結節から興奮が発生しなくなる**洞停止**がある。

　洞不全症候群 sick sinus syndrome（**SSS**）は，洞房結節の機能障害のために著しい洞性徐脈，洞停止，または洞性頻脈をおこした病態である。**洞性頻脈**とは，規則的であるものの，正常範囲をこえて脈が速くなることである。

◆ 伝導ブロック

　心臓の拍動を制御する刺激伝導系の途中で，電気刺激が中断されてしまうことを**伝導ブロック**という。そのうち，洞房結節で正常に興奮が発生しているのに，心房に伝わらない病態を**洞房ブロック**という。また，洞房結節からの興奮が心房までは伝わるが，心室までの間に遅延や途絶がおこる病態を**房室ブロック**という。伝導が完全に伝わらなくなる場合を，それぞれ完全洞房ブロック，完全房室ブロックという（◐図6-6-b，c）。

　洞房ブロック・房室ブロックでは，徐脈性不整脈などがおこることがあり，失神を伴うことがある。

◆ WPW 症候群

　通常，伝導は心房から心室への一方向に伝わるが，心房と心室の間に，興奮を伝える余分な伝導路（**副伝導路**）ができることがある。心室へ伝わった興奮が副伝導路を通ると，それが再度心房に伝わるリエントリーという現象が生じる。このような副伝導路が関係する疾患のなかで最もよくみられるのが，**WPW 症候群❶**である（◐図6-6-d）。

NOTE

❶WPW 症候群

　最初に報告した医師ウォルフ Wolf，パーキンソン Parkinson，ホワイト White からこのように名づけられている。

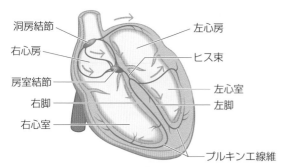
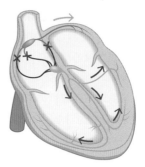

a.　刺激伝導系
洞房結節で生じた興奮が房室結節を経て
伝わり，心室筋を収縮させる。

b.　完全洞房ブロック
洞房結節の興奮が房室結節まで伝わらな
い状態である。房室結節がペースメーカ
となる。

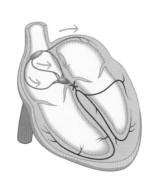
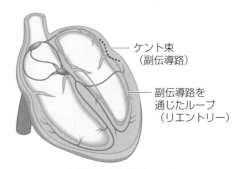

c.　完全房室ブロック
房室結節と心室筋の間で興奮の伝導がさ
えぎられる。

d.　WPW 症候群による頻脈
副伝導路ができることで心室の興奮が心
房に伝わるリエントリーがおこる。それ
により頻脈が引きおこされる。

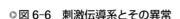

▶**図6-6　刺激伝導系とその異常**

　WPW 症候群では，興奮が心房と心室をループし，頻拍が持続する房室回
帰性頻拍という頻脈性不整脈の状態になる。

3 心筋興奮の異常

　洞調律による正常な心拍がおこる前に，心筋の異常な興奮によって早期の
心拍が出現することを**期外収縮❶**という。自覚症状としては「脈が飛ぶ」な
どと表現される。

　また，一定のリズムで拍動している心臓が不規則かつ小きざみにふるえ，
心筋が協調して収縮できなくなる状態を**細動**という。

◆ 心室細動

　細動が心室でおこる場合を**心室細動** ventricular fibrillation（**VF**）という。おも
なポンプ機能は心室が担っているため，心室細動がおこると，全身へ血液が
送れなくなる。つまり，心室細動は心機能の停止と同然であり，数分で死に
いたる。救命のためには，すぐに自動体外式除細動器（AED）❷を用いて，心
室細動を解消しなければならない。

　心室細動がおこる要因には，心筋梗塞やブルガダ症候群❸がある。また，

野球のボールなどのかたい物が突然，胸にあたると心室頻拍となり，これが心室細動に移行することもある。

◆ 心房細動

細動が心房でおこる場合を**心房細動** atrial fibrillation（**AF**）という。心房細動がおこると，心房から心室へスムーズに血液が送られなくなる。そのため，心房内に血液がとどこおり，血栓が形成されることがある。血栓が血流に運ばれて，肺や脳の血管に詰まると，肺梗塞（◐ 148 ページ）や脳梗塞（◐ 255 ページ）をひきおこす。また，慢性的な心房細動により，心臓が有効に収縮できない状態が続くと，心室のポンプ機能が低下し，最終的に心不全（◐ 111 ページ）にいたる。

心房細動を引きおこす要因には，心疾患のほかに，加齢や高血圧，飲酒といったストレスや甲状腺機能亢進症（◐ 213 ページ）などがある。

◆ 心房粗動

非常に速く規則的に心筋が収縮している状態を**粗動**という。**心房粗動** atrial flutter（**AFL**）は，心房に粗動がおこっている状態である。

心房粗動では，心房の収縮は 1 分間に約 300 回にも及ぶ。これは心房内で発生した興奮が心房内の一部を連続的に旋回するためである。一方で，房室結節は伝導速度が遅いため，この頻度では興奮が伝導されない場合が多い。半数の興奮が伝導されると，心室には 1 分間に 150 回の規則的な頻脈がみられる。

心房粗動は，心房細動と比較して頻度はかなり低いが，その原因や血行動態への影響は同様である。

C 心房と心室の機能障害

1 先天性心疾患

生下時から心臓に異常があることを**先天性心疾患❶**という。無症状で心雑音や脈拍異常を呈する程度のものから，重度のチアノーゼ（◐ 123 ページ）や心不全があらわれるものまである。

◆ 心室中隔欠損症

通常では，胎児の発生の過程で，右心室と左心室の間を隔てる心室中隔が形成されていく。それが不完全となり，心室中隔の欠損による孔が空いている状態が**心室中隔欠損症** ventricular septal defect（**VSD**）である（◐図 6-7）。VSD は先天性心疾患の約 20% を占めている。単独の異常の場合もあれば，ほかの先天性心疾患を合併している場合もある。

左心室のほうが内圧が高いため，心室中隔が欠損すると，左心室から右心室へと血液が流れるようになる。すると，全身に血液を送るために左心室により負荷がかかることになる。

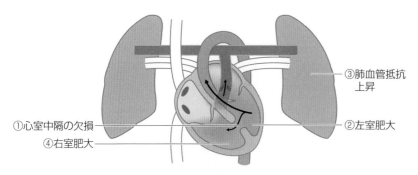

③肺血管抵抗
　上昇

①心室中隔の欠損

②左室肥大

④右室肥大

◎図6-7　心室中隔欠損症(VSD)の病態生理
①心室中隔が欠損すると，左心室の血液が，欠損孔を通じて右心室へと流れ込む。そのため左心系の負荷が増大し，②左心室が肥大する(左室肥大)。また，欠損が大きい場合は，肺血流が増えることにより，③肺血管抵抗が上昇する。その結果，右心系の負荷も増大し，④右心室の肥大(右室肥大)がおこる。

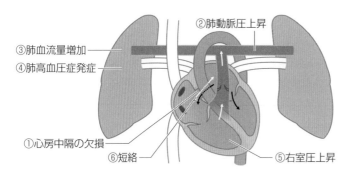

②肺動脈圧上昇

③肺血流量増加

④肺高血圧症発症

①心房中隔の欠損

⑥短絡

⑤右室圧上昇

◎図6-8　心房中隔欠損症(ASD)の病態生理
①心房中隔が欠損すると，左心房からの血液は欠損孔を通じて右心房へと流れ込む。そのため右心系の負荷が増大し，②肺動脈圧の上昇，③肺血流量増加によって④肺高血圧症にいたる。進行すると⑤右心室圧(右室圧)が上昇し，⑥右心房から左心房への短絡もおこる。

● **アイゼンメンジャー症候群**　左心室への負荷が高い状態が続くと病態が進行し，心不全をきたす。こうなると，逆に右心室から左心室へと血液が流れるようになる。すると静脈血が体循環に入ってしまうため，チアノーゼがあらわれる。この病態を**アイゼンメンジャー症候群**という。

◆ 心房中隔欠損症

　心房中隔欠損症 atrial septal defect(**ASD**)は，右心房と左心房の間を隔てる心房中隔に欠損がある状態である。先天性心疾患のおよそ7%を占めている。
　胎児の心房中隔には，**卵円孔❶**という孔がある。通常は生まれて数時間後には卵円孔は閉鎖されるが，心房中隔欠損症ではこの卵円孔が残存する。
　心房中隔が欠損すると，左心房から右心房への血流が生じる(◎図6-8)。左心房からの血液が流入した分，右心房と右心室は，より多くの血液を肺動脈に送り出すこととなり，右心系の負担が増える。これにより，右心房と右心室が拡大する。進行すると心不全をきたし，右心室圧・右心房圧が高くなるため，右心房から左心房へと静脈血が流れることで，チアノーゼをきたす。

□NOTE
❶卵円孔のふさがったあとが卵円窩である。

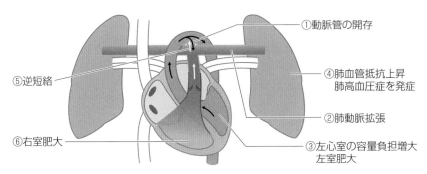

①動脈管の開存

⑤逆短絡

④肺血管抵抗上昇
肺高血圧症を発症

②肺動脈拡張

⑥右室肥大

③左心室の容量負担増大
左室肥大

◎図6-9　動脈管開存症(PDA)の病態生理
①動脈管が閉鎖されないことにより，左心系からの血液が肺動脈へと流れ込む。そのため，②肺動脈の拡張，③左心室の負荷増大，④肺血管抵抗の増大にいたる。進行すると⑤静脈血が大動脈に流れ込むようになり(逆短絡)，⑥右室肥大が観察される。

◈ 動脈管開存症

　胎児には肺動脈と大動脈を短絡する動脈管(ボタロー管)がある。通常は出生後に閉鎖するが，閉鎖しない場合が**動脈管開存症** patent ductus arteriosus (**PDA**)である(◎図6-9)。動脈管開存症では，動脈血の一部が肺へ流入して，肺高血圧症となる。進行すると静脈血が大動脈に流入してチアノーゼをきたす。

2 弁膜の機能不全(弁膜症)

　心臓の弁に異常が発生した状態が**弁膜症**(**心臓弁膜症**)である。弁膜症は，弁がかたくなって開口部が狭くなる狭窄症と，弁が逆流をおこす閉鎖不全症の2つに分けられる。

◈ 僧帽弁狭窄症

　左心房と左心室の間にある僧帽弁が開くことで，左心室は左心房からの血液で満たされる。左心室が収縮して大動脈に血液を送り出す際には，僧帽弁が閉じて血液の逆流を防いでいる。僧帽弁がかたくなると，弁の開口部が狭くなり，**僧帽弁狭窄症** mitral stenosis(**MS**)が生じて，左心房から左心室への血流が減少する(◎図6-10)。すると，左心房内の血液量と血圧が増加し，左心房が拡大する。拡大した左心房は，不規則に拍動する心房細動をおこしやすい。重度の僧帽弁狭窄症の場合，心不全にいたるとともに，肺への体液貯留と，血液の酸素飽和度の低下が生じる[1]。

　先天的な場合もあるが，僧帽弁狭窄症の多くはリウマチ熱が原因で発生する。リウマチ熱は，溶血性レンサ球菌(溶レン菌)による咽頭炎が引きおこす全身性の自己免疫疾患であり，心臓弁にも炎症をおこす。

◈ 僧帽弁逆流症

　僧帽弁逆流症 mitral regurgitation(**MR**)[2]は，僧帽弁の閉鎖が不十分であるため，左心室が収縮するたびに，左心房に血液が逆流する疾患である。左心

NOTE
[1]重度の僧帽弁狭窄症のある女性が妊娠すると，心臓の負担が増えて急速に心不全にいたる。

NOTE
[2]僧帽弁閉鎖不全症 mitral insufficiency(MI)ともよばれる。

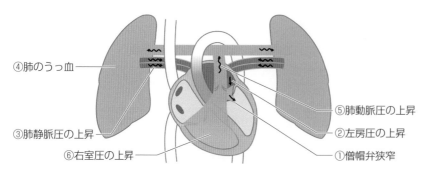

④肺のうっ血

③肺静脈圧の上昇

⑥右室圧の上昇

⑤肺動脈圧の上昇

②左房圧の上昇

①僧帽弁狭窄

▶図6-10　僧帽弁狭窄症(MS)の病態生理
①僧帽弁の狭窄により，②左心房圧(左房圧)が上昇する。すると，③肺静脈圧の上昇および④肺のうっ血により，⑤肺動脈圧が上昇することで，⑥右室圧の上昇をまねく。

▶表6-2　大動脈弁狭窄症(AS)の原因

原因	病態生理
先天性二尖弁	通常は弁尖が3つある大動脈弁が先天的に二尖弁となるためにおこる。
動脈硬化	高血圧・糖尿病・脂質異常症で動脈硬化が進展し，大動脈弁にも動脈硬化をおこす。弁尖が石灰化し，かたくなる。
リウマチ熱	後遺症として大動脈弁が癒合し，狭窄する。

室から左心房に血液が逆流すると，左心房内の血液量が増加し，血圧が上昇する。それにより，肺から心臓へ向かう肺静脈の血圧も上昇し，左心房は拡大する。そのため，心房細動をおこして心臓のポンプ機能が低下する。また，血栓が形成されやすくなるため，脳血管障害(◯ 255ページ)を引きおこすことにもつながる。

　僧帽弁の組織が先天的に脆弱であることや，リウマチ熱への罹患が原因となる。逆流が重度の場合，心不全をおこし息切れをおこす。

◆ 大動脈弁狭窄症

　左心室と大動脈の間にある大動脈弁が狭窄すると，左心室から大動脈へ血液を送り出しにくくなる。これが**大動脈弁狭窄症** aortic stenosis(**AS**)である。その結果，左心室に大きな負担がかかり，進行すると心不全を引きおこす。安静時でも息切れの症状があらわれ，最終的には突然死にいたる。症状があらわれると予後が不良である。

　原因には，先天的なもの，動脈硬化によるもの，リウマチ熱に起因するものがある(◯表6-2)。

◆ 大動脈弁逆流症

　大動脈弁の閉鎖不全により，心臓の拡張期に大動脈から左心室に向かって逆流が生じる病態が**大動脈弁逆流症** aortic regurgitation(**AR**)である。左心房からの血液に加え，拡張期に大動脈から逆流した血液も左心室に流入するた

め，左心室の負荷が増える。

　慢性に経過する場合では，左心室の肥大および拡大が徐々に生じる。これによって，左心室圧と心拍出量が高まり，逆流によって不足する体循環の血液量がしばらくは代償される。しかし，最終的には代償不全となり，不整脈・左心室機能障害・心不全を引きおこす。症状としては，労作時呼吸困難や起座呼吸(● 112 ページ)などがある。

　大動脈弁逆流症が急性におこると，容量の増加に適応して左心室が拡大する期間がないため，左心室圧が急速に高まり，肺水腫(● 133 ページ)や，心拍出量の低下が生じる。

　急性の大動脈弁逆流症の原因には，感染性心内膜炎や，上行大動脈の解離(● 121 ページ)がある。慢性の大動脈弁逆流症の原因には，弁変性および大動脈基部拡張，リウマチ熱，心内膜炎，粘液腫❶様変性，結合組織疾患❷などがある。

NOTE
❶粘液腫
　良性腫瘍の1つで，細胞間の基質(マトリックス)が粘液質で満たされ，その中に腫瘍細胞をみとめる。心臓粘液腫は心内膜から発生する。
❷結合組織疾患として，マルファン症候群やエーラス-ダンロス症候群などがある。

3　心筋症

　原因のわかっている心筋の疾患はその原因に応じた病名がつくが，原因不明のものもある。そのような原因不明の心筋の疾患を**心筋症**とよぶ❸。

　心筋症はその機序によって3つに分類される。

　1 肥大型心筋症　肥大型心筋症は，心筋が異常に厚く肥大する疾患である(●図6-11-a)。原因として遺伝的要因が推定されている。収縮能は正常あるいは増強されるが，心筋の肥大にともなって左心室の容積が減少する。心不全や不整脈を引きおこし，突然死する場合がある。

　2 拡張型心筋症　拡張型心筋症では，肥大型心筋症とは逆に，心筋が薄くなっている(●図6-11-b)。心臓の内腔が拡大するために，収縮する力が弱くなり，収縮能を維持できない。そのため，十分な血液循環を保てず，末梢に血液がたまることで心不全にいたる。

　3 拘束型心筋症　拘束型心筋症は，心筋がかたくなり，心臓に血液が入りにくくなる病態である(●図6-11-c)。収縮能に異常はなく，左心室壁の厚みも正常であるが，拡張能が低下している。これによって左心房内の圧力が

NOTE
❸このような原因不明の疾患を特発性疾患という。

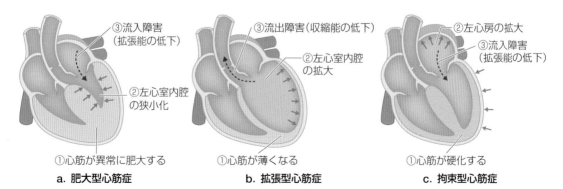

③流入障害
(拡張能の低下)
②左心室内腔の狭小化
①心筋が異常に肥大する
a. 肥大型心筋症

③流出障害(収縮能の低下)
②左心室内腔の拡大
①心筋が薄くなる
b. 拡張型心筋症

②左心房の拡大
③流入障害(拡張能の低下)
①心筋が硬化する
c. 拘束型心筋症

●図6-11　**心筋症の種類と病態生理**
心筋症では，心筋の異常によって左心室の拡張能または収縮能が低下する。それにより，心拍出量が低下する。

高まり，うっ血がおこる。

d 心膜の障害

心膜は，心臓をまもるために，心臓を包み込んでいる2層の膜である（◯図6-12）。心膜や，心膜腔にある心膜液に異常が生じると，心機能に障害がおこる場合もある。

1 心膜の炎症

◆ 心膜炎

心膜に炎症が生じることを**心膜炎**という。心膜炎には，突然発症する急性心膜炎と，炎症が持続する慢性心膜炎がある。急性心膜炎の原因には，ウイルスや細菌の感染，自己免疫疾患，甲状腺機能低下症，尿毒症，腎不全などがある。また，心臓手術やがん治療で行われる放射線治療などが原因となることもある。一方，慢性心膜炎は，急性心膜炎が慢性化することや，がんや甲状腺機能の低下などが原因となる。

心膜炎では，心膜液が過剰に心膜腔に貯留することがある。

2 心膜液の貯留

◆ 心タンポナーデ

心膜液がなんらかの原因で大量に貯留すると，心膜腔内圧が上昇し，心臓の動きが抑制される（◯図6-12-b）。この状態が**心タンポナーデ**である。心拍出量が低下し，心不全をきたして，血圧低下と頻脈が引きおこされ，ショック状態に陥ることもある。自覚症状として，胸部圧迫感・呼吸困難・起座呼吸などがある。

心タンポナーデの原因はさまざまで，急性・慢性の心膜炎，急性大動脈解離，急性心筋梗塞，悪性腫瘍の心膜浸潤，尿毒症，膠原病，薬剤性などのほか，交通事故などによる胸部打撲がある。貯留する心膜液は炎症性の場合は淡黄色であるが，大動脈解離・悪性腫瘍・結核の場合は血液が貯留するため赤色となる。

---

plus	**たこつぼ心筋症**

左心室の心尖部の心筋の収縮が弱くなると，心尖の反対側（心基部）の心筋が過剰に収縮する。このときの左心室の形状がたこつぼに似ているため，たこつぼ心筋症と命名された。ストレスによる交感神経の異常が関与し，胸部圧迫感や動悸，呼吸困難が突然生じる。

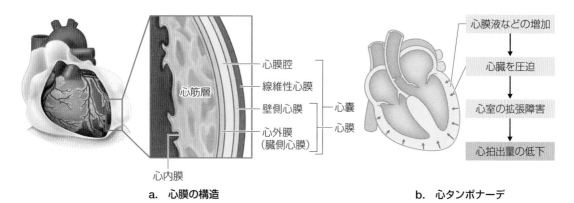

a.　心膜の構造

b.　心タンポナーデ

�**図 6-12　心膜の構造と心タンポナーデの病態生理**

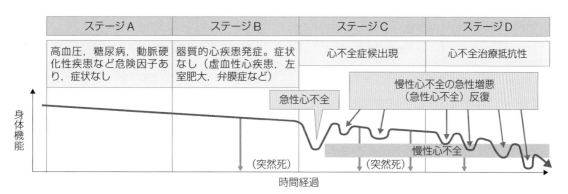

�**図 6-13　心不全とそのリスクの進展ステージ**
ステージ C からステージ D にかけての時期が慢性心不全にあたり，急性心不全や慢性心不全の急性増悪を繰り返すうちに，薬物治療などを行っても症状が十分な改善を示さない状態(治療抵抗性)になっていく。
(厚生労働省，第 4 回心血管疾患に係るワーキンググループ資料，2017 による，一部改変)

e　心不全

　なんらかの原因で心臓のポンプ機能が低下し，末梢組織の酸素需要に見合うだけの血液が駆出できなくなった病態が**心不全**である。呼吸困難・倦怠感や浮腫が出現し，それにともなって運動耐容能が低下する。

　心不全は，心外膜・心筋・心内膜の疾患，弁膜症，冠動脈疾患，大動脈疾患，不整脈，内分泌異常などといったさまざまな要因により引きおこされる。

● **急性心不全と慢性心不全**　心不全は，低下した心臓のポンプ機能が代償できないほど急速に破綻した**急性心不全**と，慢性のポンプ機能の失調による**慢性心不全**に分類される。急性心不全を繰り返し発症することで慢性心不全へと移行していく(◦図 6-13)。

1　右心不全

　右心系の機能は，全身から還流する静脈血を肺に送り出すことである。先天性心疾患や心タンポナーデなどの心疾患，慢性閉塞性肺疾患(COPD，◦ 142 ページ)や慢性肺梗塞などの肺血管抵抗が増強した状況になると，右心室

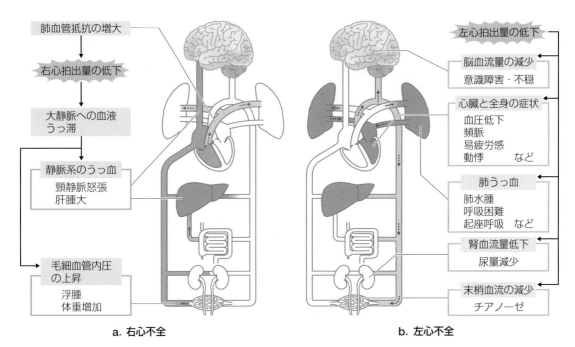

a. 右心不全　　　　　　　　　　　　b. 左心不全

◎**図6-14　右心不全と左心不全の病態生理**

は血液を十分に肺へ拍出することができず，血液は右心系の手前にある静脈
に停滞する。

　この病態が**右心不全**で，静脈うっ血による浮腫を主体とする症状があらわ
れる。左心不全に併発して発症することが多いが，肺高血圧，肺塞栓，肺動
脈弁疾患，右心室の梗塞が要因となる場合は単独でおこる。

　軽症では体重増加や夕方増強する下肢浮腫，中等度では頸静脈の怒張❶，
重症になると全身浮腫・肝臓の腫大・胸水などを発症する（◎図6-14-a）。

　COPD では，肺での酸素の取り込みがわるくなり，肺の血管が収縮する
ため肺血管抵抗が増強する。また，慢性の肺梗塞（◎148 ページ）では，血栓
によって肺動脈がつまるため，血流がわるくなり，肺動脈圧が上昇すること
で肺血管抵抗が高まる。

2　左心不全

　左心系の機能は，肺から流入した動脈血を大動脈に送り出すことである。
心筋梗塞・心筋症・弁膜症などの心疾患，あるいは貧血・高血圧・持続性不

□NOTE
❶怒張
　静脈内に血液が過度に充満し拡張した状態である。

---

plus	**起座呼吸**

　座位・立位では重力によって腹部や下肢の静脈系に分布している血液の一部が，
臥位になると肺循環により多く分布する。これにより，左心不全では，肺うっ血に
よる呼吸困難が強くなる。上半身を起こした起座位をとると，心臓への還流が減少
し，症状は軽減する。

整脈などが原因で，血液を左心系が十分に拍出することができなくなると，その手前にある肺にうっ血が生じる。この病態が**左心不全**である（◉図6-14-b）。

　肺うっ血のために呼吸が障害され，労作時の息切れがあらわれる。また，初期には，日中の尿量は減少する一方で，夜間の尿量が増加する❶。さらに悪化すると安静時の息切れ，夜間の呼吸困難，起座呼吸，血痰が出現する。

▭NOTE
❶臥位では心臓の負担が減るため，尿量が増える。そのため，臥位になる時間が長い夜間には尿量が増える。心不全が悪化すると夜間も尿量が減少する。

3 両心機能の低下

　両心不全とは，右心室・左心室の両方で心不全がおこる状態である。左心不全の状態が持続すると，肺うっ血に伴って肺高血圧となる。これが右心室への負荷となり，右心不全も併発して結果的に両心不全にいたる。

B 血圧調節と末梢循環のしくみと病態生理

1 血圧と血圧調整

a 血圧

　血圧とは，心臓から送り出された血液が動脈を押し広げるときの圧力のことである。

1 収縮期血圧と拡張期血圧

　血圧は心臓の拍動に合わせて変動している。心臓が収縮して血液を全身の血管に送り出すときの血圧が最も高くなり，これを**収縮期血圧**（**最高血圧**）という。一方，心臓が拡張するときには血圧が最も低くなり，これを**拡張期血圧**（**最低血圧**）とよぶ。

　収縮期に心臓から送り出された血液は，そのすべてがすぐに末梢血管に到達するわけではなく，大動脈壁の伸展によりかなりの部分が大動脈に貯留される（◉表6-3）。この貯留された血液が，拡張期に大動脈から末梢血管に送られる。この大動脈壁による圧力が拡張期血圧である。

2 血圧を決める因子

　血圧は，心臓が拍出する血液の量（**心拍出量**）と末梢血管の状態（**末梢血管抵抗**）によって決まる。心拍出量や末梢血管抵抗が大きくなれば血圧は上昇し，小さくなれば血圧は下降する。なお，心拍出量は，心収縮力・心拍数・循環血液量などの因子によって決まり，通常はこれらが増えると心拍出量も増加し，減ると心拍出量も減少する。

▌年齢による影響

　加齢などによる動脈硬化の影響で，大動脈がかたくなると，大動脈で貯留

○ 表6-3　動脈硬化が収縮期血圧と拡張期血圧に及ぼす影響

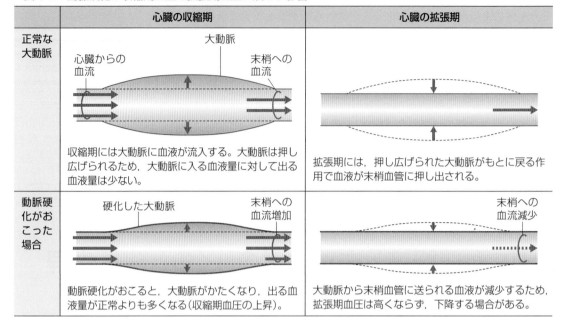

	心臓の収縮期	心臓の拡張期
正常な大動脈	収縮期には大動脈に血液が流入する。大動脈は押し広げられるため，大動脈に入る血液量に対して出る血液量は少ない。	拡張期には，押し広げられた大動脈がもとに戻る作用で血液が末梢血管に押し出される。
動脈硬化がおこった場合	動脈硬化がおこると，大動脈がかたくなり，出る血液量が正常よりも多くなる（収縮期血圧の上昇）。	大動脈から末梢血管に送られる血液が減少するため，拡張期血圧は高くならず，下降する場合がある。

○ 表6-4　血圧の代表的な上昇要因・低下要因

血圧上昇		血圧低下	
要因	機序	要因	機序
交感神経（ノルアドレナリン）	心拍出力・末梢血管抵抗の増加	副交感神経（アセチルコリン）	心拍出力・末梢血管抵抗の低下
アドレナリン	心拍出力・末梢血管抵抗の増加	降圧薬（β遮断薬）	心収縮力の減少による心拍出量の減少
アンギオテンシンⅡ	末梢血管抵抗の増加	降圧薬（血管拡張薬）	末梢血管抵抗の減少
アルドステロン	循環血液量の増加	降圧薬（利尿薬）	循環血液量の減少
抗利尿ホルモン（ADH）	末梢血管抵抗・循環血液量の増加	出血性ショック	循環血液量の減少
		アナフィラキシー	末梢血管抵抗の減少

できる血液量が減少する（○表6-3）。このため，収縮期には多くの血液が一挙に末梢血管に送られるようになり，収縮期血圧が上昇する。

　一方で，拡張期には末梢血管に送られる血液が減るために，拡張期血圧は高くならず，場合によっては下がることがある。若年者の高血圧は血管がしなやかであるため，拡張期血圧だけが高くなる場合が多い。

b 血圧調節のしくみ

　心拍出量と末梢血管抵抗はさまざまなしくみによって調節されている（○表6-4）。その代表が神経性調節と内分泌性調節である。

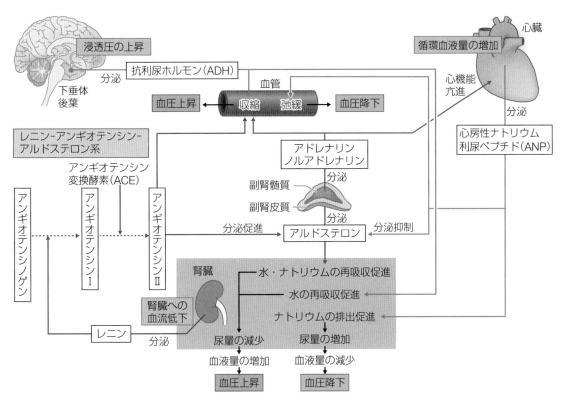

○**図 6-15　血圧の内分泌性調節のしくみ**
浸透圧の上昇や循環血液量の増加などを感知して，アドレナリン・ノルアドレナリン，レニン-アンギオテンシン-アルドステロン系，抗利尿ホルモン，心房性ナトリウム利尿ペプチドによって血圧が調整される。

1　神経性調節

　神経性調節は，自律神経(◯ 252ページ)による調節である。交感神経では**ノルアドレナリン**が，副交感神経では**アセチルコリン**が神経伝達物質としてはたらく。

　血圧の低下を感知する受容器は，大動脈弓・頸動脈洞・腎臓にある。血圧が低下すると，受容器からの信号が延髄へ送られる。延髄からの交感神経の興奮により，心収縮力が高まり，拍動が増える。同時に，脳や心臓へ優先的に血液が流れるようにするために末端の血管が収縮し，末梢血管抵抗が高まる。このようにして血圧が上昇する。

　一方，副交感神経が興奮すると心拍数が減り，心筋の収縮は弱くなる。また，末梢血管が弛緩するために血圧が低下する。

2　内分泌性調節

　ホルモンによる調節を内分泌性調節とよび，複数のホルモンが調節にかかわっている(◯図 6-15)。

▊ アドレナリンとノルアドレナリン

　交感神経は神経性調節にはたらくだけでなく，副腎髄質を刺激し，**アドレナリン**と少量の**ノルアドレナリン❶**を分泌させる。これらは全身の血管に作

▭ NOTE
❶アドレナリンとノルアドレナリンはカテコールアミン(◯ 219ページ)の一種である。

用して細動脈を収縮させ，血圧を上昇させる。

▌レニン-アンギオテンシン-アルドステロン系

　腎臓の血圧が低下すると，腎臓の傍糸球体装置から**レニン**が放出される。レニンは，肝臓で合成されるアンギオテンシノゲンというタンパク質に作用して**アンギオテンシンI**に変換し，これはアンギオテンシン変換酵素（ACE）によって**アンギオテンシンII**へと変換される。アンギオテンシンIIは末梢血管に作用し，血管を収縮させる。

　また，アンギオテンシンIIは副腎皮質にも作用し，アルドステロンの分泌を促進する。アルドステロンは，腎臓の集合管に作用してナトリウムの再吸収を促進する。それにより水の再吸収も促進され，血液の量が増加する。

　この血管の収縮と血液量の増加により血圧の上昇をもたらす一連の反応を，**レニン-アンギオテンシン-アルドステロン系**とよぶ。

▌抗利尿ホルモン

　下垂体後葉から分泌される**抗利尿ホルモン**（**ADH**，◯ 213ページ）はバソプレシンともよばれ，腎臓の集合管に作用して水の再吸収を促進する。そのため，尿量が減少するとともに血液量の増加をもたらし，血圧が上昇する。またADHは，末梢血管の収縮を引きおこすため，これによっても血圧の上昇がもたらされる。

▌心房性ナトリウム利尿ペプチド

　心房性ナトリウム利尿ペプチド atrial natriuretic peptide（**ANP**）は，心房の筋細胞から分泌されるホルモンである。静脈から心房に戻ってくる血液が増えると，心房は拡張し，それによってANPが放出される。ANPは副腎皮質に作用し，アルドステロンの分泌を抑制する。また，腎臓に作用して尿量を増加させたり，血管平滑筋を弛緩させたりして血圧を低下させる。

2　血圧調節と末梢循環の障害

a　血圧の低下による病態

　血圧は，末梢血管抵抗と心拍出量によって決まる。したがって，低血圧は，細動脈の拡張，特定の心疾患❶，循環血液量の不足によっておこる。

1　低血圧症

　血圧が低いことが**低血圧症**であるが，それがそのまま病的な状態であるとは限らず，低血圧の基準❷も高血圧の基準ほどは重要視されていない。

　血圧が低いと，脳への血流が十分ではなくなり，酸素の供給が不十分となる。そのため，低血圧による症状には，立ちくらみ，めまいが多い。ほかには，朝の寝起きの不良，頭痛・頭重，倦怠感，動悸，胸痛・胸部圧迫感，失神発作などがある。

　低血圧の分類には，本態性低血圧症と二次性低血圧症がある。

　1　本態性低血圧症　特別な原因疾患を伴わずに，血圧が慢性的に低い状

NOTE

❶心疾患では心縮収力の低下などにより，心拍出量が低下する。それにより，血圧が低下する。

❷**低血圧症の基準**

　WHOでは世界共通の基準として，収縮期血圧100 mmHg以下，拡張期血圧60 mmHg以下を低血圧としている。

態である。低血圧症の約9割を占める。

　②二次性低血圧症　原因が明らかな低血圧で，大出血，心臓病，胃腸疾患による栄養不良，内分泌の異常，がんの末期などでおこる。

　また，低血圧がおこる機序に着目して，起立性低血圧，食後低血圧などと分類することもある。

◆ 起立性低血圧

　急に立ち上がると，重力の影響を受けて血液は下へ動こうとする。本来であれば末梢血管が収縮し，脳への血流を保持しようとするが，これがうまくできないと，急激に血圧が下がる。これが**起立性低血圧❶**であり，急に立ち上がったときに立ちくらみをおこすなどの症状がみられる。原因疾患が明らかでなく，神経系の障害によっておこるものを特発性起立性低血圧症という。

　体重が減少すると起立性低血圧の程度は強くなる。朝礼などで倒れる小児の大部分は，血圧調節障害による起立性低血圧である。

◆ 食後低血圧

　食後低血圧は，食後に限って血圧が過度に低下する状態である。消化のために消化器により多くの血液が分布し，心臓に戻る血液量が減少するためにおこる。

2 ショック

　ショックとは，末梢循環不全に伴う組織・臓器の血流の不全状態であり，血圧の低下によって，重要臓器の障害を伴う状態である（◉表6-5）。

　通常，血圧が下がった場合には，身体は血圧を上げる反応を示す。つまり，血圧が低下した状態では脈拍が増え，末梢血管抵抗が増加するような反応がおこる。しかし，ショックはこれらの反応がおこるしくみが破綻し，血圧が

▭ NOTE

❶起立性低血圧
　起立前後で収縮期血圧が20 mmHg以上，または拡張期血圧が10〜15 mmHg以上低くなる場合をいう。原因疾患として，糖尿病，内分泌疾患，心臓弁膜症，または薬物（精神安定薬，精神刺激薬，パーキンソン病治療薬，降圧薬など）の影響による場合がある。高血圧の人でもおこることがある。

◉表6-5　ショックの病態

病態		原因	優位な自律神経	脈拍の変動	末梢血管の状態	皮膚血流の量	発汗の有無
心臓のポンプ機能の急激な低下	心原性ショック	急性心不全（急性心筋梗塞，重症弁膜症，重症不整脈など）	交感神経	頻脈が多い	収縮	血流低下	冷汗あり
	心外閉塞・拘束性ショック	心タンポナーデ，肺塞栓症など		頻脈			
循環血液量の急激な減少	循環血液量減少性ショック	出血や脱水（熱傷，熱中症など）					さまざま
血管容積の急激な増加	血液分布異常性ショック	敗血症・アナフィラキシーなど	さまざま	頻脈が多い	初期は拡張	初期は血流増加	さまざま
		副交感神経興奮（脊髄損傷，麻酔，強い迷走神経反射など）	副交感神経	徐脈	拡張		発汗停止

低下することが原因となる。

◆ 心臓のポンプ機能の急激な低下

　急性心筋梗塞・心筋炎・心筋症などによって心拍出量が低下しておこる**心原性ショック**や，心タンポナーデ・緊張性気胸・肺梗塞などによって心拍出量が減少しておこる**心外閉塞・拘束性ショック**がある。心原性ショックでは，収縮期血圧 90 mmHg 以下，あるいはふだんの血圧より 40 mmHg 以上の低下をショックとすることが多い。

◆ 循環血液量の急激な減少

　出血・脱水・熱傷などによって循環血液量が減少し，血圧が維持できなくなっておこるショックを，**循環血液量減少性ショック**という。

◆ 血管容積の急激な増加

　敗血症(● 19 ページ)・アナフィラキシー(● 54 ページ)・脊髄損傷(● 262 ページ)などによって末梢血管が拡張し，血圧が維持できなくなっておこるもので，**血液分布異常性ショック**とよばれる。敗血症に起因するものは**敗血症性ショック**，アナフィラキシーに起因するものは**アナフィラキシーショック**という。

　また，脊髄損傷や強い迷走神経反射❶などを原因とする交感神経の遮断により，自律神経のバランスがくずれることによって，末梢血管が拡張し，血圧の低下と徐脈がおこる。これは**神経原性ショック**という。

◆ ショックによる病態

● **コールドショック**　心原性ショックや心外閉塞・拘束性ショック，循環血液量減少性ショックでは，交感神経が優位であり，末梢血管抵抗が増えている。そのため，身体全体が冷たくなり，冷汗がみられ，顔面や手足は蒼白になる。これを**コールドショック**という。

● **ウォームショック**　敗血症性ショックなどでは，感染症に対して好中球や単球からサイトカインが放出される。それとともに，一酸化窒素(NO)などの血管拡張物質が大量に産生され，発熱と相まって手先や足先の皮膚はあたたかくなる。これを**ウォームショック**とよぶ。

● **ショックであらわれる徴候**　ショックの5徴(5 P)として，①**蒼白** pallor，②**虚脱**❷prostration，③**冷汗** perspiration，④**脈拍触知不良**❸pulselessness，⑤**呼吸不全** pulmonary deficiency がある。

　また，脳の血液循環が低下することで意識障害がおこり，重症になると不穏・混濁・昏睡にいたる。意識レベルの低下が中等度以下の場合には呼吸促迫がみられる。また，腎血流量の減少に伴って尿量が減る。末梢循環不全に伴って酸素が不足すると，嫌気的解糖がおこり，乳酸が蓄積❹してアシドーシス(● 75 ページ)がおこる。

□ NOTE
❶迷走神経反射
ストレスや強い疼痛などの刺激が迷走神経を介して脳幹の血管運動中枢にはたらくことで，心拍数の低下や血管拡張による血圧低下がおこる。ときに失神することもある。

□ NOTE
❷虚脱
　循環血液量の急激な減少により，極度の脱力状態になること。
❸頻脈となるが，脈圧は小さくなるので触知しにくくなる。
❹細胞内に取り込まれたグルコースが乳酸に分解される代謝経路が，酸素が少ない環境で亢進する。

◎表6-6　血圧が上昇する原因の例とその機序

原因	機序
交感神経系の過剰な活性化	心拍出量と末梢血管抵抗の増加
ナトリウム過多	循環血液量の増加
動脈硬化	大動脈の弾性の低下
血管壁の器質的変化[1)	末梢血管抵抗の増加

1)長期にわたる血圧のストレスなどによっておこる。

b 血圧の上昇による病態

　安静時でも慢性的に血圧が高い状態が続いていることを**高血圧症**という。診察室で測定する血圧(診察室血圧)の収縮期血圧が 140 mmHg 以上，拡張期血圧が 90 mmHg 以上の場合をいい，どちらか一方でもこの値をこえていることが高血圧症の診断基準である❶。

　高血圧症は，脳卒中や冠動脈の障害(心血管疾患)の危険因子である。

1 本態性高血圧

　はっきりした原因がわからない高血圧症を**本態性高血圧**という。高血圧の多くは本態性高血圧である。

　高血圧は，心拍出量の増加，末梢血管抵抗の増加，循環血液量の増加，大動脈の弾性の低下，血液の粘度の増加などの影響を受けて引きおこされる(◎表6-6)。そのため，高血圧の治療では，食塩摂取の制限や，心拍出量・末梢血管抵抗・循環血液量を減らす機序の治療薬が用いられる(◎ 114 ページ，表6-4)。

2 二次性高血圧

　特定の原因により発症する高血圧もある。これを**二次性高血圧**といい，高血圧全体の 10% 以上を占める。内分泌や腎臓のはたらきが関与するもの，睡眠時無呼吸症候群，薬剤，大動脈縮窄症❷などによるものがある(◎表6-7)。そのほかに，副腎皮質ステロイド薬などの薬剤によるものがある。

　腎実質の障害に由来する腎実質性高血圧以外は，原因疾患を解消すれば，根治するものも多い。

◆ 妊娠高血圧症候群

　妊娠時に高血圧を発症した場合を**妊娠高血圧症候群**という。原因はまだ明らかではないが，血管内皮の障害から，末梢血管抵抗の上昇にいたると考えられている。

▤NOTE
❶家庭で測定した血圧(家庭血圧)では，収縮期血圧が 135 mmHg 以上，拡張期血圧が 85 mmHg 以上が基準値である。診察室血圧と家庭血圧の診断が異なる場合は家庭血圧が優先される。

▤NOTE
❷大動脈弓部から下行大動脈への移行部に狭窄ができる先天性疾患である。

◎表6-7　二次性高血圧の原因となる疾患とその病態生理

原因	疾患	高血圧にいたる病態生理
内分泌が関与するもの	原発性アルドステロン症	アルドステロンの過剰によるナトリウム再吸収の増加
	クッシング症候群	コルチゾルの過剰による循環血液量の増加
	褐色細胞腫	カテコールアミンの過剰による血管収縮などの促進
	甲状腺機能低下症	末梢血管拡張作用のあるトリヨードサイロニン(T_3)の分泌低下
	甲状腺機能亢進症	交感神経の亢進による血管収縮などの促進
	副甲状腺機能亢進症	血管収縮作用をもつ副甲状腺ホルモン(PTH)の増加
腎臓が関与するもの	腎血管性高血圧	レニンの過剰産生
	腎実質性高血圧	糸球体腎炎や糖尿病の影響などによる腎実質障害に伴う血圧調節異常
その他の疾患によるもの	睡眠時無呼吸症候群	睡眠中断に伴う交感神経の亢進による血管収縮など
	大動脈縮窄症	縮窄より遠位部の血流の減少に対する代償

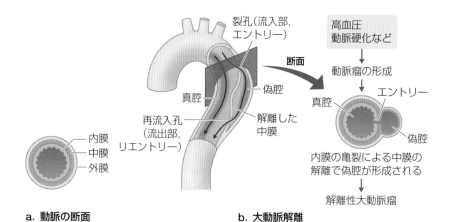

a. 動脈の断面　　　　　　　　b. 大動脈解離

◎図6-16　動脈の断面と大動脈解離

C 動脈の障害

1 動脈硬化

　動脈は，全身に栄養分や酸素をいきわたらせる血管であり，心臓の収縮に伴う血圧がつねにかかっている。この圧力に耐えられるように，動脈には内膜・中膜・外膜からなる動脈壁が存在する（◎図6-16-a）。

　また，血管も組織であり，エネルギーや酸素を必要とする。そのエネルギー源としてコレステロールなどが内膜を通過して取り込まれる。この取り込まれたコレステロールが変性し，内膜の下へ蓄積した状態が**動脈硬化**であり，その部分を**アテローム性プラーク**（粥状動脈硬化巣）という（◎ 101ページ，図6-5）。

　アテローム性プラークが形成される原因としては，脂質異常症（◎ 227ページ）・糖尿病（◎ 221ページ）・高血圧症・喫煙などがある。また，肥満・

メタボリックシンドロームをきたす生活習慣の重複によってもおこる。

　動脈硬化は，動脈壁の肥厚や血管の弾力性の低下を引きおこす。血管の弾力性が減少することで，収縮期血圧が高くなる。また，血管がもろくなることによって，動脈瘤（りゅう）が発生しやすくなる。さらに，内腔の狭小化も引きおこされ，アテローム性プラークが冠動脈に発生すると狭心症や心筋梗塞の原因となる。

◆ 閉塞性動脈硬化症

　動脈の狭窄が，下肢の動脈に発症すると**閉塞性動脈硬化症** asteriosclerosis obliterans（**ASO**）の原因となる。狭窄部位よりも末梢側に虚血による症状があらわれる。具体的には，疼痛・蒼白・脈拍喪失・知覚鈍麻（どんま）・運動麻痺・虚脱のほか，一定距離の歩行後に下肢に痛みが生じ，しばらく休むと回復する間欠性跛行（はこう）がみられることも多い。

2 動脈瘤

◆ 大動脈瘤

　大動脈瘤は，大動脈壁の弱くなっている部分がふくらんで，こぶのようになったものである。破裂しなければ無症状であるが，破裂した場合，血管外に血液が流出し，ショック状態となり死にいたる場合もある。動脈硬化・高血圧・喫煙・ストレス・脂質異常症・糖尿病・睡眠時無呼吸症候群（● 149ページ）・遺伝などのさまざまな要因が関係すると考えられている。

◆ 脳動脈瘤

　脳の動脈にできる風船のようなふくらみを**脳動脈瘤**という。高血圧や血流分布の異常などによる血管壁へのストレスや，喫煙・遺伝などによる動脈壁の脆弱（ぜいじゃく）性が関連すると考えられている。脳の動脈の多くはクモ膜下腔内を走行するため，脳動脈瘤が破裂すると，クモ膜下出血にいたる（● 256ページ）。

3 大動脈解離

　動脈硬化や高血圧，マルファン症候群❶などによって大動脈の内膜がさけると，そこから血液が中膜に流れ，血管壁が解離する（●図 6-16-b）。これを**大動脈解離**という。

　発症すると突然，胸の背部に激痛を生じ，解離の進行に伴って痛みが移動する。急性期の死亡率が高く，緊急の対応が必要である。

d 静脈の障害

　静脈還流においては，心臓のポンプ作用は小さい。細動脈や毛細血管を通過したあとの静脈においては，静脈圧はゼロに近いため，血液の流れは重力の影響を強く受ける。そのため，立位の状態では，下肢の静脈に血液が貯留

する❶。静脈は弁をもち，重力によって血液が逆流しないようになっており，下肢の筋が収縮することで静脈が圧迫され，それによって血液が心臓側に流れる。これを筋ポンプ作用❷という。

1 静脈瘤

静脈が異常に拡張・屈曲・蛇行している状態を**静脈瘤**という。

◆ 下肢静脈瘤

静脈壁は，動脈壁に比べて弱い。そのため，静脈弁に血液の逆流を伴う機能不全がおこると，静脈壁は拡張する。このようにして下肢に生じた静脈瘤が**下肢静脈瘤**❸である。

◆ 食道静脈瘤・胃静脈瘤

肝硬変によって門脈圧亢進症（●175ページ）がおこると，本来は食道静脈へ流れるはずのない血液が，食道静脈へ流れ込む。これによって静脈が拡張することでおこる疾患が**食道静脈瘤**である。

食道のあちこちに側副血行路（●12ページ）が形成され，胃上部や食道粘膜層から盛り上がって拡張する。同様にして胃に静脈瘤ができた場合を**胃静脈瘤**という。

いずれも未破裂のものは症状はないが，破裂すると出血を引きおこし，死にいたることもある。

2 肺塞栓症

なんらかの要因により，肺動脈に閉塞が生じる病態を**肺塞栓症**という。肺動脈が塞栓するため，肺への血流が低下し，血液への酸素の取り込みが低下する。

塞栓の影響は，塞栓の大きさや数，肺の状態，右心室機能などによって異なる。塞栓となるものは血栓が多いが，それ以外にも空気，脂肪，心臓弁の疣贅（いぼ）などの感染による病変，異物，および腫瘍など❹がある。とくに静脈でできた血栓が塞栓をおこす場合を**肺血栓塞栓症**という。

低血圧を伴う右心室機能障害がみられる広範型では，右心不全によって死亡する原因となる。右心室機能障害も低血圧もみられない狭範囲型もある。

◆ 静脈血栓塞栓症

深部静脈血栓症は，腸骨静脈・大腿静脈・鎖骨下静脈などの深部静脈に血栓ができることである。長時間同じ姿勢を取りつづけると，静脈の血流がわるくなり，血流がうっ滞するために，血栓ができやすくなる。

深部静脈の血栓が遊離し，血流にのって右心房・右心室を通り，肺動脈に達すると，それが塞栓となり，肺血栓塞栓症になる（●図6-17）。この一連の流れを1つの疾患概念として**静脈血栓塞栓症**という❺。血流のうっ滞のほかにも，血管内皮細胞障害，凝固亢進状態が原因となり発生する。具体的には，

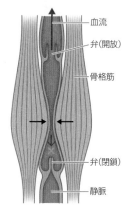

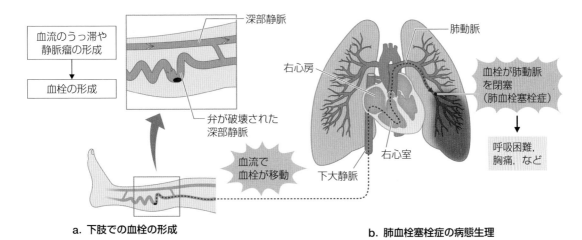

a. 下肢での血栓の形成　　　　　　　　b. 肺血栓塞栓症の病態生理

◎図 6-17　静脈血栓塞栓症
長期臥床により，弁の破壊された下肢の深部静脈には血流がうっ滞し，血栓ができやすい。活動の再開により血栓がはがれると，血流にのって移動する。これが肺動脈を閉塞するとガス交換を障害し，呼吸困難や胸痛などの症状がおこる。

手術，長期臥床，がん，妊娠，経口避妊薬の服用，血栓性素因などが原因となる。

e チアノーゼ

　チアノーゼとは，血液中の酸素が不足し，唇や指先などの皮膚や粘膜が青紫色に変化した状態をいう。血液中の酸素が不足すると，酸素と結合していない脱酸素化ヘモグロビン（デオキシヘモグロビン）が増加する。血中ヘモグロビンのなかで，脱酸素化ヘモグロビンの割合が増えるとチアノーゼを呈する[1]。

　新生児は成人に比べてヘモグロビンが多いため，チアノーゼがあらわれやすい。チアノーゼは中枢性チアノーゼ，末梢性チアノーゼ，血液性チアノーゼに分けられる。

　[1] **中枢性チアノーゼ**　肺や心臓の機能不全によって，血液の酸素化が不十分になることによっておこる。窒息などの呼吸機能の障害や先天性心疾患が原因となる。標高が高く，低酸素の環境でも中枢性チアノーゼがあらわれる。

　中枢性チアノーゼでは，顔の中央部分や体幹などの全身の皮膚や粘膜にチアノーゼがみられる。また，指先に血流のうっ滞があると，局所の栄養状態が過剰によくなって，組織が増殖・肥厚する。これが指先に生じ，太鼓ばち状になることを**ばち指**[2]という。ばち指はチアノーゼを伴う先天性心疾患でよくみられ，肺がんなどの場合にもみられる。

　[2] **末梢性チアノーゼ**　毛細血管の血流速度の低下や末端血液循環量の減少によっておこる。それにより，指や爪，鼻先などの末端部のみにチアノーゼがあらわれることをいう。寒冷曝露(ばくろ)や閉塞性動脈硬化症などでおこる。

　[3] **血液性チアノーゼ**　ヘモグロビンの異常により，チアノーゼがあらわれるものである。血液中に酸素を運搬することができないメトヘモグロビン[3]が増える，メトヘモグロビン血症が原因となっている。

▭NOTE

❶毛細血管中の脱酸素化ヘモグロビン濃度が 5 g/dL 以上になるとあらわれる。

❷ばち指
　指先がばちのようにふくれ，手掌側に丸くなった状態。

180度以上

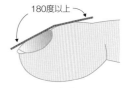

ばち指

180度未満

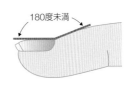

正常な指

❸メトヘモグロビン
　ヘモグロビンを構成するヘム鉄は Fe^{2+} であるが，これが酸化されて Fe^{3+} になったものである。酸素との結合能は失われている。

✎ **work** 復習と課題

❶ 冠動脈が狭窄や閉塞をおこした場合にみられる疾患とその病態生理を説明しなさい。

❷ 頻脈性不整脈と徐脈性不整脈でみられる症状をあげなさい。

❸ 完全洞房ブロックと完全房室ブロックの違いを説明しなさい。

❹ 心室細動・心房細動・心房粗動について説明しなさい。

❺ 心室中隔欠損症でおこる血流の変化とその影響を説明しなさい。

❻ 心筋症の種類と病態生理を説明しなさい。

❼ 心不全の進展を説明し，右心不全・左心不全による症状をあげなさい。

❽ 血圧の年齢による影響について述べなさい。

❾ ショックの分類と病態生理について説明しなさい。

❿ 動脈硬化におけるプラーク形成の原因を3つあげなさい。

⓫ 静脈血栓塞栓症の病態生理を説明しなさい。

第 **7** 章

呼吸のしくみと
病態生理

A 呼吸器の構造と機能

1 外呼吸と内呼吸

　呼吸は，換気とガス交換の2つの要素からなりたつ。**換気**とは，肺と外界との間で空気を入れかえることである。**ガス交換**とは，酸素(O_2)と二酸化炭素(CO_2)を交換することであり，肺において肺胞と毛細血管の間で行われるガス交換(**外呼吸**)と，血液と組織の間でのガス交換(**内呼吸**)がある。

　肺胞の周囲には毛細血管が広がっていて，肺胞内のガスと，毛細血管を流れる血液中のガスとの交換は，ガスが濃度の高いほうから低いほうへと拡散[1]されることで行われる。それにより，酸素は肺胞から赤血球へと，二酸化炭素は血液から肺胞へと移行する。

　肺胞内のガスと血液の間には，サーファクタント(● 127ページ)や肺胞上皮，血管内皮細胞などがあり，ガス交換はこれらをこえて行われる。そのため，その性状はガス交換の能力に影響を与える。さらに，肺胞の表面積や肺毛細血管を流れる肺循環の血流量も，ガス交換に影響を与えている。

　したがって，換気や肺循環，肺での拡散のいずれかに障害がおこると，呼吸機能に異常がおこることになる。

NOTE
❶拡散
　ここでは，物質の透過の障害にならない膜を隔てて物質が移動し，最終的には濃度が均一になる現象をいう。

2 呼吸器の構造

　呼吸器系は，上気道・下気道および胸膜，胸郭・呼吸筋[2]などからなる。
▌上気道
　上気道は，声門より上部の鼻腔・咽頭および喉頭からなる(●図7-1-a)。おもな機能は，吸気の加温・加湿および異物の除去である。
　1 鼻腔　鼻腔は，鼻中隔[3]で左右に分かれており，空気をあたため，湿気を与えている。鼻腔には，線毛上皮により異物を排除する機能がある。
　2 咽頭　咽頭は，鼻腔と口腔からつながり，喉頭および食道までを結んでいる。いわゆる「のど」のことである。
　3 喉頭　喉頭は，咽頭の前にある，軟骨で囲まれた空間である。喉頭蓋が嚥下の際に気道をふさぐことで，誤嚥を防いでいる(● 155ページ)。
▌下気道
　下気道は，声門以下の部位をさす。気管は長さが約10cmで，第5胸椎の高さで右主気管支と左主気管支に分岐する。主気管支は，右葉気管支・左葉気管支に分かれ，分岐を繰り返して細くなり，そして軟骨を欠く終末細気管支につながる[4]。さらに肺胞管から肺胞嚢に分岐し，ガス交換が行われる**肺胞**へといたる(●図7-1-b)。
　肺胞を構成する細胞には，Ⅰ型肺胞上皮細胞とⅡ型肺胞上皮細胞がある(●図7-1-c)。**Ⅰ型肺胞上皮細胞**は，肺胞を構成している単層扁平上皮であ

NOTE
❷呼吸の際にはたらく筋を総称して呼吸筋という。

NOTE
❸鼻中隔
　鼻中隔前下部の粘膜下には，豊富な血管網のあるキーゼルバッハ部位があり，鼻出血の好発部位である。

NOTE
❹区域気管支，亜区域気管支，小気管支，細気管支，終末細気管支，呼吸細気管支，肺胞管と分岐を繰り返し，細くなっていく。

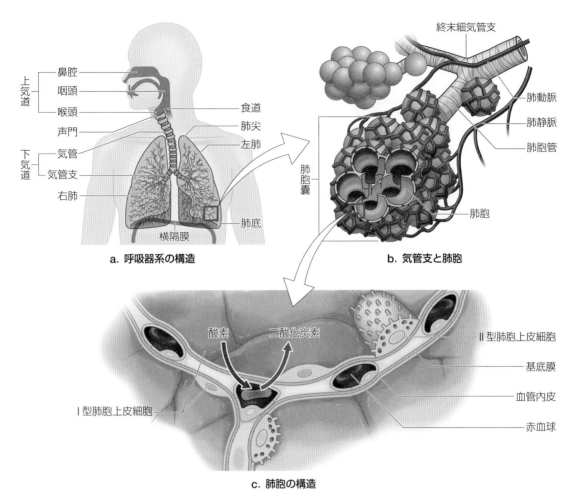

a. 呼吸器系の構造

上気道
- 鼻腔
- 咽頭
- 喉頭

下気道
- 声門
- 気管
- 気管支
- 右肺

食道
肺尖
左肺
肺底
横隔膜

b. 気管支と肺胞

終末細気管支
肺動脈
肺静脈
肺胞管
肺胞
肺胞嚢

c. 肺胞の構造

酸素
二酸化炭素
Ⅱ型肺胞上皮細胞
基底膜
血管内皮
赤血球
Ⅰ型肺胞上皮細胞

○**図 7-1　呼吸器の構造**

る。**Ⅱ型肺胞上皮細胞**は，**サーファクタント**（肺胞表面活性物質）を産生し，表面張力によって肺胞がつぶれてしまうことを防いでいる。

　なお，肺胞と肺胞上皮細胞を**肺実質**❶，肺実質のすきまを満たす結合組織性の細胞などを**肺間質**という。

▍胸膜

　胸膜とは，両肺の表面をおおう 2 枚の薄い膜である。この 2 枚の膜のすきまは腔になっていて，これを**胸膜腔**という（○ 145 ページ，図 7-12-a）。胸膜腔には，胸水とよばれる漿液が約 5 mL 含まれており，なめらかに呼吸運動ができるようになっている。

3　呼吸とその調節

　呼吸運動は，胸骨・肋骨・肋軟骨・椎骨で構成される胸郭が拡大・収縮し，胸郭の内部の空間（胸腔）にある肺がそれに合わせて拡大・収縮することによって行われる。胸郭のこの運動は，横隔膜を含めた周囲の筋によるもので

▢ **NOTE**
❶このように，その臓器に固有の機能を発揮している細胞の集合を実質という。

あり，吸息時には胸郭が広がって肺に空気が吸い込まれ，呼息時には胸郭が縮小して肺から空気が吐き出される。呼吸は無意識❶のうちに行われ，延髄・橋の呼吸中枢によって調節されている。

□ NOTE
❶呼吸筋は随意筋であるため，意識して調節することもできる。

1 換気

▌吸息

安静時の吸息はおもに，横隔膜が収縮して下降することによって行われる（▶図 7-2-a）。運動時などは外肋間筋・胸鎖乳突筋・斜角筋もはたらいて肺尖部を引き上げ，胸腔の容積をより大きくして呼吸機能の増強がはかられる。胸腔の容積が大きくなることで胸腔内圧❷が減少し，これによって空気が肺胞へと流入する。

▌呼息

呼息は，安静時には筋肉はほとんどはたらかずに受動的におこり，横隔膜が弛緩して上昇することで胸腔の容積が減少し，空気が呼出される（▶図 7-2-b）。運動時には，内肋間筋・内腹斜筋・外腹斜筋・腹直筋がはたらく。

□ NOTE
❷胸膜腔の内圧をさすが，臨床ではこのように表現されることが多い。

▌呼吸仕事量とコンプライアンス

吸息の際には，気道の抵抗に逆らって空気を肺に吸い込むという仕事と，肺がしぼもうとする力に逆らって肺を広げる仕事という 2 つの仕事が発生する。このときに呼吸筋が行う仕事量を**呼吸仕事量**とよぶ。

また，肺を広げる仕事量は，肺の動きやすさ（やわらかさ）の影響を受ける。肺，さらには胸郭の動きやすさは**コンプライアンス**とよばれ，肺がかたくなってコンプライアンスが低下すると，より大きな呼吸仕事量が必要になる。

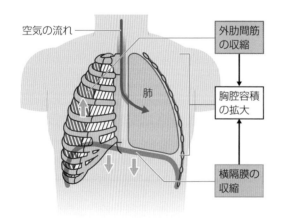

a. 吸息時

横隔膜が収縮によって下降することや，外肋間筋などのはたらきによって，肺尖部が引き上げられることで，胸腔の容積が大きくなる。これにより胸腔内圧が減少するため，肺に空気が入る。

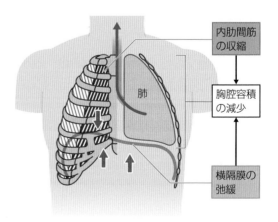

b. 呼息時

横隔膜が弛緩して上昇することや，内肋間筋などのはたらきによって，胸腔の容積は小さくなる。これにより，胸腔内圧が増加するため，肺から空気が出る。

▶図 7-2　換気のしくみ

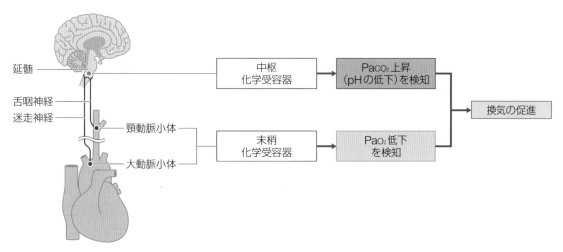

◎図 7-3　化学受容器による呼吸の調節
中枢化学受容器は $Paco_2$ の上昇（pH の低下）を検知して，換気を促進する。また，末梢化学受容器は Pao_2 の低下を検知すると，神経を介して延髄の呼吸中枢を刺激し，換気を促進する。

2　呼吸調節と神経系

　呼吸は，呼吸中枢によって支配されており，動脈血[❶]酸素分圧（Pao_2）・動脈血二酸化炭素分圧（$Paco_2$）・動脈血 pH などが一定の水準になるように，化学受容器による調節を受けている。化学受容器には，末梢化学受容器と中枢化学受容器がある。

　1 **末梢化学受容器**　末梢化学受容器には大動脈小体と頸動脈小体があり，いずれも Pao_2 を検知している（◎図 7-3）。Pao_2 が低下すると大動脈小体からは迷走神経の，頸動脈小体からは舌咽神経の刺激によって呼吸中枢が刺激され，換気を促進させる。

　2 **中枢化学受容器**　中枢化学受容器は延髄にある。脳脊髄液（◎ 257 ページ）の二酸化炭素分圧の上昇（pH の低下）を検知し，呼吸中枢を刺激して換気を促進させる。呼吸中枢を刺激する最大の要因は，中枢化学受容器からの刺激である。

3　肺胞におけるガス交換のしくみ

　肺における酸素と二酸化炭素のガス交換は，肺胞で行われる（◎図 7-4-a）。
● **二酸化炭素の排出**　肺動脈には，静脈血[❷]が流れている。この静脈血の二酸化炭素分圧は 46 mmHg である。一方，肺胞内の空気（肺胞気）の二酸化炭素分圧は 40 mmHg である。血液が肺毛細血管を通る間に，二酸化炭素はこの濃度差による拡散によって，血液から肺胞気に排出される。これにより，血液中の二酸化炭素分圧は 40 mmHg に減少する。
● **酸素の取り込み**　酸素は全身の組織の細胞で使われるため，静脈血中の酸素分圧は 40 mmHg と，酸素が少ない状態である。一方で，肺胞気の酸素分圧は 100 mmHg である。そのため，酸素は肺胞気から血液へと移動し，赤血球のヘモグロビンに結合する。ガス交換の結果，動脈血は肺胞気とほぼ

□ NOTE
❶動脈血
　肺で酸素化され，心臓から全身の動脈へ送り出される血液のことである。

□ NOTE
❷静脈血
　全身をめぐったあとの，酸素が少なく，かつ二酸化炭素の多い血液である。

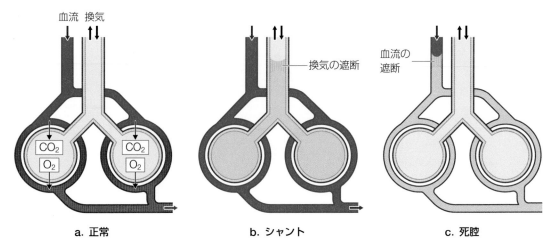

◎図 7-4　肺胞におけるガス交換と死腔・シャント
ガス交換を行うためには，換気と血流の 2 要素が必要である。(b)は肺胞の換気が行われていない場合(換気量の減少)で，(c)は血流が遮断されている場合(血流量の減少)であり，いずれもガス交換を行うことはできない。

等しい 96 mmHg となる。

4 換気血流比

　肺胞でのガス交換を効率よく行うためには，肺胞への血流の供給と，肺胞の換気のバランスをとる必要がある。肺胞における血流量と換気に影響を及ぼす因子として，シャントと死腔がある。

● **シャント**　動脈と静脈を直接つなぐ通路を**シャント**といい，正常な状態であっても，気管支動脈が細気管支を通過し，その一部が肺静脈に合流するなどの生理的シャントがある。また，肺胞の換気が不良な場合もシャントといえる(◎図 7-4-b)。シャントを経由して，ガス交換がなされないまま肺を通過した血液の量をシャント量という。

● **死腔**　気道のうちガス交換が行われない領域を**死腔**という。鼻腔から気管支までに滞留した空気はガス交換が行われないので，この部分は死腔である❶。肺胞への血流が遮断されるなど，毛細血管や肺胞が原因でガス交換が行われないときには，その肺胞も死腔となる(◎図 7-4-c)。

換気血流比

　肺循環の血流量($\dot{Q}$)に対する肺胞換気量($\dot{V}$)の割合をあらわしたものが，**換気血流比**($\dot{V}/\dot{Q}$)である❷。シャント量が増大する場合は $\dot{V}$ の減少といえるため，換気血流比は低下する。一方で，死腔が増大すると $\dot{Q}$ が減少するため，換気血流比は上昇する。肺胞におけるシャントや死腔によって，換気と血流のバランスがくずれた状態を**換気血流比不均等**といい，こうなるとガス交換が十分に行えなくなる。

　なお，肺動脈圧は大動脈圧の約 20 % と低いため，重力によって肺の血流分布は不均一になる。そのため，換気血流比は体位の影響を受け，立位では肺尖部よりも肺底部のほうが換気血流比が低い。また，仰臥位では背側に血流が多くなり，側臥位では下側の肺への血流が多くなるため，換気血流比は

NOTE
❶死腔

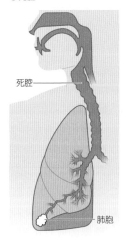

❷換気血流比の正常値
　1 に近いほど理想的であるが，正常値は 4(L/分)/5(L/分)=0.8 である。

それぞれ背側，下側のほうが低くなる。

5　呼吸器系の防御機構

　成人は，1日に約2万Lの空気を呼吸するといわれる。吸い込んだ空気には，有害な粒子であるほこりやすす，細菌，ウイルス，真菌などが含まれている可能性があるため，からだをまもる防御機構がはたらいている。

　呼吸器における感染防御機構には，物理的感染防御機構，神経学的感染防御機構，免疫学的感染防御機構，生化学的感染防御機構がある。これらの機構により，粒子状物質の多くは排出・排除され，肺胞まで届くのは，微小粒子状物質[1]などの直径が3〜5μm未満のものだけである。

　1 **物理的感染防御機構**　気道の細胞の表面には，口腔・鼻腔・咽頭・喉頭・気管・気管支などの粘膜からの分泌物である粘液がある。気道の異物は粘液でとらえられ，線毛で物理的に排出される。これを粘液線毛輸送系(粘液線毛クリアランス)という。この機構は，喫煙やウイルス感染のほか，先天性疾患[2]でも障害される。

　2 **神経学的感染防御機構**　くしゃみ反射・咳嗽反射(◎134ページ)などは，それぞれ，鼻粘膜・気管粘膜に刺激が加わったときにおこる反射である。異物の排出は，これらの神経系のはたらきによっても行われる。

　3 **免疫学的感染防御機構**　気道に分泌される粘液には抗体の一種であるIgA(◎49ページ，表3-2)が含まれており，病原体の排除にはたらいている。また，肺胞の上皮にはマクロファージがあり，病原体などの異物を貪食して排除している。

　4 **生化学的感染防御機構**　肺胞のサーファクタントには，マクロファージの貪食・殺菌効果を増強する生化学的な性質がある。

NOTE

[1]大気中に浮遊している大きさが2.5μm以下の粒子はPM2.5とよばれる。
[2]先天的な異常によって線毛運動が障害されるカルタゲナー症候群では，呼吸器系の易感染性を呈する。約半数で完全内臓逆位を生じる。

---

plus　血液ガス分析

　血液ガス分析とは，血液中に含まれる酸素・二酸化炭素の量や，血液のpHを測定する検査である。通常は動脈血を測定し，肺が正常に機能しているかどうかを判断する。

　また，血液ガス分析は，ガス交換の状態と，体内の酸・塩基平衡を調べるときにも行う。ガス交換能力の評価では，Pao_2や$Paco_2$，動脈血酸素飽和度(Sao_2)が指標となり，酸・塩基平衡の評価では動脈血pH，炭酸水素イオン(HCO_3^-)，ベースエクセス(塩基過剰，◎73ページ)などが指標となる(◎表)。なお，パルスオキシメータで計測される経皮的動脈血酸素飽和度(Spo_2)もよく用いられる。

◎表　血液ガスの基準値

項目	基準値
動脈血酸素分圧(Pao_2)	80〜100 mmHg
動脈血二酸化炭素分圧($Paco_2$)	35〜45 mmHg
動脈血 pH	7.38〜7.41
炭酸水素イオン濃度(HCO_3^-)	22〜26 mEq/L
ベースエクセス(BE)	−2〜2 mEq/L
動脈血酸素飽和度(Sao_2)	95%以上
経皮的動脈血酸素飽和度(Spo_2)	96%以上

B　呼吸困難と呼吸不全

1　呼吸困難

　呼吸困難とは，息苦しいなどの呼吸を不快に感じる主観的な感覚と定義される。呼吸困難は，化学受容器への刺激，呼吸運動の異常，中枢神経系の異常などによって引きおこされる。患者の主観的な訴えのほかに，頻呼吸や動脈血酸素飽和度（SaO_2）の低下などのバイタルサインの変化，起座呼吸（◖112 ページ），発作性夜間呼吸困難❶などによって客観的に確認できることもある。

　呼吸困難は，気道や肺などの呼吸器の疾患のほか，循環器や運動器の疾患によっても引きおこされる（◖表 7-1）。ほかに腎疾患，貧血，代謝疾患，精神・神経疾患なども要因となる。

　呼吸困難は，急性呼吸困難と慢性呼吸困難とに分けられる。

　□1□**急性呼吸困難**　数時間から数日間の経過で発症する呼吸困難をいう。重症・重篤な疾患の場合が多く，アレルギーや急性声門下喉頭炎（仮性クループ）などによる喉頭浮腫や，気管支喘息などによるものは緊急の対応を要する。

　□2□**慢性呼吸困難**　1 か月以上にわたって生じる呼吸困難で，歩行に困難が生じたり，重症な場合は会話や衣服の着脱といった簡単な動作にも息切れを自覚したりする❷。

□NOTE
❶発作性夜間呼吸困難
　睡眠中に突然に呼吸困難を呈する病態で，気管支喘息やうっ血性心不全が原因であることが多い。

□NOTE
❷慢性呼吸困難の重症度の評価にはヒュー＝ジョーンズ分類，MRC 息切れスケールなどがある。

2　呼吸不全

　呼吸器の障害などによって，PaO_2 と $PaCO_2$ に異常が生じると，生体が正常な機能を営むことができなくなり，PaO_2 が 60 mmHg 以下になった状態を**呼吸不全**という。低酸素血症・高二酸化炭素血症により，呼吸困難・頻呼

◖表 7-1　呼吸困難の原因となる疾患などの例

おもな原因	疾患など
気道の障害	・喉頭浮腫 ・気管支喘息 ・慢性閉塞性肺疾患（COPD） ・気道の異物（食物・吐物など）
肺や胸腔の障害	・肺水腫 ・自然気胸
心機能の低下	・うっ血性心不全
呼吸筋の障害	・重症筋無力症 ・筋萎縮性側索硬化症（ALS）

吸・頻脈・チアノーゼなどがあらわれる。

　呼吸不全にいたる機序には，換気不全(肺胞低換気)と，ガス交換不全があり，その両方が原因となっていることもある。

● **換気不全**　**換気不全**は，換気が不十分となることでおこる。そのため，静脈血の酸素化と，静脈血からの二酸化炭素の除去の両方が障害される。換気不全を引きおこす代表的な原因として，気管支喘息(● 141 ページ)と肺気腫(● 142 ページ)がある。肺胞と血液の間でのガス交換は障害されていないため，人工呼吸によって換気量を増やせば回復する。

● **ガス交換不全**　**ガス交換不全**は，肺胞と血液の間でのガス交換が障害されることによっておこる。酸素の取り込みに比べて二酸化炭素の排出のほうが早いため，おもな病態は低酸素血症である。ガス交換が不十分になる原因には，換気血流比不均等や拡散障害，シャントの形成などがある。

◆ 急性呼吸窮迫症候群

　細菌性肺炎やウイルス性肺炎などの肺感染症や敗血症では，サイトカイン(● 47 ページ)などの放出が増加する。サイトカインなどが肺の血管に作用すると，血管透過性が亢進して，血管内の水分が肺胞に移動する。この状態が**肺水腫**であり，肺胞腔内が液体で満たされてしまう。

　びまん性[1]に急速に発症すると，肺胞では正常に換気が行われなくなり，呼吸不全となる。この病態を**急性呼吸 窮 迫症候群** acute respiratory distress syndrome(**ARDS**)という。

NOTE
❶局所的・部分的なものではなく，比較的に均一に，全体的に広がっていることをいう。

C 呼吸器系の防御機構の障害

　前述したように，呼吸には病原体などの異物を排出する機構がある。ここでは，それらの防御機構がかかわる病態について述べる。

1 喀痰と咳嗽

1 喀痰

　喀痰(痰)は，呼吸器でつくられた粘液と，剝離した細胞や異物からなる。白血球や上皮細胞などを含むために透明～黄色の色調で，通常は鼻汁(鼻漏)を除くと，気管壁などから吸収されるか嚥下される。しかし，量が多くなると，次で述べる咳嗽によって排出される。

　喀痰は，その性状によって漿液性・粘稠性・膿性・血性に分けられる。この性状の差は，喀痰が生じる原因となった病態および原因疾患の違いによる(●表 7-2)。

　意識障害がある場合や，脳に障害がある場合，弱い咳き込みしかできない場合，または寝たきりの高齢者や神経筋疾患患者などのように嚥下機能・呼

○表 7-2　喀痰の性状と原因疾患

名称	性状	原因疾患の例
漿液性痰	さらさらで透明	急性上気道炎
粘稠性痰	ねばりけがあり，白濁・緑・黄	急性気管支炎，細菌感染
膿性痰	さらにねばりけが強く，かたい。黄・緑が多いが，血性の場合もある	肺炎，慢性気管支炎の急性増悪，気管支拡張症
血性痰	点状，線状，泡状の血液がまざる	気道損傷，肺がん，肺結核，気管支拡張症

吸機能が低下している場合には，痰が喀出できないことがある。そのときは，気道閉塞につながらないように，吸引によって取り除く必要がある。

2 咳嗽

　咳嗽(咳)は，気道粘膜への刺激や異物を除去しようとする防衛反応であり，肺内の空気を急速に呼出する反応である。迷走神経の刺激による反射によっておこる❶。咳嗽の性状によって湿性咳嗽と，乾性咳嗽に分けられる。

　1 湿性咳嗽　気道の炎症や，アレルギー，慢性閉塞性肺疾患(COPD，○142ページ)などの喀痰を発生させる感染性・炎症性の疾患により生じる喀痰を伴う咳嗽である。

　2 乾性咳嗽　冷気や乾燥した空気，異物の吸入，自動車の排ガスなどの大気汚染物質やタバコ煙による化学的刺激により生じる喀痰を伴わない咳嗽である。自然気胸(○145ページ)なども原因となる。

2 呼吸器感染症

　病原体が防御機構をのりこえ，気道に侵入して増殖すると，炎症がおこる。これが呼吸器感染症であり❷，咳嗽・喀痰・発熱・胸痛・呼吸困難などの症状を生じる。

1 上気道炎

　上気道炎とは，ウイルスや細菌などが上気道に入り，粘膜に付着・侵入し，増殖することによって発症する炎症のことをいう(○図 7-5-a)。原因の 8〜9割はウイルスである❸。

plus	感冒（かぜ症候群）

　上気道や太い気管支が急性の炎症をおこす疾患を総称して感冒(かぜ症候群)とよぶ。一般的な感冒の原因に対する有効な薬剤はなく，治療は対症療法を行う。なお，インフルエンザはかぜ症候群の一種であるが，一般的な感冒と比較して全身症状が強い。

NOTE
❶ 1 回の咳には 2 kcal 程度を消費するため，咳嗽が続くと体力を消耗する。

NOTE
❷ 2019 年以降，世界的に流行している新型コロナウイルス感染症(COVID-19)も呼吸器感染症の 1 つである。
❸ ライノウイルス，コロナウイルス，RS ウイルス，インフルエンザウイルスなどが原因となる。

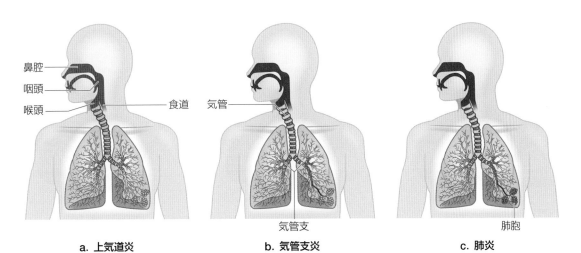

鼻腔
咽頭
喉頭
食道
気管
気管支
肺胞

a. 上気道炎　　　　　　b. 気管支炎　　　　　　　c. 肺炎

○図 7-5　呼吸器の炎症の部位
呼吸器の炎症は炎症がおこる部位によって上気道炎, 気管支炎, 肺炎に分類される。

　炎症によって分泌の亢進と炎症部位の腫脹がおこるため, 鼻汁・鼻閉（鼻づまり）・咽頭痛（のどの痛み）・咳嗽・喀痰といった呼吸器の症状がみられる。また, 発熱・悪寒・頭痛・倦怠感（けんたいかん）などの全身症状もあらわれる。軽症なものから, 40℃近くの高熱が出たり, 症状が長引いたりする場合など, さまざまである。

2　気管支炎

　気管支にウイルスや細菌などが入り込み, 炎症をおこした状態が**気管支炎**である[1]（○図7-5-b）。

　気管支炎には, 咳嗽や喀痰などの呼吸器の症状を引きおこし, 数日から数週間でおさまる**急性気管支炎**と, それ以上にわたって症状が続く**慢性気管支炎**がある。急性気管支炎の大半は, ウイルスやマイコプラズマなどによる感染症である。慢性気管支炎の原因は百日咳菌や結核菌, 緑膿菌などの感染症のほか, 慢性閉塞性肺疾患（COPD）などがある。

　気管支の炎症が慢性的に続くと気管支壁が肥厚することに加え, 気管支内では喀痰が増加するため, 気道が閉塞される。

3　肺炎

　肺胞の炎症を**肺炎**という（○図7-5-c, 7-6）。症状として発熱や咳嗽がみられるほか, 炎症によって気道内分泌が増えるため, 喀痰をみとめ, 重症になると呼吸困難をおこす。炎症が胸膜に波及すると, 胸痛を伴うことがある。

◆ 感染による肺炎

　肺炎は感染によって引きおこされることが多い。そして, その感染がどの病原体によるものかによって病態や治療が異なる。
　病原体の推定や治療方針の決定には, 感染までの経緯が重要であり, 次の

NOTE
[1]ウイルス感染や細菌感染のほか, ガスや微粒子などの刺激が原因になることもある。

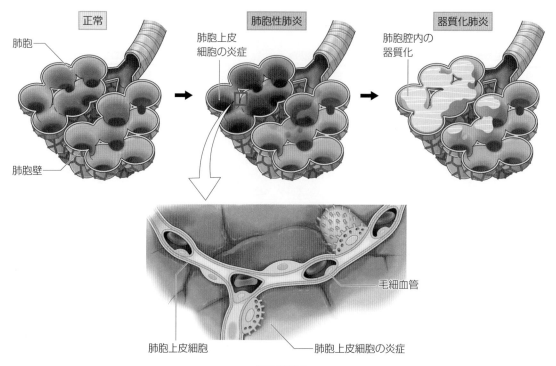

a. 肺胞性肺炎

肺胞上皮細胞に炎症がおこる病態であり，長引くと肺胞内などに肉芽組織があらわれる器質化肺炎となる。

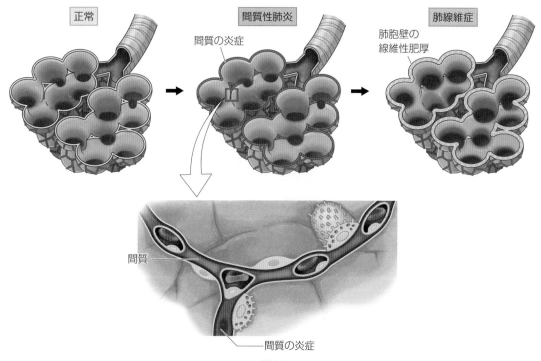

b. 間質性肺炎

肺の間質に炎症がおこる病態で，肺胞壁が線維性の肥厚にいたると肺線維症（●143ページ）となる。

◗図 7-6　肺炎の分類

ように分類される。

　1 **市中肺炎**　院外で感染し発症した肺炎をいう。

　2 **院内肺炎**　入院後 48 時間以上たってから発症した肺炎をさす。院内肺炎では薬剤耐性菌(● 20 ページ)であるメチシリン耐性黄色ブドウ球菌(MRSA)の割合が高い。

　3 **医療・介護関連肺炎❶**　長期療養型病床群や介護施設に入所している人や，90 日以内に病院を退院した患者，介護を必要とする高齢者・身体障害者，継続的に透析や抗菌薬・抗がん薬・免疫抑制薬などの治療を受けている患者にみられる肺炎である。誤嚥を原因とする誤嚥性肺炎や，治療によって免疫機能が低下しておこる感染などが含まれる。

　これらのほかに，人工呼吸器による治療のために気管挿管を行ってから 48 時間以内に生じた肺炎をとくに**人工呼吸器関連肺炎** ventilator-associated pneumonia(**VAP**)という。また，ヒト免疫不全ウイルス(HIV)感染症などによる易感染状態(● 51 ページ)の患者におこる肺炎もある。

NOTE
❶医療・介護関連肺炎
　患者が多くみられることから，近年注目されている。NHCAP(nursing and healthcare-associated pneumonia)ともよばれる。

◆ 誤嚥性肺炎

　誤嚥(● 158 ページ)によって，食物や逆流した胃内容物，口腔内の細菌が気道内に入り込むことで生じた肺炎を**誤嚥性肺炎**とよぶ。

　誤嚥には，むせなどの反応がおこる顕性誤嚥と，気づかないうちに鼻腔・咽頭腔・口腔の分泌物を誤嚥する不顕性誤嚥がある。このうち，誤嚥性肺炎の原因になりやすいのは不顕性誤嚥である。また，右主気管支のほうが左主気管支よりも太く短く，下降する傾斜が急であるため，誤嚥すると異物は右肺に入りやすい。そのため，誤嚥性肺炎は右肺下葉におきやすい。

　誤嚥をおこしやすい人は，口腔の機能不全も併発していることが多い。そのため，口腔内の細菌が増えており，誤嚥によって細菌が大量に気道に入り，肺炎にいたる。とくに高齢者は，口腔の清浄化機能が減衰していることに加え，咳嗽反射・嘔吐反射が弱まっているため，誤嚥性肺炎の危険性が高い。肺炎により死亡した 70 歳以上の患者の多くが誤嚥性肺炎によるものである。したがって，誤嚥性肺炎の予防のためには，嚥下機能を強化することだけでなく，口腔ケアが重要となる。

　近年では認知症との合併例が多くみられ，認知症状の進行とともに誤嚥の症状も進行することがわかってきている。

◆ 間質性肺炎

　感染や誤嚥を原因とする肺炎は，一般的に肺胞の内側に炎症がおこるが，肺間質に炎症および線維化がおこる病態もあり，**間質性肺炎**とよばれる(● 図 7-6)。間質性肺炎は，拘束性換気障害(● 142 ページ)をもたらす代表的な疾患で，肺活量❷が低下し，ガス交換の効率も低下する。

NOTE
❷肺活量
　最大限の吸息から，最大限の呼息を行ったときに呼出される空気量をいう。

4 肺膿瘍

　歯肉炎患者や口腔衛生状態がわるい者が，口腔内分泌物を誤嚥すると，炎

症がおこり，1〜2週間かけて組織の壊死を引きおこし，膿瘍（● 10ページ）が形成される。それにより，膿瘍で満たされた空洞性病変が生じたものが**肺膿瘍**である。その後，膿瘍が気管支内に破裂し，その内容物は喀出され，空気および液体で満たされた空洞が残る。

　嫌気性細菌が病原体であることが多いが，約半数では嫌気性細菌と好気性細菌の両方が関与する。持続性の咳嗽，発熱，発汗，および体重減少がみられる。

5 肺結核

　肺結核は，結核菌 *Mycobacterium tuberculosis* を含んだ空気中の粒子（飛沫核）を吸入し，感染することで生じる疾患である[1]。

　結核菌の感染経路は空気感染であり，患者が咳嗽や歌唱などによって飛沫を拡散させると，結核菌を含んだ直径5μm程度の飛沫核が飛散する。過密状態で換気が不十分な密閉空間では，この飛沫核は室内気に数時間浮遊する。このような空間で長期間，結核菌を含む飛沫核に曝露されることで感染が広がる。

　なお，結核菌に感染しても発病するとは限らず，感染者のうち発病するのは10〜15％である。

● **結核による病変**　肺へと吸い込まれた結核菌は肺胞内で感染巣（初感染巣）を形成し，リンパ管を経て肺門部リンパ節へと広がる。これらをあわせて初期変化群とよぶ。

● **粟粒結核**　**粟粒結核**は，結核病巣が血管をおかし，血流に入って結核菌が全身に播種した場合に発生する血行性全身性結核である。肺以外には骨髄が最もよくおかされるが，あらゆる部位に発生しうる。

3 胸膜炎

　胸膜に炎症がおきた状態が，**胸膜炎**である。胸膜炎を生じると滲出液（● 15ページ）が増えて胸膜腔に貯留することが多い。胸膜腔に液体が貯留することは，胸水貯留（● 143ページ）とよばれる。

　胸膜炎の原因には，結核やそれ以外の細菌の感染症，がんなどがあり，それぞれ結核性胸膜炎，細菌性胸膜炎，がん性胸膜炎という[2]。このほか，膠原病や薬剤も原因となる。

　また，細菌感染などに伴い膿性の胸水が貯留することがあり，これを膿胸（● 144ページ）という。

NOTE
[1]肺に空洞性病変を有する結核患者は，他者への感染性がとくに高い。そのような患者と濃厚に接触する医療従事者は，感染のリスクが高くなる。

NOTE
[2]悪性腫瘍や感染症が原因となることが多く，がん性胸膜炎と結核性胸膜炎で全体の60〜70％を占める。

D 換気の障害

1 換気障害の分類

　気道が閉塞すると空気の通過障害をきたし，換気障害を引きおこす。原因として，食物などの異物のほか，腫瘍や舌根沈下❶などがある。

　このような物理的な閉塞に加え，気道における空気の通過と肺胞の拡張が円滑に行われない場合も，換気が障害されることになる。気道が狭窄・閉塞されるなどで気流が制限されることによる換気障害は，**閉塞性換気障害**とよばれ，肺胞の拡張が阻害されることによりおこる換気障害は**拘束性換気障害**とよばれる。これらの換気障害は，1秒率と%肺活量により分類することができる（◐図7-7）。なお，1秒率と%肺活量のどちらも低下した場合は，混合性換気障害とよばれる。

● **1秒率**　最大限の吸息位から最大限の努力で一気に吐き出した空気量を努力性肺活量（FVC）❷とよぶ。この肺活量のうち最初の1秒間で呼出した量を1秒量（FEV_1）とよび，1秒量が努力性肺活量の何%に相当するかを示すのが1秒率（FEV_1/FVC❸）である。1秒率が70%未満の場合，閉塞性換気障害が疑われる。

● **%肺活量**　肺活量は性別・年齢・身長などによって変化するが，予測式によってその人の予測肺活量を算出することができる。その人の実際の肺活量が，その予測肺活量に対してどの程度であるのかを百分率で示したものが%肺活量（%VC）である。%肺活量が80%未満の場合は，拘束性換気障害

□**NOTE**

❶**舌根沈下**
　舌の筋肉群が弛緩するとその根部が気道を閉塞する。

□**NOTE**

❷肺活量などの換気機能はスパイロメータによって測定する。
❸FEV_1%と表記することもある。

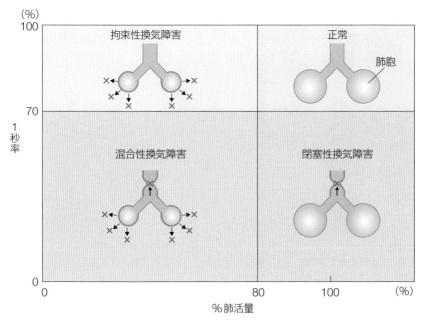

◐**図 7-7　換気障害の分類**

が疑われる。

2　閉塞性換気障害

1　閉塞性換気障害の病態生理

　呼息時には，胸郭が縮小して胸腔内圧が上昇し，それにより気道が縮小する。そのため，炎症や腫瘍などによって気道が狭窄されていると，肺からの気流が制限されて呼出がむずかしくなり，呼吸困難となる（◯図7-8）。このようにして呼出がしにくくなり，1秒率が70%未満へと低下した状態が閉塞性換気障害である。

● **口すぼめ呼吸**　閉塞性換気障害では，多くの空気を急いで呼出しようとすると，より胸腔内圧が上昇して気道が圧迫され，息を吐きにくくなる。それを避けるために，閉塞性肺疾患の患者には，口をすぼめてゆっくり息を吐く**口すぼめ呼吸**を指導する（◯図7-9）。なお吸息時は，胸郭が拡大して胸腔内圧が減少するため，気道は圧迫されない。そのため，吸息時は肺への気流の制限が強くなることはない。

● **閉塞性肺疾患**　閉塞性換気障害を引きおこす疾患は閉塞性肺疾患❶と総称され，後述する気管支喘息と慢性閉塞性肺疾患（COPD）などがこれに含まれる。

▭NOTE
❶気管支拡張症でも喀痰などによる気道の閉塞がみられた場合は，閉塞性肺疾患の範疇に含まれる。

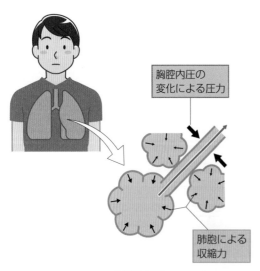

a. 正常な肺胞
呼息時は胸腔内の陰圧が低下するため，気管支がつぶれる方向に力がはたらく。しかし，正常な肺胞には収縮力があるため，気管支が閉塞することはなく，呼息が行われる。

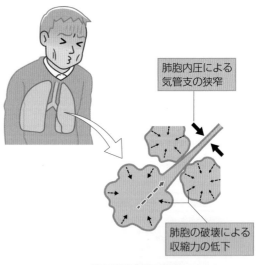

b. 閉塞性肺疾患の場合
肺胞の構造がこわれると収縮力が失われるため，胸腔内の陰圧の低下に伴って気管支が圧迫され，狭窄が生じる。

◯**図 7-8　閉塞性肺疾患の病態生理**

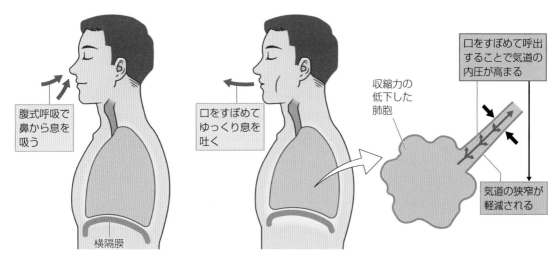

◉図 7-9　口すぼめ呼吸

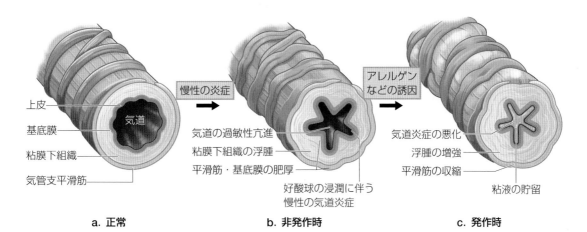

◉図 7-10　気管支喘息の病態生理

2　気管支喘息

　気管支に慢性の炎症が生じると，アレルゲンとなる塵芥・ダニなどや，寒冷といった刺激に対する反応性が増大する（気道過敏性の亢進）。そのため，健康な人では問題にならないような刺激であっても，発作性に気管支の収縮が生じ，気道が狭窄する喘息発作が生じる（◉図 7-10）。

　しかし，この気流制限は，気管支拡張薬で改善するため可逆性である（可逆性気流制限）。また，炎症は局所的ではなく気道に広く生じ，多数の好酸球の浸潤がみられる（好酸球性気道炎症）。

　気管支喘息は，この気道過敏性の亢進，可逆性気流制限，好酸球性気道炎症を特徴とする疾患である。喘息発作を誘発する刺激には，アレルゲンや寒冷・乾燥といった環境のほか，薬剤など，さまざまなものがある（◉表 7-3）。

　気管支の炎症が慢性化すると，気道内に分泌された粘液が貯留し，気道の内腔が狭くなる。さらに，気管支平滑筋の肥厚などの変化❶がおこり，気道

▤ NOTE
❶これを気道リモデリングという。

○表 7-3　気管支喘息の原因の例

種類	原因の例
アレルゲン	塵芥・ダニ, ペット
温度環境	寒冷・乾燥
刺激物	タバコの煙
薬剤	アスピリン
その他	不安・怒りなどの感情, 運動, 気道感染

そのものが狭小化していく。

　症状には, 呼吸困難, 胸部圧迫感, 咳嗽および喘鳴などがある。**喘鳴**とは, 呼息時にゼーゼー・ヒューヒューといった高音が連続して聞こえるもので, 気道の狭窄により呼息をしづらくなることで生じる。

　気管支喘息では, 気道の狭小化および肺の換気血流比不均等が生じる結果, 肺胞の酸素分圧が低下し, 二酸化炭素分圧が上昇する。重症の場合, 低酸素血症や高二酸化炭素血症が悪化して, 呼吸性アシドーシスおよび代謝性アシドーシス(● 73 ページ)❶が生じ, 心停止にいたる可能性がある。

3　慢性閉塞性肺疾患

　長期にわたりタバコの煙など❷を吸入すると肺に炎症がおこり, 末梢気道の狭窄を引きおこす。炎症は, 末梢気道に加えて肺胞壁の破壊も引きおこすため, 肺胞でのガス交換も障害される。

　これらが原因となり, 気流制限を伴う慢性の気管支炎が不可逆性に進行した病態が, **慢性閉塞性肺疾患** chronic obstructive pulmonary disease(**COPD**)である。COPD の症状は湿性咳嗽および呼吸困難であり, 重症例では体重減少, 気胸, 頻回の急性増悪による入院, 右心不全などを合併する。

● **肺気腫**　肺胞壁が破壊される病態を**肺気腫**という。肺気腫では, 肺胞どうしの融合がおこり, 肺胞は収縮力を失う。これにより, 呼息時に肺胞が収縮しにくくなるとともに, 気道が閉塞しやすくなる。また, 肺の過膨張や, 呼息を終える前に次の吸息が始まる現象が生じる。

● **肺性心**　COPD などにより低酸素血症となると肺の血管が収縮し, 肺血管抵抗が増大する。すると, 代償のために右心室からの拍出力が高まるため, 右心室の負荷が高まり, 最終的には右心不全の病態にいたる。このようにしておこる心疾患を**肺性心**という。

3　拘束性換気障害

1　拘束性換気障害の病態生理

　拘束性換気障害とは, %肺活量の低下で定義されているように, 肺が正常に膨張できないなどで肺活量が減少する病態であり, 肺の線維化などのさま

□NOTE
❶呼吸性アシドーシスがおこるほか, 酸素不足により解糖系が亢進し, 乳酸が生じることで代謝性アシドーシスもおこる。

□NOTE
❷タバコの煙以外にも大気汚染物質や職業性の粉塵なども危険因子となる。

◎表 7-4　拘束性換気障害の病態生理と疾患などの例

原因	おもな病態生理	疾患などの例
肺	コンプライアンスの低下	・間質性肺疾患（間質性肺炎，肺線維症） ・塵肺 ・肺結核
	容量の減少	・肺がん ・肺の一部の切除後
肺以外	胸壁や胸膜の障害	・胸膜炎 ・気胸
	胸郭の運動の障害	・筋萎縮性側索硬化症（ALS）などの神経筋疾患 ・肥満

ざまな原因でおこる。拘束性換気障害をもたらす疾患の代表的なものは間質性肺炎である。

　拘束性換気障害の原因は，肺そのものに病変がある場合のほか，胸膜の障害や胸郭の運動障害といった肺以外の病変によるものもある（◎表 7-4）。

2 肺の病変による拘束性換気障害

◆ 間質性肺疾患

　肺の間質の炎症および線維化を基本とする疾患を総称して**間質性肺疾患**とよび，間質性肺炎や肺線維症などが含まれる。アスベスト（石綿）が原因となる塵肺のように原因が特定できるものもあるが，原因が特定できないものも少なくない。

●**間質性肺炎**　間質性肺炎は，間質での炎症が慢性化して線維化し，肺のコンプライアンスが低下することで肺活量が低下した状態である。間質性肺炎は，膠原病などの全身性の疾患に伴い発症することもあるが，原因が不明なものもある。これを特発性間質性肺炎とよび，指定難病である。

●**肺線維症**　肺胞に生じた炎症によって肺胞に細胞外基質が沈着し，線維化が進行し，肺胞壁が肥厚した状態をさす（◎図 7-11）。

◆ 肺がん

　肺がんは肺の病変であり，肺の容量の減少により拘束性換気障害をもたらすが，これについては後述する（◎147 ページ）。なお，肺がんの発生部位によっては閉塞性換気障害をもたらすこともある。

3 肺以外の病変による拘束性換気障害

◆ 胸腔の障害

▌胸水貯留

　胸膜腔内において液体が貯留した状態を**胸水貯留**という。貯留する胸水は濾出液または滲出液によるものに分類され，それぞれ産生される機序が異

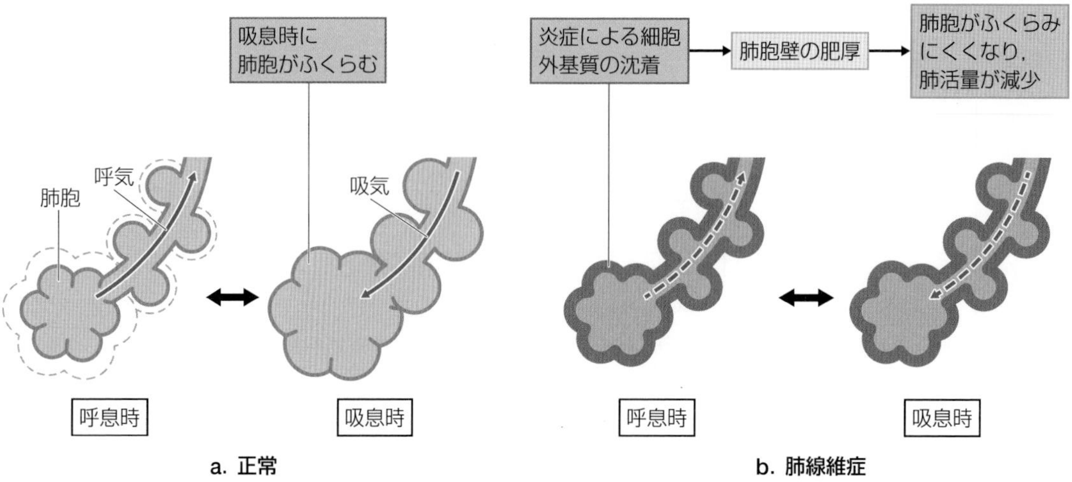

○図 7-11　**肺線維症の病態生理**
肺線維症では，肺胞壁が肥厚することで，肺胞が拡張しにくくなり，その結果肺活量が減少する。

なる（○ 15 ページ）。

● **濾出液による胸水貯留**　胸水は，胸膜の毛細血管と胸膜腔における静水圧[1]と膠質浸透圧の差によって生じる。心不全によって毛細血管の静水圧が高まったり，肝硬変などによる低アルブミン血症によって血漿膠質浸透圧が低下したりすると，濾出液が生じ，胸水が増加する。

● **滲出液による胸水貯留**　肺炎，悪性腫瘍，肺塞栓症，ウイルスや細菌の感染などにより，毛細血管の透過性が亢進すると，毛細血管から胸膜腔へ血漿タンパク質を含む成分の滲出をきたすことで胸水が生じる（○図 7-12-a，b）。すなわち，胸膜炎（○ 138 ページ）による胸水は滲出液によるものである。

胸水が貯留すると，肺胞での換気が低下し，拡散障害をきたす。そのため，呼吸機能が低下し，重症化すると呼吸不全にいたる。胸水を体外に排出するためには，胸腔穿刺や胸腔ドレナージが必要となる。

● **乳び胸水・血胸・膿胸**　胸膜腔には，濾出液・滲出液以外にも，乳びや血液，膿が貯留することがあり，いずれも呼吸運動の障害となる。

　1 **乳び胸水（乳び胸）**　下半身と左上半身のリンパ管を集める胸管は，胸部を通る太いリンパ管である。小腸のリンパ管（乳び管）からのリンパ液には，乳び[2]が含まれており，胸管を経由して静脈に合流する。外傷や腫瘍により胸管が損傷を受けると，乳びが胸膜腔に漏出し，乳び胸水をおこす。

　2 **血胸**　外傷や，大動脈・肺動脈などの破裂によって，胸膜腔内に血液が流入することで生じる。

　3 **膿胸**　胸膜腔内に膿が貯留した状態である。肺炎や，開胸手術，肺・肝臓・横隔膜下の膿瘍の際に生じることがある（○図 7-12-c）。

■ **気胸**

通常であれば空気が存在しない胸膜腔内に空気が貯留し，肺の虚脱をきたす病態が**気胸**である（○図 7-12-d）。肺の虚脱は肺の容量の減少をもたらすため，換気障害をきたす。

□ NOTE
❶静水圧
　液体の重量によって生じる圧力のことである。

□ NOTE
❷乳び
　小腸で吸収された脂肪はカイロミクロンとなってリンパ管に入る。このリンパにはカイロミクロンが大量に含まれており，乳白色となるため，このようによばれる。

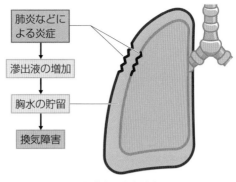

a. 正常な肺

b. 胸膜炎と胸水貯留

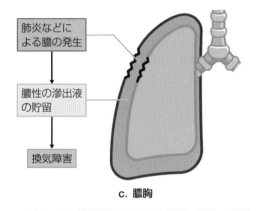

c. 膿胸

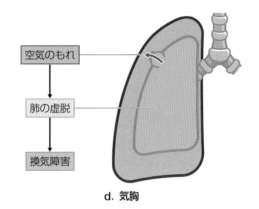

d. 気胸

◉**図 7-12　胸膜炎による胸水貯留・膿胸・気胸**

　気胸のうち，外傷によらないものを**自然気胸**とよび，外傷によるものを**外傷性気胸**とよぶ。肺になんらかの基礎疾患がない自然気胸は**原発性自然気胸**とよばれ，肺胞壁が破綻することで生じたふくらみが破裂することによっておこる。このふくらみは肺尖部に生じることが多い。

　原発性自然気胸は，背が高くやせ型の 10 代から 20 代の男性に好発し，胸痛と呼吸困難をもたらす。発症には，喫煙や先天的な要因も関係する。

　気胸には，そのほかに，重症慢性閉塞性肺疾患や嚢胞性線維症などの肺の基礎疾患がある患者に発生する**続発性自然気胸❶**がある。

☐ NOTE
❶まれな続発性自然気胸の例として，胸腔内子宮内膜症が原因と考えられる月経随伴性気胸がある。

◆ 呼吸運動の障害

　呼吸運動を担う筋肉のうち，安静時の吸息にかかわるのは横隔膜と外肋間筋であり，横隔膜は横隔神経に，外肋間筋は肋間神経に支配されている（◉図 7-13）。

　呼吸筋の運動が障害されると，十分に空気を吸い込むことがむずかしくなり，肺活量が低下する。すると，動脈血中の酸素分圧が低下し，二酸化炭素分圧が上昇するようになる。このような状態が進行し，低酸素血症と高二酸化炭素血症が顕著になると呼吸不全になる。

　また，肺活量が低下すると，胸郭や肺のコンプライアンスが低下するため，胸郭や肺がかたくなり，さらに呼吸運動の障害が進む。

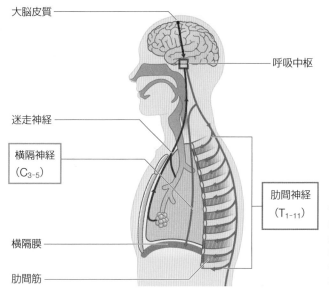

大脳皮質

呼吸中枢

迷走神経

横隔神経
（C_{3-5}）

肋間神経
（T_{1-11}）

横隔膜

肋間筋

◉図7-13 呼吸運動を支配する神経
呼吸運動を担う筋肉は，脳の呼吸中枢の制御を
受け，横隔神経と肋間神経に支配されている。
呼吸器からは迷走神経を通じて呼吸運動に伴う
伸展が呼吸中枢に伝えられ，呼吸運動が調節さ
れている。

● **筋萎縮性側索硬化症における呼吸障害**　筋萎縮性側索硬化症（ALS，◉
277 ページ）は運動ニューロンが変性・消失する疾患である。ニューロンが脱
落することによる呼吸筋麻痺と，肺のコンプライアンスの低下による呼吸仕
事量の増加によって，呼吸障害がおこる。そのため，ALS による呼吸障害
に対しては，陽圧換気による非侵襲的な呼吸補助と，気管切開による人工呼
吸器を用いた侵襲的な呼吸補助を行う。

E ガスの拡散障害

　肺胞の表面積および厚さ，肺毛細血管内の血液量などに異常がおこると，
肺の拡散能にその影響が及ぶ。
　肺気腫や肺線維症のように，広範囲に肺胞の構造が破壊される疾患では，
肺胞の表面積が減少したり，線維化によって肺胞の壁が厚くなったりするこ
とによって，肺におけるガスの拡散が障害される。また，肺血流量の減少を
引きおこす肺高血圧症や肺塞栓症でも，拡散障害が生じる。
　拡散障害により肺胞と肺毛細血管の間でのガス交換が不十分となると，低
酸素血症や高二酸化炭素血症にいたる。

F 肺の腫瘍による障害

　肺の細胞ががん化したり，ほかの臓器に発生したがん細胞が転移したりす
ることにより，肺や縦隔の組織にがんが生じることがある。

1 肺がん

肺がんの分類

肺がんは，気管支から肺胞までの上皮に発生する**非小細胞がん（腺がん・扁平上皮がん・大細胞がん❶**）と，神経内分泌腫瘍である**小細胞がん**に分けられる。肺がんの80％程度は非小細胞がんである。

肺がんの原因

喫煙は，肺がんの最も重要な危険因子である。そのほかにも，放射線や大気汚染物質などが危険因子となる。また，肺がん患者の一部は，*EGFR* 遺伝子などの遺伝子異常をもっており，このような遺伝子異常が，がん細胞の増殖に深く関与していることが知られている。

肺がんによる障害

腫瘍の浸潤に伴い，気道や気管支に炎症が引きおこされ，咳嗽・喀痰・血痰などの症状を生じる。また，肺がんそのものや，治療により肺を切除することで，肺容量が減少し，拘束性換気障害（◐ 142ページ）の原因となる。

肺門部に生じた腫瘍が増大すると，気管支の狭窄・閉塞が生じ，閉塞性換気障害（◐ 140ページ）が引きおこされ，またがんが生じる位置によっては無気肺（◐ column）や閉塞性肺炎❷を合併することもある。小細胞がんでは，がん細胞が分泌するホルモン様物質により，代謝障害や電解質異常が引きおこされる。

転移性肺がん

多くの臓器からの血流は，大静脈を経て肺にいたるため，肺はほかの臓器のがんからの転移が多く，転移性肺がんが生じやすい。肺に転移しやすいがんには，大腸がんや胃がん，乳がん，肝臓がんなどがある。

また，進行した肺がんや転移性肺がんが，肺内のリンパ管に充満し，がん性リンパ管症を引きおこすことがある。リンパ液のうっ滞により肺水腫（◐ 133ページ）となり，呼吸困難が生じる。

2 悪性胸膜中皮腫

悪性胸膜中皮腫は，胸膜をおおう中皮細胞ががん化して生じる。建材に含まれるアスベストの吸入が発生要因の1つとして知られている。

NOTE

❶非小細胞がんのうち，腺上皮や扁平上皮への分化がみられないものが大細胞がんである。

NOTE

❷気管や気管支に，なんらかの原因による通過障害が生じると，分泌物が貯留する。そこに感染が生じたものである。

> **column** 無気肺
>
> 　気管支の付近に肺がんがあった場合，それが大きくなるにつれて気管支が狭窄されていく。進行に伴い気管支が完全に閉塞されると，閉塞された気管支より末端側には空気が出入りできなくなり，換気障害がおこる。このように，なんらかの要因により気管と肺胞との間が遮断され，肺胞が虚脱している状態を無気肺とよぶ。がん以外にも，血液や喀痰による閉塞や，サーファクタントの減少などによっても肺胞が虚脱し，無気肺が生じる。

　壁側胸膜に腫瘍が発生すると，胸膜が肥厚する。腫瘍は胸膜にそって進展し，やがて肺全体を取り囲むよろい状の腫瘍となる。また，浸潤により胸水が貯留する。これらによって肺の拡張が障害されるため，拘束性換気障害により呼吸困難・呼吸不全をきたす。

G 肺循環の障害

1 肺梗塞

　肺につながる動脈が遮断され，組織に出血性の壊死がおこることを**肺梗塞**という。肺梗塞は次に述べる肺塞栓症の病態の 1 つである。

　肺梗塞がおこると，肺組織は虚血に陥り，進行すると壊死にいたる。肺は気管支動脈と肺動脈の 2 つの動脈から血液供給を受けているため，壊死にいたることはまれであるが，末梢領域では気管支動脈からの血行がない。そのため，この部位の肺動脈に閉塞がおこると肺梗塞にいたる。

2 肺塞栓症

　血栓などが肺動脈につまる疾患が**肺塞栓症**である（● 122 ページ）。症状として呼吸困難や胸痛があり，重症例では失神や心肺停止などがみられる。

　下肢の深部静脈にできた血栓に由来する深部静脈血栓症（● 122 ページ）が肺塞栓症の原因の 1 つであり，床上安静や凝固が亢進する血栓性疾患などがその要因となる。

　大きな血栓による塞栓は，次のような病態を引きおこす。
（1）換気の反射的な増加（頻呼吸）
（2）換気血流比（$\dot{V}/\dot{Q}$）不均等による低酸素血症
（3）心拍出量低下による混合静脈血❶酸素飽和度の低下
（4）肺胞の低二酸化炭素血症およびサーファクタントの異常による無気肺
（5）機械的閉塞および血管収縮による肺血管抵抗の増加

　また，主要な肺動脈が閉塞した場合，右心室圧が上昇し，急性の右心不全（● 111 ページ）などによって突然死にいたることがある。

□NOTE
❶混合静脈血
　身体各部から還流し，右心室内で混合された静脈血をさす。

---

column 減圧症

　地下水の多い地下での土木工事などの際，水の流入を防ぐために内圧が高くなるように設計された作業空間を潜函という。潜函内で作業する人や，スキューバダイビングをする人は，高圧の環境下で呼吸をしている。この状態から急に大気圧に戻ると，血中にとけていた窒素が気泡となり，血管に塞栓をおこすことがある。これを減圧症（潜水病，潜函病）という。肺循環に塞栓が生じると重篤となりうる。

H 呼吸調節の障害

1 過換気症候群

　精神的ストレスを伴うできごとによって，肺胞での換気が過剰に引きおこされると，二酸化炭素の放出が亢進し，$PaCO_2$ が異常に低下する。$PaCO_2$ の異常な低下は呼吸困難を生じさせるため，患者は不安，興奮および恐怖のために頻呼吸となる。それにより，二酸化炭素の放出がさらに亢進するため血液の pH が上昇し，呼吸性アルカローシスとなる（◐ 73 ページ）。この病態を**過換気症候群**❶という。

　随伴症状として，胸痛や，末梢および口周囲の感覚異常，失神前状態または失神などがある。また，低リン血症および低カルシウム血症を引きおこし，指や腕の硬直などのテタニー（◐ 70，71 ページ）を示すことがある。

　なお，肺には明らかな異常はみとめられない。

NOTE
❶若年女性に多くみられるが，あらゆる年齢におこりうる。慢性におこる場合もある。

2 睡眠時無呼吸症候群

　10 秒間以上の無呼吸が，1 時間の睡眠中に 5 回以上みられる病態を**睡眠時無呼吸症候群**という。その原因によって閉塞性と中枢性に分けられる。

　閉塞性睡眠時無呼吸症候群は，睡眠中に上気道の開存が不安定になり，咽頭が閉塞することによっておこる。上気道が狭くなるため，力を入れないと息を吸えなくなり，発作的な吸息がおこる。また，ガス交換の減少がおこるために，低酸素血症と高二酸化炭素血症となる❷。男性，肥満，舌根部および扁桃の肥大，短頸の患者におこりやすい。

　無呼吸によって頻回に睡眠が中断されるため，日中の過度の眠け，不穏状態❸，いびき，反復性覚醒および起床時の頭痛などの症状がみられる。また，高血圧・心房細動・心不全を併発したり，過度の眠けが原因となって自動車事故などをおこし外傷や死亡につながったりすることがある。

　中枢性睡眠時無呼吸症候群は，呼吸中枢の障害による換気運動の停止によっておこる。気道閉塞を伴わずに換気量が変化することが特徴で，高二酸

NOTE
❷治療には，持続陽圧呼吸療法（CPAP）などを行う。
❸**不穏状態**
　落ち着かず，じっとしていられないこと。

---

column　オンディーヌの呪い

　オンディーヌの呪いとは，ドイツに伝わる水の精霊オンディーヌの伝説である。オンディーヌがハンスという人間の騎士と禁断の恋に落ちたものの，結局はハンスに裏切られてしまう。そして，「裏切られた場合には相手を殺す」という精霊界との約束のため，ハンスが呪いをかけられるという物語である。その呪いは，「意識しなくてもできることが，意識しないとできなくなる」ため，「一度でも眠ると息がとまる」という

 もので，このため，眠ってしまったハンスは死んでしまう。

　医学的には，延髄の中枢化学受容器が障害されると，とくに睡眠時に呼吸機能が低下しやすい。この特徴がオンディーヌの呪いの伝説と共通するため，かつて米国の医学会での発表の際にこの逸話が紹介されたことがある。

化炭素血症であるにもかかわらず，換気が促進されない。原因となる疾患には，脳梗塞・脳炎などの中枢性病変や，甲状腺機能低下症などがある。

✏ work　**復習と課題**

❶ 呼吸器系の防御機構にはどのようなものがあるかあげなさい。

❷ 呼吸困難の定義と，原因および例について説明しなさい。

❸ 喀痰および咳嗽の種類と，その原因について説明しなさい。

❹ 肺胞性肺炎と間質性肺炎の炎症部位の違いについて説明しなさい。

❺ 閉塞性換気障害の病態生理を説明し，口すぼめ呼吸を指導する理由を説明しなさい。

❻ 気管支喘息の病態生理を説明しなさい。

❼ 慢性閉塞性肺疾患（COPD）の病態生理を説明しなさい。

❽ 拘束性換気障害の病態生理を説明し，代表的な疾患をあげなさい。

❾ 過換気症候群の病態生理を説明しなさい。

❿ 睡眠時無呼吸症候群の原因と症状についてあげなさい。

第 8 章

消化・吸収のしくみと
病態生理

A 消化管の構造と機能

1 消化管を構成する器官

　消化器は，管腔臓器（消化管）と実質臓器[1]からなる。管腔臓器は，口腔から始まり，食道・胃・小腸・大腸を経て肛門にいたるもので，消化・吸収・代謝・排泄の機能をつかさどる。実質臓器は，肝臓・胆囊・膵臓からなる。
　消化とは，食物が小さい分子に分解される過程のことである。消化は，咀嚼・混合・蠕動運動などの臓器の動きによる機械的消化と，消化酵素や胃液・胆汁などとの化学反応による化学的消化に分けられる。消化の結果，栄養素となった食物は消化管から血中へと移動する。この過程を**吸収**とよぶ。

NOTE
❶管腔臓器と実質臓器
　管腔臓器とは，管状や袋状になっている臓器・器官である。実質臓器は固形臓器ともよばれ，細胞が詰まっている臓器である。

1 口腔とそのはたらき

　口腔は，上下の口唇と，歯・舌・硬口蓋・軟口蓋・口峡・咽頭などによって構成されている。口腔では咀嚼による機械的消化とともに，口腔内に分泌される唾液による化学的消化も行われる。

▌唾液

　唾液には，消化酵素であるアミラーゼとともに，細菌の細胞壁を破壊する酵素であるリゾチームや，免疫グロブリンの一種のIgAなどが含まれているなど，消化や生体防御などの機能をもっている（○表8-1）。
● **唾液の分泌**　唾液は，1日に約1〜1.5 Lが分泌される[2]。分泌には日周のリズムがあり，午後3時ごろに最大となって，夜間の就寝時にはごく微量しか分泌されない。
● **唾液腺**　唾液腺は，口腔に唾液を分泌する外分泌腺である。唾液腺には大唾液腺（耳下腺・顎下腺・舌下腺）と小唾液腺（口唇腺・頬腺・舌腺など）があるが，大唾液腺からの分泌が，唾液分泌の90％以上を占める。大唾液腺

NOTE
❷明らかな刺激のないときに持続的に少量分泌される安静時唾液と，食事などの刺激によって分泌される刺激時唾液がある。

○**表8-1　唾液の機能**

作用	作用の例
物理的作用	• 潤滑作用：粘膜を唾液がおおうことにより，咀嚼・嚥下・発声を容易にする。 • 粘膜保護作用：ムチンという糖タンパク質の被覆により，各種の刺激から口腔粘膜を保護する。 • 洗浄作用：口腔内に入った微生物・異物・食物残渣などは唾液とともに嚥下され，胃液によって処理される。
化学的作用	• 消化作用：アミラーゼによってデンプンを消化する。 • 溶解作用：食物中の物質を溶解し，味覚の発現をたすける。 • 緩衝作用：酸・アルカリや，高温・低温の物質を希釈する。
生物学的作用	• 抗菌作用：リゾチーム・ペルオキシダーゼ・ラクトフェリン・ヒスタチン・IgAなどによる抗菌作用がある。
排泄作用	• 一部の薬物は血中から唾液に排泄されるため，血中濃度が減少する。

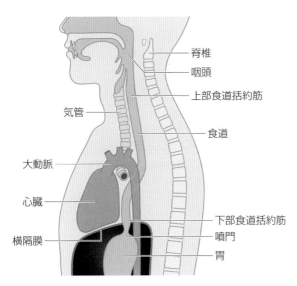

ラベル：
脊椎
咽頭
上部食道括約筋
気管
食道
大動脈
心臓
横隔膜
下部食道括約筋
噴門
胃

●図 8-1　食道の位置

からの唾液は管を経て口腔内に分泌されるが，小唾液腺からは直接，口腔内に分泌される。

2　食道とそのはたらき

　食道は，咽頭と胃をつなぐ全長約 25 cm，直径約 2 cm の管である。第 6 頸椎から第 11 胸椎間にある後縦隔の器官で，横隔膜を貫通して胃に通じている（●図 8-1）。

　口腔から咽頭へといたった食塊は，食道の蠕動運動（● 154 ページ）により胃へと輸送❶される。食道の上端と下端には括約筋があり，それぞれ上部・下部食道括約筋とよばれる。下部食道括約筋は，胃からの内容物が食道へと逆流するのを防いでいる。

3　胃とそのはたらき

　胃は，食道から続く囊状の器官❷である。胃の粘膜には胃腺が開口しており，主細胞・副細胞・壁細胞から構成されている。胃は次のような機能を担っている。

　⬚1 **胃酸・消化酵素の分泌**　壁細胞は胃酸（塩酸）を分泌する。この胃酸のはたらきにより，主細胞から分泌されるペプシノゲンは，タンパク質分解酵素であるペプシンとなる。

　⬚2 **粘液の分泌**　副細胞からは，糖とタンパク質からなるムチンを主成分とした粘液が分泌され，強酸である胃酸から胃そのものを防御している（● 157 ページ）。

　⬚3 **蠕動運動**　胃が蠕動運動をすることにより，胃の内容物は胃酸やペプシン，粘液などからなる胃液と混和され，攪拌（かくはん）される（● 156 ページ）。

　● **内因子のはたらき**　壁細胞からは，内因子とよばれる糖タンパク質も分泌される。ビタミン B_{12}❸は内因子と結合することで小腸から吸収されるよ

NOTE
❶寝転がったり，逆立ちしたりしても，食物は蠕動運動によって運ばれるため，食道を逆流することはない。また，たとえば宇宙船の中のような無重力の状態でも食物を胃に運ぶことができる。

NOTE
❷空腹時の胃は，50〜100 mL（握りこぶし 2 個分）の大きさである。大量に摂取すると 1.5 L のペットボトルくらいの大きさにふくらむ。

NOTE
❸ビタミン B_{12} は，核酸の合成や脂質・アミノ酸の代謝にかかわる。

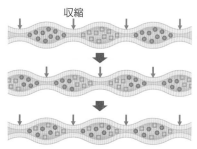

a．分節運動
同じ部分が収縮と弛緩を繰り返すため，
内容物は移動しない。

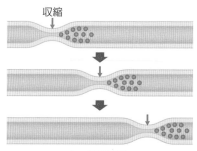

b．蠕動運動
収縮部位が口側から肛門側へと順に移動
するため，内容物は移動する。

◉**図8-2　分節運動と蠕動運動**

うになる。

4 小腸・大腸とそのはたらき

小腸

　小腸は，胃から続く 20〜30 cm の**十二指腸**と，そこから続く長さ 6〜7 m の管からなる。この管の上部約 2/5 を**空腸**，残りを**回腸**という。小腸では消化が行われるほか，栄養素・水分の吸収も行われる（◉ 157 ページ）。

大腸

　盲腸・結腸・直腸からなる**大腸❶**は，長さが約 1.6 m の管である。大腸ではおもに水分と電解質の吸収，便の形成が行われる（◉ 157 ページ）。

分節運動と蠕動運動

　小腸・大腸は，自律神経や消化管ホルモンなどのはたらきによって動きが調節されている。おもな動作に分節運動と蠕動運動がある。

　①**分節運動**　内容物を混和するための運動である（◉図8-2-a）。
　②**蠕動運動**　内容物を移動させるための運動である（◉図8-2-b）。

2 摂食・嚥下と嘔吐のしくみ

　食物を認識してから，胃の中へと送り込む一連の過程を**摂食**という。このうち，口腔内から咽頭，食道を経て胃の中に食塊が送り込まれる過程を**嚥下**（えんげ）という。

1 咀嚼と咀嚼運動

　咀嚼（そしゃく）とはかみくだくことであり，食物が摂取され，粉砕されながら唾液と混和され，食塊となるまでの一連の過程をいう。また，**咀嚼運動**は，食物が口腔内で嚥下が可能になるまでの下顎運動のことである。この運動には，歯・歯周組織・咀嚼筋・顎関節・舌筋・表情筋などが関与する。

▱NOTE
❶直径が 3〜4 cm である小腸に比べ，大腸は 5〜8 cm とひとまわり太い。

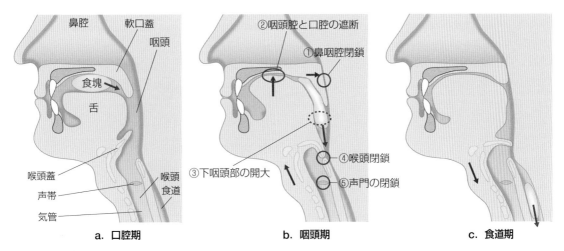

鼻腔　軟口蓋
咽頭
食塊
舌
喉頭蓋
声帯
気管
喉頭
食道

a. 口腔期

②咽頭腔と口腔の遮断
①鼻咽腔閉鎖
④喉頭閉鎖
③下咽頭部の開大
⑤声門の閉鎖

b. 咽頭期

c. 食道期

▷図8-3　嚥下の過程
口腔期(a)では，口腔内で食塊がつくられる。咽頭期(b)は，①軟口蓋の挙上による咽頭腔と鼻腔の遮断(鼻咽腔閉鎖)，②舌の後部挙上による咽頭腔と口腔の遮断，③舌根の前下方への移動による下咽頭部の開大，④咽頭の前上方への引き上げと喉頭挙上による喉頭蓋の下方回転(喉頭閉鎖)，⑤声門(声帯のヒダのすきま)の閉鎖による一時的無呼吸(嚥下性無呼吸)と進む。これらの結果，食塊は食道に入り，食道期(c)へと進む。

2　摂食の流れと嚥下のしくみ

　摂食の過程は，①先行期，②準備期[1]，③口腔期，④咽頭期，⑤食道期に分けられる。嚥下は，摂食の過程の③口腔期〜⑤食道期に相当する(▷図8-3)[2]。

　①先行期　視覚や嗅覚で食物を認識し，食物の性質などを判断する[3]。
　②準備期　口腔内に取り込まれた食物を咀嚼する。
　③口腔期　咀嚼によって食塊となった食物を咽頭へと運ぶ。自分の意思によって中断が可能なため，随意期ともよばれる。
　④咽頭期　食塊により舌根や咽頭が刺激され，嚥下反射が誘発される。このとき，下顎はわずかに後方に移動する。一度誘発されると中断はできない。
　⑤食道期　食道での蠕動運動により，食塊が胃へと送り込まれる。

▌咽頭の役割

　咽頭は，呼吸のために空気を鼻腔・口腔から気管に送り込む役割と，食塊を口腔から食道に送り込むという2つの役割をもつ。役割に応じて片方の交通が遮断される。

□NOTE
❶先行期は認知期ともよばれ，準備期は咀嚼期ともよばれる。
❷嚥下の反射中枢は延髄にあり，睡眠中も唾液の嚥下運動は行われている。
❸空腹感による食欲の発生や初見の食物に対する摂取可否の決定などには，大脳辺縁系が大きく関係している。

plus	**化学受容器引金帯**

　中枢神経系でありながらも，延髄の嘔吐中枢がある部位には血液脳関門(▷254ページ)がないため，血液中の化学物質が到達し，嘔吐を誘発する。嘔吐を誘発するこの領域は，化学受容器引金帯 chemoreceptor trigger zone(CTZ)とよばれる。抗がん薬などの副作用による嘔吐はCTZへの刺激でおこる。

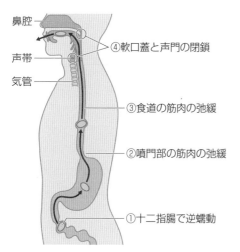

鼻腔

声帯

気管

④軟口蓋と声門の閉鎖

③食道の筋肉の弛緩

②噴門部の筋肉の弛緩

①十二指腸で逆蠕動

◎図 8-4　嘔吐のしくみ
十二指腸の内容物が嘔吐される場合，内容物は①〜④の機構によって逆流する。④により，肺や鼻腔へ内容物が入ってしまうことを防いでいる。

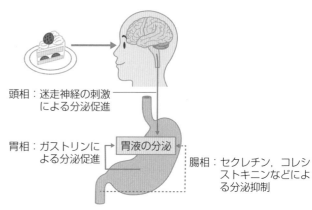

頭相：迷走神経の刺激による分泌促進

胃相：ガストリンによる分泌促進

胃液の分泌

腸相：セクレチン，コレシストキニンなどによる分泌抑制

◎図 8-5　胃液の分泌
胃液の分泌は頭相・胃相・腸相からなる。

3　嘔吐のしくみ

　胃や腸の内容物が強制的に吐き出される反射的運動が，**嘔吐**である（◎図8-4）。嘔吐は，上咽頭・舌下への刺激や，消化器疾患などでおこる。

　嘔吐は，舌咽神経や迷走神経の刺激により誘発され，胃・腸・食道・口腔・咽頭・横隔膜などの連携した動作により生じる。この一連の流れを**嘔吐反射**とよび，延髄にある**嘔吐中枢**によって統括されている。

3　消化・吸収と排便のしくみ

1　胃における消化と胃粘膜防御機構

▌胃における消化

　胃へと運ばれた食塊は，胃酸・粘液・ペプシノゲンなどを主成分とする胃液❶により分解される。また，胃壁の蠕動運動により攪拌される。こうして食塊はかゆ状となり，小腸へと輸送される。

▌胃液の分泌の調節

　胃液の分泌は，自律神経と消化管ホルモンによって，次の3相で調節されている（◎図8-5）。

● **頭相**　食物を見たり，食物のにおいをかいだり，食物を味わったりすることが刺激となり，迷走神経を介して胃液の分泌が促進される。

● **胃相**　食塊が胃に入ると，幽門部からガストリンとよばれる消化管ホルモンが分泌され，胃酸の分泌が促進される。

● **腸相**　かゆ状の液が十二指腸に到達すると，セクレチン・コレシストキ

▭ **NOTE**
❶胃液は1日1.5〜2L分泌される。

ニン・ソマトスタチンなどの消化管ホルモンが十二指腸から分泌され，胃液の分泌が抑制される。

胃の防御機構

　胃は，ペプシンや胃酸といった攻撃因子によって胃自身が消化されないように，防御機構をもつ。まず，副細胞からムチンを含む粘液が分泌され，胃粘膜の表面を保護している。また，胃壁からは，炭酸水素イオン（HCO_3^-，重炭酸イオン）も分泌されているため，粘液はアルカリ性となり，強酸である胃酸から胃粘膜をまもっている。

　このように胃の粘膜は，粘液や HCO_3^- といった防御因子が，ペプシンや胃酸といった攻撃因子よりも優位であることによりまもられている。

2 小腸・大腸での消化と吸収

　胃から十二指腸へと送られたかゆ状の液は，各種の消化酵素を含む膵液によって消化される。また，胆汁に含まれる胆汁酸によって脂肪の乳化が進む。

　小腸では，腸の上皮細胞にある酵素などでさらに消化が行われる。また，小腸では，糖質・タンパク質・脂質に加えて，ビタミン類の大半が吸収される。さらに，1 日約 9 L の水分❶が小腸に運ばれ，その約 90％が小腸で吸収される。

　小腸で消化・吸収された食物の残渣が大腸に輸送されると，1 日あたり約 1.2 L の水分と，電解質の吸収が行われる。大腸では消化はほぼ行われない。

NOTE
❶消化管から分泌される胃液・胆汁・膵液などは 1 日約 6〜7 L である。食塊の水分や唾液を合わせると，約 9 L になる。

3 排便のしくみ

　大腸で水分や電解質が吸収された食物残渣は，便として肛門から排泄される。便の状態は，食物残渣が大腸に滞在していた時間によってかわり，10 時間程度の短時間だと水様便に，100 時間といった長時間だとウサギの糞のようなコロコロした小さい硬便となる（● 167 ページ，図 8-8）。

　排便は，神経と筋の機能が複雑にからみ合って制御されている。通常，便は大腸の分節運動により粉砕混和され，下行結腸から S 状結腸に滞留されている。

　しばらく寝たあとに起立したり，食事をしたりすると蠕動運動が亢進し，便が直腸へと送られる。直腸に便がたまると，それが刺激となり，便意が生じる。排便の準備が整うと，内肛門括約筋・外肛門括約筋が弛緩し，腹圧と直腸の収縮により便が排出される。

B 摂食・咀嚼・嚥下の障害

1 摂食の障害

　摂取量や食べ方などといった食事に関連した行動の異常が続くことを**摂食**

障害とよび，食事の量が減少する神経性やせ症（神経性食欲不振症）と，食べすぎとなる神経性過食症・過食性障害がおもなものである。これらは精神障害の一種であるが，栄養の不足や過多などに伴う身体症状を合併する。

たとえば，摂食障害の約半数を占める神経性やせ症では，成人の場合，BMI❶が15未満の状態が続くと，低血圧や心拍数低下に加えて，腎機能障害や脳の萎縮もみとめられるようになり，生命の危機に瀕することもある。

NOTE
❶BMI
体格指数 body mass index の略で，体重（kg）÷身長（m）² で求められる。

2 咀嚼・嚥下機能の障害

咀嚼・嚥下機能の障害は，その原因を①器質的，②機能的，③心理的，さらには医療行為が原因となった④医原性の4つに分類することができる（▶表8-2）。

器質的原因には，先天奇形や腫瘍，外傷により，歯をはじめとする咀嚼器官が欠損することがあげられる。

機能的原因とは，運動障害により生じたものをさす。下顎・舌・口唇・頰・軟口蓋などの咀嚼器官の運動障害だけでなく，神経系の機能障害により咀嚼運動の制御が困難な場合にもおこる。三叉神経障害や舌下神経障害，パーキンソン病などの神経筋疾患や，脳血管疾患などが原因となるが，加齢に伴うこともある。

ほかにも，神経性やせ症といった心理的原因や，薬剤の投与や手術といった医療行為が原因となる場合がある。

◆ 誤嚥

食物などが誤って気管に入ることを**誤嚥**❷という。誤嚥は誤嚥性肺炎の原因になる（▶137ページ）。

● **誤嚥のしくみ** 嚥下の際には喉頭が閉鎖する（▶155ページ，図8-3-b）。しかし，神経筋疾患や加齢により喉頭部の機能が低下すると，嚥下時に喉頭の挙上が不十分となる。また，上部食道括約筋も機能不全をおこしやすくなる。これらが原因となり，喉頭の閉鎖が不十分となることで，本来ならば食道内へと流入すべき食塊が気管へと送られて誤嚥が生じる。

● **誤嚥を生じやすい食物の形状** 水のようにサラサラした液体は咽頭に落ちていく速度が速く，むせや誤嚥の原因になりやすい。そのため，誤嚥の予防には，とろみのあるもののほうが適する。

NOTE
❷それに対して，食物でない異物を誤って飲み込むことを誤飲（誤食）という。

▶表8-2 咀嚼・嚥下機能の障害のおもな原因

種類	例
器質的原因	先天奇形，腫瘍，外傷
機能的原因	脳血管疾患などによる運動機能の低下，筋力低下
心理的原因	神経性やせ症，認知症，うつ病
医原性の原因	薬剤の副作用，術後の合併症，経管栄養チューブ

3 唾液腺の障害

　前述したように，唾液には，消化以外にも，粘膜保護，洗浄，潤滑，緩衝，抗菌などの機能がある（ 152ページ，表8-1）。そのため，唾液腺の障害はさまざまな疾病を引きおこす。

　唾液腺の障害には，大きく分けて，唾液分泌の低下を引きおこすものと，唾液分泌の低下には直接かかわらないものがある。

1 唾液分泌の低下

　唾液腺の機能に異常が生じ，唾液の分泌が低下すると，口腔内が乾燥して**口腔乾燥症（ドライマウス）**にいたる。唾液分泌の低下による口腔乾燥症を伴う疾患として，シェーグレン症候群（ 58ページ），脱水，肝硬変，糖尿病，唾液腺腫瘍があげられる。また，加齢によっても生じる。

● **口腔乾燥症による影響**　口腔内乾燥症は，嚥下しにくくなったり，味覚異常をきたしたりするといった症状があらわれることで自覚される。ほかにも，口臭・齲蝕 が生じたり，感染症の原因となったりもする。

2 唾液腺の炎症

　ムンプスウイルスの感染が原因となる**流行性耳下腺炎**[1]では，唾液腺に炎症が生じ，腫脹・疼痛・発熱をおこす。唾液の分泌は低下しないが，睾丸炎や膵炎，髄膜炎などを引きおこす場合もある。

4 口腔内の障害

　細菌[2]や真菌，ウイルスの感染や，糖尿病などの疾病，歯科治療の際の補綴物の不適合，歯科用器具の不適切な使用などにより，口腔内に障害がおこることがある[3]。

1 口腔粘膜の障害

◆ アフタ性口内炎

　舌や口唇，歯肉などの粘膜におこる炎症を総称して**口内炎**とよび，接触による刺激で痛みを生じる。

　口内炎のうち，最も頻度が高いのが**アフタ性口内炎**である。アフタとは粘膜に発生した潰瘍のことである。ストレスや細菌・ウイルス感染，機械的刺激などが原因と考えられているが，不明なものが多い。

◆ 口腔カンジダ症

　副腎皮質ステロイド薬の内服や糖尿病などに伴う免疫機能の低下，唾液分泌の減少，および長期間の抗菌薬の服用などは，口腔内の微生物叢のバラン

NOTE

❶流行性耳下腺炎
　ムンプスともいい，「おたふくかぜ」ともよばれる。炎症がおこるのは，唾液腺のうち耳下腺の頻度が最も高い。

NOTE

❷口腔内には300〜500種類の細菌が常在している。
❸歯科用器具や遺伝性のアレルギーが原因の一端である扁平苔癬，単純ヘルペスウイルス1型によるヘルペス性歯肉口内炎などもある。

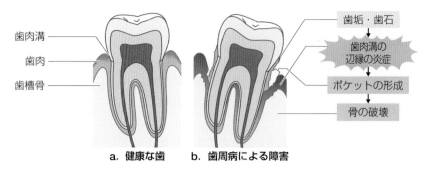

歯肉溝
歯肉
歯槽骨

歯垢・歯石
歯肉溝の辺縁の炎症
ポケットの形成
骨の破壊

a. 健康な歯 　 b. 歯周病による障害

○**図8-6 歯周病**

スをくずす要因になる。

　このバランスがくずれ，口腔内に常在している真菌のカンジダ-アルビカンス *Candida albicans* が，異常に繁殖することで引きおこされるのが**口腔カンジダ症**である。口腔の粘膜または舌に，偽膜性の白色病変❶が生じることが多いが，発赤を伴うこともある。

2 歯周の疾患

　歯肉溝❷の清掃が不十分であると，そこに歯垢（しこう）❸（プラーク）が蓄積し，多くの細菌が停滞することで，歯肉溝の辺縁が炎症をおこす。これにより，歯肉や歯根膜，歯槽骨が障害された疾患の総称が**歯周病**である（○図8-6）。炎症により歯肉溝が深くなったものを歯周ポケットといい，進行すると歯槽骨が壊死（えし）していく。

　歯周病は近年，心筋梗塞や動脈硬化，肺炎などの循環器疾患や呼吸器疾患，さらには早産などのリスク要因となりうることがわかってきた。また，糖尿病は歯周病を悪化させる大きな要因であることも明らかになっており，歯周病と関連する心筋梗塞などの発症予防とともに，歯周病それ自体の予防も重要となっている。

3 口腔がん

　口腔がんでは肉腫（○ 21ページ）はまれで，ほとんどは粘膜の上皮から発生する扁平上皮がんである。口腔がんには，口唇がん，舌がん，口底がんなどがあるが，舌がんが約40％を占めている。舌がんは，喫煙や飲酒のほかに，齲蝕や歯科治療に用いた金属などによる慢性刺激が発がんの一因になっているといわれている。

　口腔は，構音や摂食・嚥下，呼吸などの機能を担っているため，手術が行われる場合はこれらの機能の障害に対する援助が必要である。

NOTE
❶この病変はこするとはがれ落ちる特徴があり，痛みなどの自覚症状は少ない。

NOTE
❷**歯肉溝**
　歯と歯肉の間をさす。
❸**歯垢**
　歯垢は粘着性が強く，口腔洗浄剤程度では除去されない。そのため，ブラッシングなどで物理的に除去する必要がある。

5 食道の障害

1 食道の運動機能障害

　食道の運動機能障害による疾患として，アカラシアと胃食道逆流症がある。どちらも胃の内容物が食道に逆流することを防いでいる下部食道括約筋に障害❶がみられる疾患である。

◆ アカラシア

　アカラシアは，下部食道括約筋の弛緩不全と，食道の蠕動運動の障害によって，食道から胃への食塊の通過障害がみられる疾患である。食道の拡張がみられるとともに，嚥下困難や食道がつかえている感覚といった自覚症状をみとめる。

◆ 胃食道逆流症

　胃食道逆流症 gastro-esophageal reflux disease（**GERD**）は，下部食道括約筋の機能不全などにより胃酸が食道内に逆流し，胸焼けや呑酸❷，胸痛などの症状がみられる疾患である。

　GERD のうち，内視鏡検査で下部の食道の粘膜に障害がみとめられたものを**逆流性食道炎**という（◖表8-3）。それに対して粘膜障害がみられないものを非びらん性胃食道逆流症とよぶ。

2 食道がん

　食道がん❸の 95％が，扁平上皮細胞から発生する扁平上皮がんである。

　食道にがんが発生すると，早期には症状はないが，進行すると，飲食時に食物がつかえているような違和感や，体重減少などの症状があらわれる。早期は内視鏡下での切除による治療が行われるが，進行したときなどでは食道の切除といった外科手術が行われる。食道の切除後は，胃の食物の貯留機能が減少する場合が多い。

◖表8-3　胃食道逆流症

分類		胸焼け	粘膜の炎症
胃食道逆流症 （GERD）	逆流性食道炎	ある1)	ある
	非びらん性胃食道逆流症	ある	ない

1）症状のない無症候性逆流性食道炎もある。

C 消化・吸収における障害

1 防御機構の破綻

1 胃潰瘍・十二指腸潰瘍

　胃や十二指腸において，攻撃因子と防御因子の均衡が破綻し，攻撃因子が過剰となった場合，粘膜が欠損することで**消化性潰瘍**が発生する。これが胃におこった場合が**胃潰瘍**で，十二指腸に生じた場合が**十二指腸潰瘍**である。どちらも粘膜の欠損が，粘膜層の下にある筋層にまで進行している状態❶であり，出血や穿孔（◐ plus），狭窄を合併する。自覚症状として心窩部痛が多くみられ，胃潰瘍では食後に，十二指腸潰瘍では空腹時に生じる。

　消化性潰瘍の原因として多いのが，ヘリコバクター−ピロリ *Helicobacter pylori* の感染と，非ステロイド性抗炎症薬 non-steroidal anti-inflammatory drugs（NSAIDs）の服用である。前者では感染による炎症のために粘液の分泌が低下し，後者では胃の粘膜を保護するプロスタグランジンの産生が抑えられることで胃粘膜の防御機構の破綻をまねき，潰瘍が生じる。

▭ **NOTE**
❶急性の場合は，浅い不整形の潰瘍やびらんが多発する。慢性の場合は，円形で単発のことが多い。

2 胃炎

　胃に炎症を生じた状態を**胃炎**とよぶ。胃炎は，急激に発症し，胃の粘膜に浮腫・出血・びらん・発赤がみられる**急性胃炎**と，慢性的に胃の粘膜に炎症が生じている**慢性胃炎**に分けられる。

● **急性胃炎**　急性胃炎は，ストレスや NSAIDs の内服，食べすぎ・飲みすぎによって胃粘膜に急性の炎症が生じるもので，突発する心窩部痛や吐きけなどがみとめられる。**急性胃粘膜病変** acute gastric mucosal lesion（**AGML**）ともよばれる。

● **慢性胃炎**　ヘリコバクター−ピロリの感染などに起因しておこる。

3 機能性ディスペプシア

　胃や十二指腸に器質的疾患がないにもかかわらず，胃の痛みや胃もたれなどの心窩部の症状（ディスペプシア）を示すことがある。これを**機能性ディス**

---

plus	穿孔と穿通

　潰瘍や腫瘍などにより，腹腔内の管腔臓器に全層性に孔が空くことを穿孔という。内容物や細菌などが腹腔にもれ出てしまうため，腹膜炎の原因となる。一方で，管腔臓器に孔が空いたものの，周辺の組織・臓器によって被覆されている状態を穿通といい，内容物などはもれ出ない。

ペプシアという。この疾患が直接的に命にかかわることはないが，長期間症状が持続し，患者の QOL が低下することから問題となりやすい。

2 胃の機能喪失による病態

1 胃がん

　胃がんとは，胃粘膜の細胞がなんらかの原因でがん化し，無秩序にふえたものである。ヘリコバクター–ピロリの感染や塩分の過剰摂取，喫煙が胃がんの危険因子となる。

　早期の胃がんでは自覚症状はなく，進行に伴い心窩部の痛みや吐きけ，上腹部の違和感などの症状があらわれる。また，がんにより噴門部が狭窄されると嚥下困難が，幽門部が狭窄されると嘔吐が生じる。

　また，がん細胞が胃の周囲のリンパ節からリンパ行性に転移（◯ 22 ページ）し，左鎖骨上窩リンパ節転移（ウィルヒョウ転移）をおこしたり，血行性に門脈から全身に転移したり，腹膜に播種❶したりすることがある。

　治療は，腫瘍の切除が基本であり，腫瘍が小さく，リンパ節への転移がないときには，内視鏡下での胃粘膜の部分的な切除が行われる。この場合，胃の機能は温存され，生活に大きな支障はない。

　しかし，胃粘膜の部分的な切除では対処が困難な場合には，胃のすべて，または幽門側 2/3 程度の部分的な切除が行われることもあり，あわせて胃の周囲の迷走神経も切除される。これにより胃と迷走神経の生理的役割が減弱または欠如するため，さまざまな障害が出現する（◯図8-7）。このようにして生じた障害は胃切除後障害と総称され，ダンピング症候群や，ビタミン B_{12}・鉄・カルシウムの吸収障害などがある。

2 ダンピング症候群

　胃の切除により，胃液の分泌ならびに胃の貯留機能の低下・喪失が生じる。そのため，食塊は十分に処理されないままに急速に小腸に流入することになる。これによって引きおこされる病態が，**ダンピング症候群**である。

　□1 **早期ダンピング症候群**　胃液による希釈がされない，または不十分な

▭ NOTE
❶播種
　がんの転移の１つで，実質臓器または管腔臓器に生じたがんが，漿膜をこえて体腔内に広がる状態である。

---

plus	腹痛と急性腹症

　腹痛には，胃や腸などの消化器系の疾患に起因するものや，循環器疾患・泌尿器疾患・婦人科系疾患に起因するものがある。そのなかで，急激に発症し，激しい痛みを伴うものを急性腹症という。ショック症状を伴う場合もあり，早急に診断・治療が必要となることがある。たとえば，急性胆嚢炎のような臓器の炎症・感染，腸閉塞・イレウスのような腸の機能不全，虚血性の腸管障害によるものがある。生じる痛みは体性痛によるものと，内臓痛によるものがある（◯ 11 ページ）。

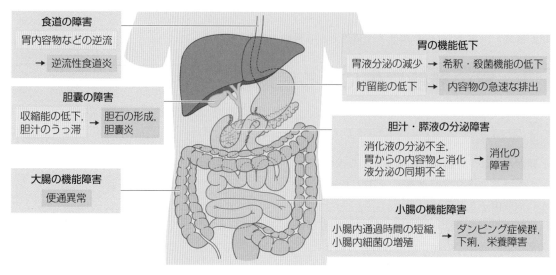

食道の障害
胃内容物などの逆流
　→　逆流性食道炎

胆嚢の障害
収縮能の低下，
胆汁のうっ滞　→　胆石の形成，
胆嚢炎

大腸の機能障害
便通異常

胃の機能低下
胃液分泌の減少　→　希釈・殺菌機能の低下
貯留能の低下　→　内容物の急速な排出

胆汁・膵液の分泌障害
消化液の分泌不全，
胃からの内容物と消化　→　消化の障害
液分泌の同期不全

小腸の機能障害
小腸内通過時間の短縮，　→　ダンピング症候群，
小腸内細菌の増殖　下痢，栄養障害

◉図 8-7　胃を部分切除した場合の障害の例
健常な胃では食塊は吸収されやすい形状に消化され，内容物は緩徐に放出される。一方で，胃切除によって機能が障害されると，内容物は吸収されにくい形状で急速に排出されてしまう。これにより，さまざまな障害がおこる。

状態のまま，通常よりも塩分濃度の高い食塊が小腸に流入すると，浸透圧によって体内の水分が腸内に流出する。すると，一時的に体液が減少するため，動悸・立ちくらみ・めまい・吐きけが出現する。食後 20〜30 分以内におこるこの病態を，**早期ダンピング症候群**という。

　②**後期ダンピング症候群**　摂取した糖質が貯留されずに小腸に急速に流れ込むと，一過性に高血糖となる。これに対してインスリンが過剰に分泌されると今度は低血糖となり，発汗・疲労感・立ちくらみなどが出現する。食後 2〜3 時間で出現するこの病態を，**後期ダンピング症候群**という。

　ダンピング症候群による症状を軽減するために，早期と後期のいずれも，1 回の食事の量を減らし，食事の回数を増やす食事療法が行われる。

3　ビタミン B_{12} と鉄の吸収障害

　胃を切除すると，壁細胞から分泌される内因子の減少により，ビタミン B_{12} の吸収が阻害されるようになる。その結果，巨赤芽球性貧血が引きおこされる（◉ 83 ページ）。また，胃酸の分泌の減少により鉄イオンの還元が阻害され，吸収量が減少するために鉄欠乏性貧血が生じる場合もある。

---

column　胃がん・胃潰瘍の減少

　胃がん・胃潰瘍の患者数は，1990 年ごろをピークに，1/3 以下にまで大きく減少している。近年における内視鏡検査・手術などの技術革新，プロトンポンプ阻害薬（PPI）などの治療薬の進歩に加え，ヘリコバクター−ピロリの除菌治療の研究が進んだことが背景にある。

4 カルシウムの吸収障害

　胃酸の減少や小腸の細菌叢の変化によって，カルシウムの吸収障害がおこる。加えて，脂肪の吸収障害によりビタミンDが不足し，骨を形成するためのカルシウムの沈着が障害される。そのため，胃の切除は骨粗 鬆 症(◎231ページ)の原因となる。

　なお，胃切除により小腸粘膜の乳糖分解酵素が十分に機能しなくなるため乳糖不耐症となり，牛乳などの乳糖を含む食物を摂取すると下痢をおこす。

5 その他の障害

　迷走神経が切除されることにより，胆嚢の運動が低下し，胆石が生じることがある(◎177ページ)。また，部分的な切除にともなう噴門の機能低下により，胃食道逆流症のほか，胃全摘出時には胆汁・膵液の逆流による炎症もおこる。

3 小腸・大腸の機能不全

　腸管が正常に機能しないと，腸内容物の通過障害や，腸内容物の性状の異常，栄養の吸収の異常などが生じる。

1 便秘

　十分な量の便を快適に排出できない状態を**便秘**という。また，便秘による症状によって，検査や治療が必要な場合が**便秘症**とよばれる。便秘の原因は器質性の原因と機能性の原因に分けられる。

　①**器質性便秘**　腫瘍などによる大腸の狭窄や，形態的な異常(巨大結腸症など)によるものなどがある。

　②**機能性便秘**　大腸が便を輸送する能力が低下する場合や，便がかたくなって排便困難になる場合がある。腸管の一部に痙攣性の収縮がおこる痙攣性便秘(◎167ページ，図8-8-b)や，蠕動運動が低下することによる弛緩性便秘がある。

2 下痢

　水分含有量の多い便を頻回に排泄することを**下痢**という。下痢が生じた原因によって，浸透圧性下痢，滲出性下痢，分泌性下痢，蠕動運動性下痢に分類される(◎表8-4)。実際には，これらが単独あるいは複合して下痢が引きおこされる。原因としては，ウイルス感染によるものが多い。

● **水様便と脂肪便**　また，便の成分に注目すると，水分が90％以上を占める**水様便**となる**水様性下痢**や，膵炎などによって脂肪の消化・吸収不全がおこり，脂肪が便中に多くなる**脂肪便**をきたす**脂肪性下痢**がある。

○表 8-4 下痢の種類と原因

下痢の種類	原因
浸透圧性下痢	腸管内の浸透圧が上昇することで，水分の吸収が減少するためにおこる。薬剤の服用などが原因となる。
滲出性下痢	腸管組織の障害によって水分が滲出するものである。感染や食中毒などが原因になっておこる。
分泌性下痢	腸管内での水分の分泌が増加することでおこる。コレラや病原性大腸菌の毒素などが原因となる。
蠕動運動性下痢	腸管の運動が亢進し，内容物が速く通過してしまうことにより，水分の吸収が減少することでおこる。過敏性腸症候群（○ 167 ページ）などが原因となる。

3 腹部膨満

　腹部膨満とは，ガス・内容物の胃や腸での貯留，腹水，腫瘍などが原因となり，客観的に腹部の膨隆がみられる場合をいう。
● **腹部膨満感**　腹部が全体的に，あるいは部分的にはった感じがする状態を**腹部膨満感**という。これは患者の訴えであり，腹部の膨隆がみとめられない場合もある。

4 腸管不全

　腸管不全とは，腸管が本来の機能を果たせていない状態である。腸管不全は，短腸症，腸管運動機能不全，腸管制御不全に大別される。いずれも，腸管から十分に栄養や水分を吸収できない場合は，中心静脈栄養による栄養の補給が行われる。

◆ 短腸症

　短腸症は，小腸の広範囲の切除や，先天的に腸管が短いために，腸管から栄養や水分が十分に吸収されない状態である。下痢・体重減少・脱水・栄養障害を引きおこす。

◆ 腸管運動機能不全

　腸管運動機能不全は，腸管の閉塞などがないにもかかわらず，運動機能が障害されている状態であり，腹部膨満や吐きけ・嘔吐，腹痛，腸管拡張などの症状をきたす。

◆ 腸管制御不全

　腸管の形態は正常でも，腸管粘膜の機能的な異常により，水様性下痢あるいは便秘と下痢を繰り返す病態が**腸管制御不全**である。原因が解明されないことも多い。

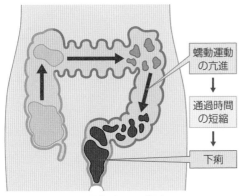

a. 下痢がおこる場合

大腸の蠕動運動の亢進により，内容物の通過時間が短くなる（蠕動運動性下痢）。これにより，水分を十分に吸収できなくなっておこる。

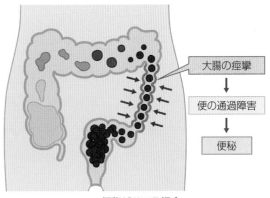

b. 便秘がおこる場合

分節運動が強すぎるために大腸が痙攣をおこし，腸管が細くなることで便が通過障害をおこす（痙攣性便秘）。便の水分が減少し，ウサギの糞のようにコロコロして小さくなる。

▶図8-8　過敏性腸症候群の病態生理

5 過敏性腸症候群

　過敏性腸症候群は，慢性的な腹痛と，下痢あるいは便秘などの便通異常がみられるものの，原因となる器質的疾患が明らかでない病態である（▶図8-8）。便秘型・下痢型・混合型・分類不能型に分けられる。

　ストレスによって発症・増悪する特徴がある。患者の苦痛を傾聴し，受容を促し，偏食や睡眠不足などは過敏性腸症候群の増悪因子であるため，これらの要因を除去するようにすすめる。

6 イレウス・腸閉塞

　器質的な異常はないものの，腸管の蠕動運動に異常をきたし，内容物の移動が障害された状態を**イレウス**とよぶ。一方，腸管が機械的・物理的に閉塞された状態を**腸閉塞**とよぶ[1]。いずれも，閉塞した部位より口側の部位に内容物が貯留し，腹部膨満や吐きけ・嘔吐，腹痛，排便・排ガスの停止などの症状があらわれる。

◆ イレウス

　イレウスはその原因によって，**麻痺性イレウス**と**痙性イレウス**に分けられる。

　[1] 麻痺性イレウス　腹膜炎や電解質異常，薬剤の副作用などにより，腸管が麻痺して蠕動運動が低下し，内容物が移動しなくなる（▶図8-9-a）。

　[2] 痙性イレウス　腹部打撲や結石発作，炎症などにより蠕動運動が亢進されておこるものである。腸管に痙攣性の収縮がおこり，内容物が移動しなくなる。

　疾患や薬剤が原因と考えられる場合は，原因となる疾患の治療や薬剤の中止が必要となる。

NOTE
[1]かつては腸閉塞も含めてイレウスとよばれることが多かった。しかし近年，これらを区別してよぶようになっている。

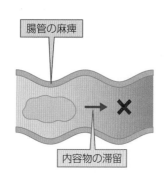

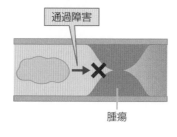

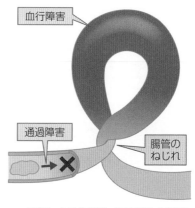

a. 麻痺性イレウス　　　　　　b. 腫瘍による単純性腸閉塞　　　　c. 捻転による複雑性（絞扼性）腸閉塞

○図 8-9　イレウスと腸閉塞

◆ 腸閉塞

　腸閉塞はその原因によって，**単純性腸閉塞**と**複雑性（絞扼性）腸閉塞**に分類される。

　[1]**単純性腸閉塞**　腸管内腔の閉塞のみで，腸管の血行障害は伴わない（○図 8-9-b）。腸管の屈曲・癒着・圧迫のほか，腫瘍や，回虫・寄生虫，胆石による閉塞がある。

　[2]**複雑性（絞扼性）腸閉塞**　腸管の閉塞に加え，腸管の血行障害を伴う（○図 8-9-c）。腸管のねじれによる腸軸捻転症，腸重積症，ヘルニアの嵌頓❶や腸間膜動脈血栓症などに起因する。急激に全身状態が悪化し，激痛・発熱・脱水・ショック状態・意識障害を引きおこすこともあり，緊急的な外科的手術が必要となる。

☐ NOTE
❶嵌頓
　はまり込んだ状態のことをいう。

4　吐きけ・嘔吐

　さまざまな原因により，延髄にある嘔吐中枢が刺激されると**嘔吐**がおこる（○ 156 ページ）。また，咽頭から前胸部，心窩部にかけて感じられる嘔吐がおこりそうな不快な感覚を**吐きけ**（**悪心**，**嘔気**）という。

●**吐きけや嘔吐の原因**　吐きけや嘔吐の原因は多岐にわたる。たとえば消化器疾患としては，腸閉塞や胃腸炎が代表的なものである。そのほか，頭部損傷や糖尿病性ケトアシドーシス（○ 224 ページ），抗がん薬といった薬物の投与なども原因となる。

●**嘔吐による随伴症状**　嘔吐の随伴症状には，嘔吐に先行しておこるものと，続発しておこるものがある（○表 8-5）。先行しておこる症状は，副交感神経の緊張により引きおこされる。また，嘔吐によって生じる，①胃液の消失による低塩素血症（低クロール血症）や代謝性アルカローシス（○ 74 ページ），②脱水などに注意が必要である（○ 65 ページ）。

◖表8-5　嘔吐による随伴症状

嘔吐に先行しておこる症状	嘔吐に続発しておこる症状
• 顔面蒼白 • 唾液分泌の亢進 • 気管・気管支の分泌量増加	• 発汗の促進 • 心拍数の増加 • 横隔膜の攣縮 • 呼吸運動の乱れ

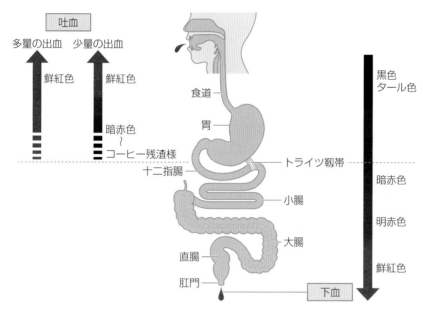

◖図8-10　吐血・下血の原因となる部位と色調の例

十二指腸を固定しているトライツ靱帯より上部からの出血が吐血の原因となる。下血は，上部消化管からの出血と下部消化管からの出血の可能性がある。出血部位によって排出された血液の色調は変化する。

5　消化管出血

　なんらかの理由で消化管からの出血がおこると，口腔または肛門から血液が排出される。肉眼的に明らかな出血と確認できる状態で，血液が口腔から排出されることを**吐血**[1]，肛門から排出されることを**下血**という（◖図8-10）。なお，歯肉・舌・鼻腔の出血により口腔から血液が排出されることもあるが，これらは吐血とはいわない。

1　吐血

　食道・胃・十二指腸といった上部消化管からの出血が吐血の要因となる。
● **血液の色調**　胃や十二指腸からの出血では，ヘモグロビンが胃酸によって変化して，黒色（コーヒー残渣様[2]の色調）の吐血となるが，大量出血の場合は鮮紅色となる（◖図8-10）。
● **出血の原因**　出血の原因には，胃潰瘍・十二指腸潰瘍（◖162ページ），急性胃炎（◖162ページ），食道静脈瘤・胃静脈瘤[3]（◖122ページ），食道がん・胃がん（◖161，163ページ），マロリー–ワイス症候群などがある。

☐ NOTE

[1] 呼吸器からの出血が口腔から排出された場合は喀血という。

[2] コーヒー残渣とは，コーヒーをいれたあとにペーパーフィルタに残っているコーヒーの粉のことをさす。

[3] おもに肝硬変を原因とする門脈圧亢進症（◖175ページ）により，食道や胃に静脈瘤ができる。この静脈瘤が破裂すると大出血となる。

◆ マロリー-ワイス症候群

嘔吐の際には腹腔内圧が急激に上昇し，この圧力は食道にもかかる。激しい嘔吐を繰り返すと，それによって，食道と胃の接合部の粘膜下層まで裂傷がおこり，粘膜下層の動脈から出血する。この病態を**マロリー-ワイス症候群**とよび，吐血はみられるが，胸痛や腹痛を伴わないことが特徴である。

誘因としては飲酒が最も多く，アルコールが下部食道括約筋をゆるめることによっておこる。

2 下血

下血はすべての消化管からの出血が原因となる（◉図8-10）。下血の原因には，痔，大腸ポリープ・大腸がん，小腸・大腸の憩室出血・憩室炎，虚血性・薬剤性・感染性の腸炎，炎症性腸疾患，上部消化管疾患などがある。
●**便の色調**　血液は胃酸を主とした消化液によって，鮮紅色から黒色（タール色）へと変化する。口に近い上部消化管からの出血が肛門へと流れるときは，腸管内通過時間が長くなることで，**タール便（黒色便）**が排泄される。そのため，出血部位が肛門に近くなってくるに従い，鮮紅色が保たれた状態で排泄され，これを**血便**とよぶ。血便は粘液のまじった**粘血便❶**と，粘液のまじらない**鮮血便**に分類される。

◆ 痔

痔は，肛門からの出血の原因として最も多い疾患である。痔は，病態によって痔核（外痔核・内痔核）・裂肛・痔瘻に分類され，その約半数は痔核である（◉図8-11）。内痔核と裂肛で鮮血便がみられる。

◆ 大腸ポリープ・大腸がん

ポリープとは，粘膜表面に生じた限局性の隆起性病変のことであり，それが大腸の粘膜に生じたものが**大腸ポリープ**である。多くの場合は無症状であるが，大きくなると下血がみられることもある。大腸ポリープは，その組織形態により腫瘍性と非腫瘍性に分けられる。

NOTE
❶粘血便はおもに細菌や赤痢菌の感染，潰瘍性大腸炎やクローン病といった炎症性疾患に多くみられる。

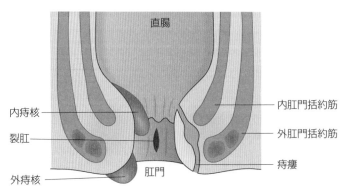

◉図8-11　痔の分類と特徴

　大腸がんには，正常な粘膜から生じた腺腫が悪性化してがんになったものと，腺腫の状態を経ずにがんになったものがある。

　大腸ポリープと大腸がんはいずれも，便潜血反応❶で陽性となって発見されることも多い。大腸がんでは手術によって大腸を切除し，人工肛門(ストーマ)が造設されることがある。

●**ポリポーシス**　ポリープが多数(一般的には 100 個以上)みられる疾患を**ポリポーシス**という。**家族性大腸腺腫症**では，大腸がんの発症リスクが高いため，予防的に手術を行うことがある。

◆ 小腸・大腸の憩室出血・憩室炎

　消化管の内圧によって，強度が弱いところが外側に向かってポケット状にくぼみを形成したものを**憩室**❷という。大半は後天性のもので，大腸と十二指腸に好発する。腸内部の圧力の上昇と，加齢による腸管壁の脆弱化が主要な原因である。

　憩室に穿孔が生じると，腸内細菌が腹腔に放出されて炎症がおこったり，出血を伴ったりすることがある。

◆ 虚血性腸炎・薬剤性腸炎・感染性腸炎

　次のような要因で消化管に炎症がおこった場合にも出血がみられる場合がある。

　① **虚血性腸炎**　塞栓症や血栓症，循環血液量の減少によって腸管の血流が遮断された状態である(● 183 ページ)。

　② **薬剤性腸炎**　薬剤のなかには腸炎を誘発❸するものがある。とくに，非偽膜性腸炎は下痢・腹痛に加えて出血を伴うことがある。

　③ **感染性腸炎**　食品や水を介してウイルスや細菌に感染❹した場合におこり，発熱・下痢・腹痛に加えて出血を伴うことがある。

◆ 炎症性腸疾患

　腸管に慢性の炎症を引きおこす原因不明の疾患を総称して**炎症性腸疾患**とよび，潰瘍性大腸炎およびクローン病のことをさすことが多い。**潰瘍性大腸炎**は，主として大腸に浅い炎症が生じる。それに対して**クローン病**は，小腸と大腸が好発部位ではあるが，口から肛門にいたるすべての消化管に炎症や潰瘍が生じうる。どちらも原因は不明であるが，免疫反応の異常によるものといわれている。

　潰瘍性大腸炎では，下痢に加え血便がみとめられる。クローン病では炎症が生じた部位によって症状は異なるが，腹痛と下痢が特徴的な症状である。療養にあたっては，暴飲・暴食をせず，油の多い食事や，刺激のある香辛料などを避ける必要がある。

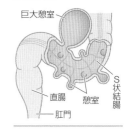

D 肝臓・胆嚢の機能とその障害

1 肝臓の構造

　肝臓は身体の右側，横隔膜の下辺に位置し，横隔膜・胃・十二指腸・横行結腸・右腎に接している（◖図 8-12）。腹腔内では最大の臓器で，重さは約1,200 g ある。

　肝臓は，血流量が豊富で再生能力も高く，大部分を切除しても，残存量が1/7 程度あれば生命の危機は免れるといわれている。

1 門脈と肝動脈

　肝臓に出入りする血管には，肝動脈・肝静脈に加え，**門脈**とよばれる静脈がある（◖図 8-12-a）。門脈は，左胃静脈・上腸間膜静脈・下腸間膜静脈・脾静脈などが集まったもので，消化管で吸収された栄養を肝臓に運んでいる[1]（◖ 96 ページ，図 6-1）。

　肝臓の裏側には，肝門とよばれる肝臓への入り口があり，門脈と肝動脈はそこから入っている。門脈血に酸素はほとんど含まれていないが，豊富に酸素を含んでいる肝動脈血と肝臓内でまじり，類洞（類洞毛細血管，◖図 8-12-b）へと送られる。

◻NOTE
[1]肝臓へ流入する血液量の約 80％は門脈血であり，肝動脈が占める割合は約20％である。

2 肝小葉

　肝小葉は，肝細胞が約 50 万個集まった組織であり，肝臓の構造の単位になっている（◖図 8-12-b）。

　六角柱の形状をしている肝小葉の中央には中心静脈が通っており，それを肝細胞索が放射状に取り囲んでいる。六角柱のかどには，小葉間動脈や小葉間胆管，リンパ管，末梢神経などを束ねているグリソン鞘があり，これによって肝小葉は区画されている。

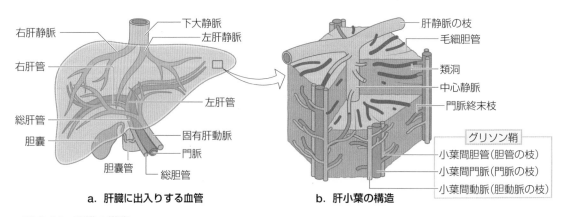

a. 肝臓に出入りする血管　　　b. 肝小葉の構造

◖**図 8-12　肝臓の構造**

2　肝臓の機能

　小腸で吸収されたグルコースやアミノ酸などの栄養素，さらには薬物を含むその他の物質は，門脈を経て肝臓に入る。肝臓は，これらの物質の代謝の場であり，また有害な物質を処理する場でもある。さらに，物質の貯蔵や，胆汁の生成・分泌の場でもある。

1　代謝

　肝臓では，栄養素が分解・合成されて別の成分へと変換される。
● **グルコースの代謝**　血糖値が高いときには，グルコースはインスリンの刺激を受けてグリコーゲンに変換され，肝臓内に貯蔵される。血糖値が低くなったときはグルカゴンの刺激で逆の反応がおこり，血中にグルコースが放出される。
● **タンパク質の合成**　アルブミン・グロブリンや，フィブリノゲンなどの血液凝固因子といった血漿タンパク質は，肝臓でアミノ酸から合成される。
● **コレステロールの合成**　細胞膜やホルモンを構成する成分となるコレステロールの合成といった脂質の代謝にかかわる。

2　解毒

　アルコール飲料から吸収したエタノールや，アミノ酸の分解により生じた尿素などの有毒物質は，肝細胞で無毒化される。また，小腸で吸収された薬物は肝臓に運ばれ，一定量が分解される。

3　胆汁の生成

　赤血球の破壊に伴って合成されるビリルビン(● 178 ページ)や，コレステロール，胆汁酸などから胆汁が生成される。胆汁は胆嚢に流入する。

4　貯蔵

　前述のグリコーゲンのほか，鉄や一部のビタミンの貯蔵にかかわる(● 83 ページ)。

3　胆嚢の構造と機能

　胆嚢は肝臓の右側の真下にあり，膵臓との間に位置する。洋ナシのような形状で，容積 30〜50 mL の袋状の臓器である。
● **胆道**　肝臓で生成された胆汁は，肝臓内の胆管に入り，肝臓の外の肝管へと流れ出る。肝管から胆嚢管を経て胆嚢へと入った胆汁は，そこで約5倍に濃縮され，貯蔵される。胆嚢から出た胆汁は，胆嚢管から総胆管へと流れ出たのち，十二指腸に開口するファーター乳頭(大十二指腸乳頭)部で排出される。この胆汁の通路を**胆道**❶とよぶ。

NOTE

❶臨床では，胆道のうち肝臓の内部にあるものを肝内胆管，肝臓の外にあるものを肝外胆管とよぶことがある。

▊ 胆嚢からの胆汁の分泌

十二指腸の粘膜に食物中の脂肪酸が接すると，消化管ホルモンのコレシストキニンが分泌される。コレシストキニンは胆嚢を収縮させ，貯蔵されていた胆汁が十二指腸へと排出される。食後1時間ほどで胆汁の分泌が始まり，2〜5時間後に分泌量は最も多くなる。

4 肝臓の障害

前述のように，肝臓は代謝や解毒などの多くの機能を担っているため，肝細胞の障害によりその機能が減少・喪失すると，さまざまな症状が引きおこされる。ここではまず，肝炎や脂肪肝といった肝細胞が障害される疾患を述べたあと，それにより生じる肝機能障害について述べる。

1 肝臓の障害を引きおこす疾患

◆ 肝炎

なんらかの原因により肝臓に炎症がおこった状態を**肝炎**とよぶ，臨床の経過により，急性肝炎と慢性肝炎に分けられるが，いずれも肝細胞がこわれることによって肝機能が低下する。肝炎は，ウイルス・薬物・アルコールなどが原因となるほか，自己免疫性にも生じる。

● **急性肝炎**　急性肝炎は，おもに肝炎ウイルスの感染により生じる。肝炎ウイルスにはA型・B型・C型・D型・E型[1]が確認されており，いずれも急性のウイルス性肝炎を引きおこす。自然経過で治癒することが多いが，B型・C型・D型の肝炎ウイルスは一過性の感染にとどまらず，後述する肝硬変や肝がんの原因になる。

● **急性肝不全**　急性肝不全[2]とは，短期間に肝臓に広範な壊死が生じ，肝機能が大幅に低下した状態（肝不全）が出現したものをさす。ウイルス性のものが多く，ほかに薬物性・自己免疫性のものもあるが，原因が不明な場合も少なくない。

● **慢性肝炎**　6か月以上にわたり肝機能の異常とウイルスの感染が持続している病態を**慢性肝炎**とよび，B型・C型の肝炎ウイルスによるものがほとんどである。徐々に肝臓の線維化が進み，肝硬変（◐ 175ページ）にいたる。

◆ 脂肪肝

摂取エネルギーが消費エネルギーを上まわると，余分なエネルギーはグリコーゲン[3]や中性脂肪に変換され，たくわえられる。中性脂肪は腸間膜[4]や皮下脂肪組織のほか，肝臓にも貯蔵される。**脂肪肝**は，肝細胞内に中性脂肪が過度に蓄積した状態である。

脂肪肝は，過食やアルコールの多飲，肥満，薬剤の影響などによっておこる。とくに，肥満によるインスリン抵抗性（◐ 221ページ）が病態の一因となっている。メタボリックシンドローム（◐ 228ページ）に合併しやすく，放

□ NOTE
[1]A型とE型はおもに経口で，B型・C型・D型は血液を介して感染する。
[2]かつて劇症肝炎という用語も使われていたが，肝炎以外の原因による肝障害も含め，急性肝不全と定義されている。従来の劇症肝炎は，急性肝不全の昏睡型に含まれる。

□ NOTE
[3]グリコーゲンは，前述した肝臓に加え，筋肉でもたくわえられる。
[4]腸間膜にたくわえられたものが，いわゆる内臓脂肪である。

置すると肝炎などを引きおこすことがある。

◆ 脂肪性肝炎

　脂肪肝に炎症が加わった病態が，**脂肪性肝炎**である。原因の多くは過食と多量飲酒であるが，糖尿病，副腎皮質ステロイド薬の服用，栄養障害による代謝異常なども原因になる。

◆ 肝硬変

　慢性肝炎が進行し，こわれた肝細胞が線維化して結節となると，肝臓がかたくなっていく。この状態を**肝硬変**とよび，B型・C型の肝炎ウイルスの感染や，長期の多量の飲酒，栄養過多，自己免疫などによっておこる。肝硬変への変化は不可逆的であり，肝がんにもつながりうる。

◆ 門脈圧亢進症

　肝硬変などになると，血液は肝臓の中を流れにくくなり，肝臓へと流入する門脈の血流がとどこおるため，門脈圧が上昇する。これを**門脈圧亢進症**とよび，門脈の血液の一部は，その代償のために，通常は血流がない血管（側副血行路，● 12ページ）を流れるようになる（●図8-13）。

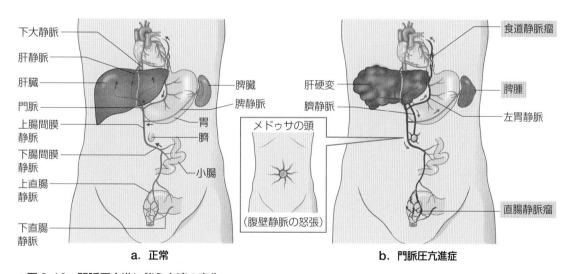

　a. 正常　　　　　　　　　　　　　　　　　b. 門脈圧亢進症

●図8-13　門脈圧亢進に伴う血流の変化

---

plus	**非アルコール性脂肪性肝疾患と非アルコール性脂肪性肝炎**

　アルコールの多飲による脂肪肝とは異なり，飲酒の習慣がないのに発症する脂肪肝は，非アルコール性脂肪性肝疾患 nonalcoholic fatty liver disease（NAFLD）として区別してとらえられている。NAFLD には，良性の単純な脂肪沈着と，比較的まれだが重症化する非アルコール性脂肪肝炎 non-alcoholic steatohepatitis（NASH）が含まれる。NASH が進行すると肝硬変・肝がんにいたる場合もある。

門脈圧亢進に伴う側副血行路として左胃静脈などの胃部の静脈があり，血流の増加により，胃静脈瘤やその下流で食道静脈瘤を形成する（● 122ページ）。これらの静脈瘤は脆弱なため，破裂すると大出血をおこし，吐血や下血から，ショックにつながる。

また，門脈圧の亢進に伴って脾臓はうっ血性に腫大し（脾腫），それにより血小板が減少し（● 177ページ），ときに，汎血球減少（● 78ページ）となる。ほかにも，腹壁皮下の静脈の怒張（メドゥサの頭）などがみられる。

◆ 肝がん

肝細胞ががん化する**肝細胞がん**は，B型・C型の肝炎ウイルスの感染による肝炎・肝硬変を経て発生することが多い。また，鉄過剰症（ヘモクロマトーシス）や，アルコール性肝硬変から発生することもある。ほかにも，アスペルギルス-フラーブス *Aspergillus flavus* などの亜熱帯地域の真菌が産生するカビ毒であるアフラトキシンも原因となる❶。

NOTE
❶アフラトキシンに汚染されたピーナッツなどを食べると，肝細胞がんが発症するため，輸入の際に規制されている。

肝臓内の肝細胞以外の細胞にもがんは生じる。胆管，つまり肝臓内にある胆道（肝内胆管）の上皮ががん化すると**胆管細胞がん**（肝内胆管がん）となる。

2 肝機能の障害

肝機能が低下すると，肝臓でのタンパク質の生産や分解，有害物の解毒が十分に行われなくなるため，さまざまな症状が引きおこされる（●表8-6）。

◆ アルブミンの合成の低下

肝機能が低下すると，アルブミンが肝臓内でつくられにくくなり，血漿中のアルブミンが減少し，**低アルブミン血症**となる。低アルブミン血症では，血液の膠質浸透圧が低くなるため，血漿が間質へと移動して浮腫（● 13ページ）を形成する。また，腹水・胸水を伴うこともある。

◆ 血液凝固因子・血小板の減少

肝硬変や急性肝不全などが重度になると，出血傾向があらわれ，致死的になることもある。出血傾向をもたらす要因はおもに次の3つである。

1 血液凝固能の低下　血液凝固因子のうち，フィブリノゲン（第Ⅰ因子），プロトロンビン（第Ⅱ因子），第Ⅶ・Ⅸ・Ⅹ因子は肝細胞で産生される。そのため，肝機能障害で産生が低下すると，血液凝固能が低下する。

●表8-6　肝機能の低下による症状とその機序

症状	機序
腹水	アルブミン合成の減少による。
肝性脳症	アンモニアの処理がとどこおり，血中濃度が上昇することによる。
黄疸	ビリルビンの排泄が減少し，血中濃度が上昇することによる。
出血傾向	血小板や血液凝固因子の産生の減少による。

②**線溶亢進**　肝機能の低下は，プラスミンを活性化するプラスミノゲンアクチベーター（ⓞ 91ページ）の分解能の低下や，プラスミンの作用を抑制するプラスミンインヒビターの産生の低下を引きおこす。これによりプラスミンの作用が亢進するため，線溶が亢進する。

③**血小板減少**　門脈圧亢進による脾腫が原因で，脾臓の機能は亢進する（脾機能亢進症）❶。脾臓に貯蔵される血小板の量が増えることにより，循環する血小板数が減少する。そのため，脾臓を摘出すると血小板数は増加する。また，血小板の産生を促進するトロンボポエチンは肝臓で産生されており，その低下も関係している。

NOTE
❶赤血球を破壊する機能も亢進し，貧血の原因となる（ⓞ 84ページ）。

◆ アンモニア代謝の障害

肝臓でのアンモニアの代謝が低下すると，血中のアンモニア濃度が上昇し，高アンモニア血症となる。

アンモニアは中枢神経に作用し，比較的低濃度のときは不眠や性格の変化をまねく。高濃度になると吐きけ・嘔吐，さらには痙攣や羽ばたき振戦❷，意識障害をおこし，昏睡（**肝性昏睡**）を引きおこす。肝機能の低下に伴う中枢神経系の機能低下によるこれらの症状を，**肝性脳症**とよぶ。

NOTE
❷**羽ばたき振戦**
鳥の羽ばたきのような手の動きのことである。

◆ 脂質代謝の障害

肝機能が低下すると，副腎皮質から分泌されるアルドステロン・コルチゾルや，性腺から分泌されるアンドロゲン・エストロゲンといったステロイドホルモン❸の分解が不十分になり，それぞれのホルモンの過剰による症状があらわれる。

たとえば，エストロゲンを正常に分解できなくなると，男性では，乳房がふくらんだり，精巣の萎縮がみとめられることがある。

NOTE
❸ステロイドホルモンはコレステロールから合成される。

5　胆道の障害

1　胆石

膀胱や胆嚢といった袋状の器官の中や，尿管や胆嚢管といった管中で，排出物が析出❹して生じた固形物を結石という。胆石とは胆道に生じた結石であり，胆嚢内にあるものを胆嚢結石，総胆管にあるものを総胆管結石という（ⓞ図8-14）。結石には，コレステロールを主成分とするコレステロール胆石，ビリルビンの重合体で構成される黒色石（色素胆石），ビリルビンカルシウム結石などがある。肥満の中年女性に好発する。

NOTE
❹**析出**
液体にとけている物質が分離され，固体としてあらわれることをいう。

2　胆道の閉塞

胆嚢内の石が総胆管にこぼれたり，総胆管内に直接石ができたりして胆道に結石が嵌頓すると，胆道が閉塞されて胆汁がうっ滞する。嵌頓は比較的急に生じ，上腹部に強い痛みの生じる胆石発作をおこし，発熱も伴う。また，

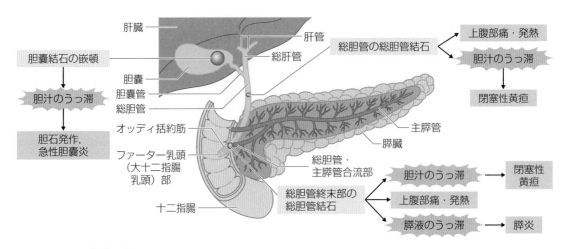

○図8-14　胆道系と胆石

胆道の閉塞により，黄疸(▶179ページ)や，うっ滞した胆汁に感染が生じて急性胆囊炎となることもある。

　胆管の十二指腸への出口であるファーター乳頭部で嵌頓をおこした場合には，膵管も閉塞されるため，急性膵炎を併発する。

◆ 胆管がん

　胆道の閉塞は，胆管がんなど[1]によってもおこる。胆管がんは，胆管の内側に向かって増殖していくが，その進行は結石の嵌頓と比較してゆるやかであり，症状を伴うことはあまりない。ただし，胆道が閉塞されれば，胆汁のうっ滞に伴う症状があらわれる。

NOTE
[1]十二指腸に近い膵頭部にがんができた膵臓がんも，総胆管を圧迫する。

6　ビリルビンの代謝と黄疸

1　ビリルビンの代謝

● **ビリルビンの産生**　脾臓で赤血球が分解される際，ヘモグロビンの分解によりビリルビンが放出される(○図8-15)。ビリルビンはアルブミンや高比重リポタンパク質(HDL，▶226ページ)と結合して肝臓に運ばれる。肝細胞に取り込まれたビリルビンは，酵素の作用によりグルクロン酸と反応してグルクロン酸抱合物となる。このグルクロン酸抱合を受けたビリルビンを，**抱合型ビリルビン(直接ビリルビン)**とよぶ。なお，グルクロン酸抱合を受ける前のビリルビンを**非抱合型ビリルビン(間接ビリルビン)**という。

● **ビリルビンの排泄**　抱合型ビリルビンは胆管内腔へ排泄される[2]。腸管内に排出された抱合型ビリルビンは，腸内細菌のはたらきによって還元され，ウロビリノゲンに代謝される。腸管内のウロビリノゲンは酸化されてステルコビリン[3]になる。

● **腸肝循環**　腸管内のウロビリノゲンは一部が再吸収され血中に入る。その後，肝臓でビリルビンに再合成され，再び胆道系から腸管に排泄される。

NOTE
[2]血中にも排泄されるが，ただちに肝細胞内に再摂取される。
[3]ステルコビリンは大便の色のもとになる。

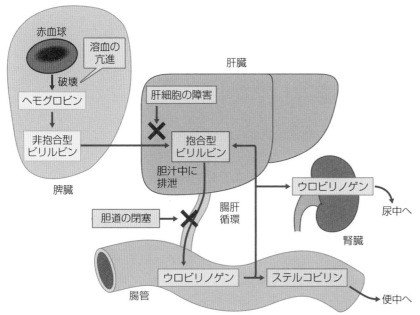

⊙**図 8-15　ビリルビン代謝と黄疸の要因**
血中ビリルビン濃度が高まると黄疸を発症する。その原因には，①溶血の亢進によってビリルビンの産生が増加する場合と，②肝細胞の障害や胆道の閉塞によってビリルビンの代謝・排泄が減少する場合がある。

この一連の流れを**腸肝循環**という。

　血中のウロビリノゲンの一部は腎臓から排泄される。抱合型ビリルビンは腎臓から排泄することができるため，高抱合型ビリルビン血症では尿ビリルビンは陽性となる❶。

2　黄疸

　血液中の総ビリルビン濃度❷が上昇し，皮膚が黄染する(黄色になる)症状を**黄疸**(おうだん)という。眼球結膜は白く，黄染が早期から観察できるため，黄疸の確認に適した部位である。黄疸の自覚症状として，瘙痒感(そうよう)がある。

　黄疸が生じる原因には次の2つがある。

　①**ビリルビン産生の増加**　溶血の亢進により，ヘモグロビンの分解が亢進することで，ビリルビン濃度が上昇する。

　②**ビリルビン排泄の障害**　肝障害によるビリルビンの抱合・排泄障害や，胆道の閉塞によって，ビリルビン濃度が上昇する。

◆ 新生児の生理的黄疸

　胎児のヘモグロビン(HbF)は，成人のヘモグロビン(HbA)よりも，酸素に結合しやすい性質がある❸。出生直前には，HbA をもつ赤血球へのおきかえがおこり，HbF は破壊される。このヘモグロビンの分解の亢進により，ほとんどの新生児で，生後2日ごろから黄疸があらわれる。これは病的なものではないため，生理的黄疸とよばれ，通常は2週間程度で消失する。

▭NOTE
❶非抱合型ビリルビンはアルブミンと結合しているため，腎臓から排泄されない。そのため，尿中のビリルビンはすべて抱合型ビリルビンである。
❷**総ビリルビン濃度**
　血中の非抱合型ビリルビン濃度と抱合型ビリルビン濃度を合計したものを総ビリルビン濃度という。

▭NOTE
❸どの酸素分圧であってもHbF は HbA に比べて酸素と結合しやすい。これにより胎児は母体から効率よく酸素を受け取ることができる。

E 膵臓の機能とその障害

1 膵臓の構造と機能

膵臓は胃の後方に横たわる臓器である。膵臓には，外分泌と内分泌の2つの機能がある。

1 外分泌機能 膵臓の外分泌部からは，強力な消化酵素を含む膵液が，1日あたり 1,000 mL 以上分泌されている。膵液は，膵管を通り，胆管と合流して十二指腸へと分泌される（◐ 178 ページ，図8-14）。なお，膵液が膵臓を自己消化しないように，分泌される前の消化酵素は不活性型となっており，腸管内で活性型となる。

2 内分泌機能 膵臓の内分泌部は膵島（ランゲルハンス島）であり，血糖値を調整するインスリンやグルカゴンなどのホルモン（◐ 220 ページ）を分泌している。

2 膵臓の機能の障害

膵臓の外分泌機能が障害されると，膵液に含まれている糖質の分解酵素であるアミラーゼ，タンパク質分解酵素であるトリプシン・キモトリプシンの分泌が減少するため，糖質・タンパク質の吸収に影響を与える。

また，とくに脂質の消化・吸収への影響は大きく，中性脂肪の分解酵素であるリパーゼの減少だけでなく，膵液からの HCO_3^- の減少によって，十二指腸内の pH が低下することで，胆汁酸が沈殿し，脂肪のミセル化が阻害される。これらの結果，脂肪の消化・吸収が不十分になり，脂肪便や腹部膨満感，腹痛，および体重減少などの栄養障害が生じる。

膵臓の機能障害は，消化・吸収の異常という外分泌機能の異常に加え，インスリンやグルカゴンなどを分泌する内分泌機能の異常ももたらし，糖尿病などを引きおこす。

1 急性膵炎

不活性型の消化酵素が膵管内で活性化され，膵臓を自己消化することで生じる急性炎症が**急性膵炎**である。急性膵炎の2大原因は，アルコールと胆石であり，上腹部痛や背部痛が引きおこされ，重症化すると意識障害やショック状態などになる。

重症の膵炎では，活性型となった酵素やサイトカインが逸脱し，隣接する臓器にまで影響を及ぼす。治療においては，軽症の場合でも絶食となる。

2 慢性膵炎

環境要因や遺伝的な要因などにより，持続的に膵臓の実質に炎症が生じて，

線維化するものを**慢性膵炎**とよぶ。慢性膵炎では，膵臓の実質の脱落や膵石の形成，膵管の拡張などの慢性的な変化が生じ，また線維化により膵臓はかたくなる。症状として，膵石により膵管が狭窄されるなどで生じる腹痛や腹部の圧痛がみられるが，無症候性の場合もある。慢性膵炎の原因として飲酒，胆石，副甲状腺機能亢進による高カルシウム血症などがあげられるが，不明なこともある。

　慢性膵炎の初期段階では，膵臓は機能を保っているが，進行すると外分泌機能が低下し，消化不良をともなう下痢や体重減少を引きおこす。また，内分泌機能にも影響が及ぶとインスリンの分泌不全から血糖の調節が障害され，糖尿病の発症や悪化が生じる。

3 膵臓がん

　膵臓にできるがんを**膵臓がん**(膵がん)とよび，内分泌を担う膵島に由来するものもあるが，多くは外分泌を担う膵管の上皮細胞から発生する膵管がんである。膵臓がんの症状として上腹部痛や背部痛が高率で生じるが，特徴的な症状ではないことから早期発見がむずかしいがんの1つである。

　膵島細胞が腫瘍化した**インスリノーマ**では，血糖値にかかわらずインスリンが過剰に分泌される。過剰なインスリン分泌のために低血糖となり，めまいや空腹感などがあらわれ，ときに意識障害や痙攣もおこる。

F 腹膜・腹膜腔・腸間膜の機能とその障害

1 腹膜・腹膜腔・腸間膜のはたらき

1 腹膜と腹膜腔

　腹膜は，腹腔内面や内部の臓器をおおっており，なめらかな漿膜性の膜である。腹膜によって囲まれた腔を**腹膜腔❶**という(◐図8-16)。腹膜腔には，漿膜から分泌されたさらさらとした漿液が少量含まれているため，腹腔内の臓器はなめらかに動く。

　臓器は腹膜との位置関係によって2つにわけられる。

　1 腹膜内器官　臓器の大部分が腹膜によって包まれている臓器で，胃，空腸・回腸，肝臓などがある。

　2 後腹膜器官　腹腔後壁に埋め込まれている臓器で，十二指腸・上行結腸・下行結腸，膵臓，腎臓，副腎などがある。

2 腸間膜

　十二指腸上部の一部，および空腸・回腸・横行結腸・S状結腸は腹壁から離れており，2層の腹膜によって後腹壁につるされている(◐図8-16, 17)。

NOTE
❶腹膜腔
　男性では完全に閉じているが，女性では卵管腹腔口が腹膜腔に開口しているため，外界と通じている。

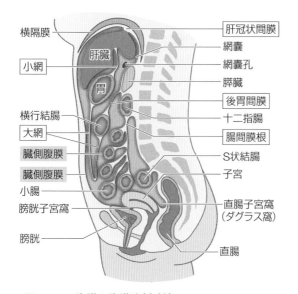

◎図 8-16　腹膜と腹膜腔（女性）　　◎図 8-17　腸間膜と急性腸間膜虚血症

この膜を**腸間膜**とよび，腸管に分布する血管やリンパ管，神経などは，この腸間膜の中を通っている。

　空腸と回腸をつり下げている腸間膜は小腸間膜とよばれる。また，胃の大彎から腸に続く腹膜を**大網**❶という。肝臓の下面をおおう腹膜を**小網**といい，胃の小彎と十二指腸の始部に続いている。

2 腹膜の異常と腹水

1 腹膜炎

　腹膜炎は，腹膜におこった炎症をいう。腹腔内は無菌であるが，消化管の穿孔によって内容物が腹腔内にもれると，腸内細菌が腹膜に感染し，炎症がおこる。腹膜炎は，敗血症や多臓器不全といった命にかかわる重篤な状態を引きおこすことがある。

　腹膜炎は，発症の経過により，急性腹膜炎と慢性腹膜炎に分けられる。

　1 急性腹膜炎　腹膜炎のほとんどは急性腹膜炎であり，通常，歩けないほどの痛みが急激におこる。炎症の範囲が広範なものを汎発性腹膜炎（広汎性腹膜炎）とよび，限られた範囲でおこる炎症は限局性腹膜炎という。汎発性腹膜炎では，筋性防御❷・筋強直❸・反跳痛❹・打診痛などの**腹膜刺激症状**をみとめる。

　2 慢性腹膜炎　数か月持続する腹膜炎を慢性腹膜炎とよび，持続的な腹痛と微熱，全身の倦怠感，食欲不振といった症状をみとめる。原因としては，腹膜への結核菌の感染が多いが，開腹手術の影響で生じることもある。

◆ がん性腹膜炎

がんが腹膜に播種しておこる**がん性腹膜炎**は，予後がきわめてわるい。腹水がたまり，食欲不振や嘔吐などで衰弱する。

◆ 虫垂炎

虫垂炎は，虫垂内腔の閉塞により，腹部膨隆や腸内細菌の異常増殖，虚血，炎症がおこった状態である。無治療では壊疽や穿孔がおこる。症状として，心窩部痛または臍周囲痛，吐きけ・嘔吐，食欲不振，右下腹部痛のほか，マックバーニー点❶の圧痛および反跳痛がみられる。

◻ NOTE
❶マックバーニー点
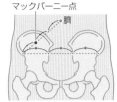
マックバーニー点

2 腹水貯留

腹水とは，腹腔内に異常な量の液体がたまった状態であり，生じる機序によって濾出液による腹水と滲出液による腹水に分けられる。治療は，安静にしたうえで，水分・塩分制限がかけられたり，利尿薬などの薬剤が用いられたりする。改善しない場合は腹腔穿刺などを行う。

◆ 濾出液による腹水

肝硬変などに伴って血中のアルブミンが減少し，血漿膠質浸透圧が低下することで血漿が間質に移行すると，濾出液による腹水が貯留する。つまり，腹膜そのものに病変があるわけではなく，血中の水分が腹腔内に濾出したものである。次に述べる滲出液とは異なり，タンパク質をあまり含まず，細菌や白血球も含まない。

◆ 滲出液による腹水

炎症などにより腹膜の血管透過性が亢進したり，リンパ液の流れがうっ滞したりする滲出液を生じる機序でも，腹水が貯留する。この場合には，タンパク質や細胞成分を多く含んだ血漿成分が腹腔内に滲出する。

感染症や悪性腫瘍が原因となる。

3 腸間膜の血管の機能不全

◆ 急性腸間膜虚血症

腸間膜を走行している血管に塞栓や血栓が生じたり，循環血流量が減少したりすることで，腸管が急性に虚血をおこした状態を，**急性腸間膜虚血症**という（●図8-17）。

腸管粘膜は，消化管内の細菌などが体内に侵入するのを防いでおり，その機能を維持するために多くの血流を必要とする。虚血となると，この機能が阻害されるため，腸管内の細菌の感染や細菌由来の毒素により腸管に炎症が生じ，虚血性腸炎となる。

虚血性腸炎の初期では下痢や血便がみられるだけだが，進行する❶と腸管

◻ NOTE
❶緊急の外科的手術が必要となることもある。

壊死がおこる死亡率の高い疾患である。また，敗血症にいたることもある。

✎ work 復習と課題

❶ 摂食の過程を5段階に分けて説明しなさい。

❷ 嘔吐がおこる流れを説明しなさい。

❸ 誤嚥がおこるしくみを説明し，誤嚥の原因になりやすい食物の形状とその理由をあげなさい。

❹ 胃食道逆流症のおもな症状をあげなさい。

❺ 胃潰瘍・十二指腸潰瘍のおこる原因とその理由を説明しなさい。

❻ 胃の機能喪失によっておこる病態を3つあげ，その病態生理を説明しなさい。

❼ 便秘の分類について説明しなさい。

❽ 下痢の分類について説明しなさい。

❾ イレウスと腸閉塞の分類をあげ，病態生理を説明しなさい。

❿ 肝機能の低下による代表的な症状を4つあげ，その機序を説明しなさい。

⓫ ビリルビンの代謝経路を説明し，黄疸の原因をあげなさい。

⓬ 腹膜刺激症状としてみられる症状を4つあげなさい。

第 **9** 章

腎・泌尿器のしくみと
病態生理

A 腎臓の構造と機能

1 腎臓の構造

　腎臓[1]は，脊柱の両脇，横隔膜の下に位置する後腹膜器官（▶181ページ）である。右の腎臓は肝臓に押し下げられ，左よりも少し低位にある（▶図9-1-a）。腎臓は，腎被膜下にある腎実質（**腎皮質**と**腎髄質**）・腎杯・腎盂によって構成されている（▶図9-1-b）。

　腎髄質は，その円錐状の形態から**腎錐体**とよばれる。その先端を腎乳頭といい，腎杯につながっている。片方の腎臓にはおおよそ10〜15の腎錐体がある。

　腎錐体とその周囲の皮質を合わせて**腎葉**という。その中に**ネフロン**とよばれる構造体があり，**糸球体**と**ボウマン嚢**，尿細管やそれを取り巻く血管などがある（▶図9-2-a, b）。

腎臓の血液の流れ

　腎臓には，腹部大動脈から分岐した腎動脈を経由して血液が流入する（▶図9-1）。腎動脈は，葉間動脈・弓状動脈・小葉間動脈と分岐したのちに，輸入細動脈から糸球体へと血液が運ばれる（▶図9-2-a, b）。糸球体で老廃物が濾過された血液は，輸出細動脈へと入る[2]。そののち，毛細血管網を経て静脈になり，腎静脈へと流入していく。

NOTE

[1]握りこぶし大の大きさで，長径10 cm，短径5 cm，厚さ4 cm程度，重量は130 g程度である。ソラマメ様のかたちの一対の臓器である。

NOTE

[2]したがって，糸球体内の毛細血管網はすべて動脈である。

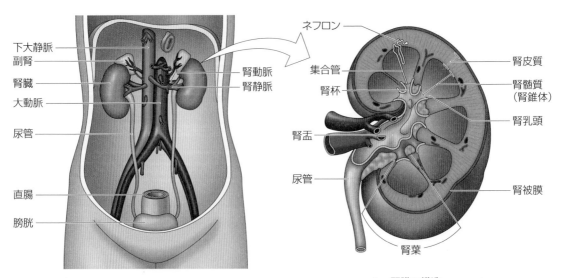

a. 腎臓の位置と腎動脈・腎静脈

下大静脈 ・ 副腎 ・ 腎臓 ・ 大動脈 ・ 尿管 ・ 直腸 ・ 膀胱 ・ 腎動脈 ・ 腎静脈

b. 腎臓の構造

ネフロン ・ 集合管 ・ 腎杯 ・ 腎盂 ・ 尿管 ・ 腎皮質 ・ 腎髄質（腎錐体）・ 腎乳頭 ・ 腎被膜 ・ 腎葉

▶**図9-1　腎臓**

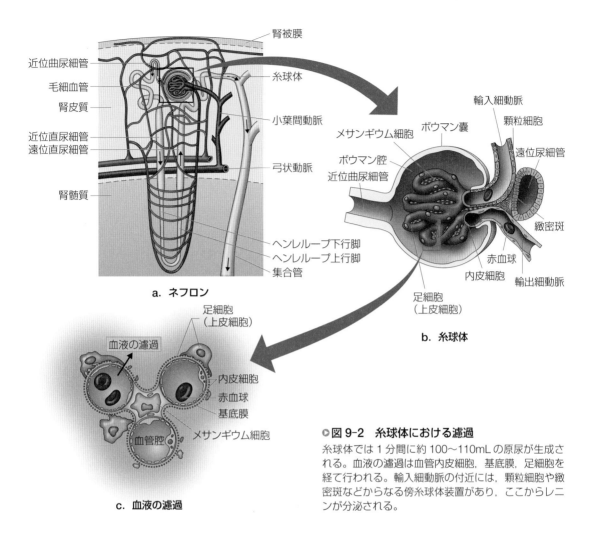

a．ネフロン

b．糸球体

c．血液の濾過

●図 9-2　**糸球体における濾過**
糸球体では 1 分間に約 100〜110mL の原尿が生成される。血液の濾過は血管内皮細胞，基底膜，足細胞を経て行われる。輸入細動脈の付近には，顆粒細胞や緻密斑などからなる傍糸球体装置があり，ここからレニンが分泌される。

② 腎臓の機能

① 濾過と尿の生成

▌ネフロン構造

糸球体とそれを包み込む**ボウマン嚢**を合わせて**腎小体**とよぶ。これにボウマン嚢から出ている**尿細管**を合わせたものを**ネフロン**[1]という（●図 9-2-b）。尿細管は近位尿細管・ヘンレループ・遠位尿細管・集合管で構成されている。

▌原尿の生成

糸球体血管内皮には，50〜100 nm の孔が無数に空いており，血漿成分が通過できるようになっている（●図 9-2-c）。さらに糸球体基底膜と足細胞という濾過障壁を通り，ボウマン嚢へ濾過された液体を**原尿**という。

● **濾過に必要な血圧**　ボウマン嚢の内圧は 15 mmHg であり，糸球体における血漿膠質浸透圧は 25 mmHg である。濾過を行うためには糸球体における血圧が，これらの圧力の合計をこえている必要がある。腎動脈から糸球体

□NOTE

❶ネフロン
　ネフロンは，0.1〜0.2 mm の大きさであり，それぞれの腎臓に 100 万個ある。

までの血圧の低下を考えると，安全域を見込んで，濾過を維持するためには60 mmHg 以上の血圧❶が必要となる。

● **糸球体で濾過されない物質と濾過される物質**　糸球体では，血球などの大きな物質は透過されない。また，糸球体基底膜は負に荷電しているため，血漿タンパク質であるアルブミンなど，基底膜と同じ負電荷をもつ物質は反発するため，濾過されない（ ◐ 192 ページ，図 9-6-a）。一方で，糸球体では水・アミノ酸・グルコース・電解質などが濾過されるので，原尿には老廃物以外にもこれらの物質が含まれる。

糸球体濾過量

腎臓には循環血液量の 25％ に相当する約 1.25 L が毎分流入する。糸球体では，ここから成人男性では毎分約 110 mL が，成人女性では毎分約 100 mL が濾過される。この量を**糸球体濾過量** glomerular filtrarion rate（**GFR**）といい，多くても少なくても疾患が疑われる。

再吸収と分泌

ボウマン囊から尿細管へと流れ込んだ原尿は，近位尿細管においてグルコースとアミノ酸のほぼ 100％ が再吸収され，ナトリウムイオン（Na^+）やカリウムイオン（K^+），リン酸水素イオン（HPO_4^{2-}）などの電解質と水の 80％ 程度が再吸収される（◐図 9-3）。一方で，身体に不要なアンモニアや尿酸などが分泌される。

その後，ヘンレループの下行脚では水が，上行脚では Na^+ や K^+，塩化物イオン（Cl^-）が再吸収される。遠位尿細管でも Na^+ などの再吸収と，分泌が行われる。集合管でも水や Na^+ などが再吸収され，最終的に尿として体外に排出される❷。

尿は，このようにして腎臓で血液中の老廃物が濾過され，再吸収，分泌，濃縮が行われてつくられた排泄物である。

NOTE

❶糸球体から続く輸出細動脈は輸入細動脈よりも細くなっている。そのため，糸球体毛細血管は通常の毛細血管よりも内圧が高くなる。

NOTE

❷糸球体でつくられる原尿は 1 日 140～170 L であるが，実際に排泄される尿は 1.5 L 程度であり，水分の約 99％ は再吸収されている。

---

plus	**腎機能を知る指標**

腎機能を評価するための検査として尿検査と血液検査が用いられる。尿検査では，尿中にタンパク質や赤血球がもれ出ていないかなどを調べる。血液検査では，血中尿素窒素 blood urea nitrogen（BUN），血清クレアチニン（Cr），およびクレアチニンクリアランス（Ccr）を調べる。

尿素とクレアチニンは，タンパク質の代謝によって産生され，腎臓から排泄される。そのため腎機能が障害されると，BUN と Cr は上昇する。

クリアランスとは，その物質が単位時間にどれだけの血液量から除去されたかを示す指標である。クレア

チニンは糸球体で濾過され，尿細管ではほとんど再吸収されない。そのため，Ccr は糸球体濾過量を推定する指標として使われる。なお，Cr から GFR を推算する方法も一般化されており，これは推算糸球体濾過量 estimated GFR（eGFR）とよばれている。腎機能が低下すると，Ccr や eGFR が低下する。

また，全身の細胞から分泌されて糸球体で濾過されるシスタチン C とよばれる物質の糸球体濾過量（GFRcys）も，糸球体の機能を推定するために用いられる。

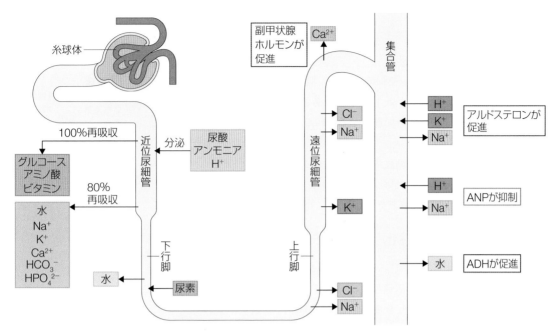

○図9-3　尿細管・集合管での再吸収と分泌
糸球体から濾過された原尿は，尿細管と集合管で物質の再吸収と分泌を受ける。遠位尿細管と集合管ではホルモンによる調節を受ける。

2 体液量の調整

　腎臓は，以下のホルモンの作用によって，水分排泄量，つまり尿量や，体液の電解質濃度の調整の役割を果たしている（○ 64ページ）。

　□1 抗利尿ホルモン（ADH, バソプレシン）　集合管に作用し，水の再吸収を促す。

　□2 アルドステロン　集合管に作用し，Na$^+$の再吸収を促進させ，体液量を増やす。

　□3 心房性ナトリウム利尿ペプチド（ANP）　集合管に作用し，Na$^+$の再吸収を抑制することで，利尿❶を促す。

3 酸・塩基のバランスの調整

　ヒトの細胞外液の pH は，7.40±0.05 程度の非常に狭い範囲の弱アルカリ性に保たれている。体内では，糖質・タンパク質・脂質などの代謝により，1日あたり 20,000 mEq の酸が産生されている。産生された酸の一部は，二酸化炭素として肺から放出されたり，腎臓から尿として排泄されたりする（○ 72, 73ページ）。

　残った酸は，炭酸水素イオン（HCO$_3^-$）に中和されることで，細胞外液のpH が一定の範囲に保たれている。糸球体で濾過された HCO$_3^-$ は尿細管で再吸収されていて，このバランスがくずれると，アシドーシスやアルカローシスがおこる（○ 74ページ）。

🗔 NOTE
❶利尿
　腎臓からの水の排泄を増加させることをいう。

4 ホルモンの分泌

▌ エリスロポエチンの分泌

　エリスロポエチン❶はホルモンの一種で，腎臓の間質で85%が生成されている。末梢血の酸素含有量が低下すると分泌され，赤血球の前駆細胞にはたらきかけて，赤血球の産生を促進させる（▶80ページ）。

▌ レニンの分泌

　レニンは，腎臓の輸入細動脈内壁にある傍糸球体装置（▶187ページ，図9-2）から分泌されるホルモンである。血液中に含まれるアンギオテンシノゲン❷に作用し，これをアンギオテンシンⅠに変換する（▶116ページ）。

5 ビタミンDの活性化

　食物から摂取されるビタミンDは，肝臓を経て，腎臓の近位尿細管にある1α-水酸化酵素によって活性型ビタミンDに変換される。ビタミンDは，腸管からのカルシウムの吸収を促進する（▶69ページ，図4-4）。

　　　NOTE
❶腎臓の間質と肝臓で産生される糖タンパク質である。
❷**アンギオテンシノゲン**
　おもに肝臓で産生され，レニンのはたらきでアンギオテンシンⅠとなる。

B 腎機能の障害

　腎臓の機能異常は，腎臓への血液供給や腎血管の障害，糸球体の障害，尿細管・集合管・間質の障害などによっておこり，病変の部位によってあらわれる症状が異なる（▶図9-4）。また，腎疾患はその経過に注目して，急性と慢性に大別される。

● **腎不全**　原因となる疾患にかかわらず，高度の腎障害によって生体の内

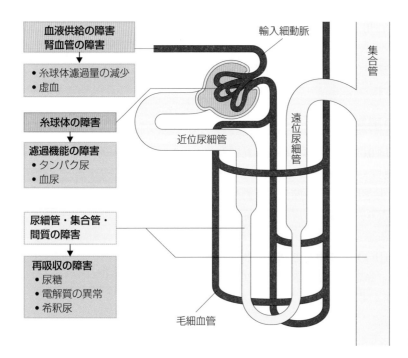

▶**図9-4　腎臓の障害のおもな原因と症状の例**

それぞれの部位に障害がおこる病態生理は，腎臓に限局した障害が原因になるもののほか，糖尿病・高血圧・自己免疫疾患などの病態に続発するものなどがある。ほかに腫瘍などに起因して腎機能障害がおこる場合もある。

部環境の恒常性が維持できなくなった病態を**腎不全**といい，腎機能が大きく低下した状態である。急速に進行して短期のうちに腎不全状態に陥る場合を急性腎不全とよび，慢性の腎疾患が徐々に進行して，最終的に腎不全にいたる場合が慢性腎不全である❶。

1 血液の供給不足

● **腎前性腎不全**　尿は，血液を濾過することで生成される。そのため，腎臓の機能に問題がなくても，腎臓に流入する血液が不足すると糸球体濾過量が低下し，尿の生成が障害される。腎血流が減少する原因には，外傷・臓器出血・脱水・熱傷などによる体液量の低下などがある。

● **急性尿細管壊死**　尿細管は酸素消費量が多い。そのため，血圧の低下などによって腎臓へ流入する血液量が不足すると，虚血による酸素不足で壊死にいたる。多くは腎前性腎不全による虚血に続発しておこる❷。

2 濾過機能の障害

　糸球体がなんらかの要因で障害を受け，炎症をきたした疾患が**糸球体腎炎**である。濾過機能を担う糸球体が障害されると，GFR の低下がおこったり，タンパク質❸や赤血球が尿中にもれ出たりするようになる（◐図9-5）。

● **タンパク尿・血尿がおこる機序**　本来であれば，尿にはタンパク質や血球はみとめられない。しかし，糸球体の基底膜に障害がおこり，透過性が亢進すると，タンパク尿・血尿がみられるようになる（◐図9-6）。

● **糸球体疾患による浮腫**　糸球体が障害されてタンパク質が尿中に流出すると，低タンパク質血症が引きおこされる。その結果，膠質浸透圧が低下し，

NOTE

❶急性腎不全は適切に処置を行えば腎機能が回復することが多いが，慢性腎不全は不可逆的な経過を示す。

NOTE

❷薬物や毒物などによって尿細管上皮細胞が障害を受けて発症することもある。

NOTE

❸糸球体疾患でみとめられる尿タンパク質は血漿タンパク質によるもので，アルブミンを主体とすることからこれをアルブミン尿という。

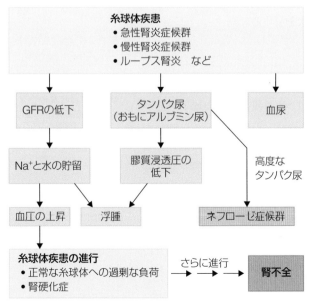

◐図9-5　糸球体疾患の病態生理
糸球体疾患によって濾過機能に障害がおこると，GFR の低下や血中のアルブミンの減少によって血圧の上昇や浮腫があらわれるようになる。適切な治療を行わないと正常な糸球体に過剰な負荷がかかり，さらに糸球体疾患は進行し，最終的には腎不全にいたる。高度なタンパク尿がみられる場合をネフローゼ症候群という（◐ 193 ページ）。

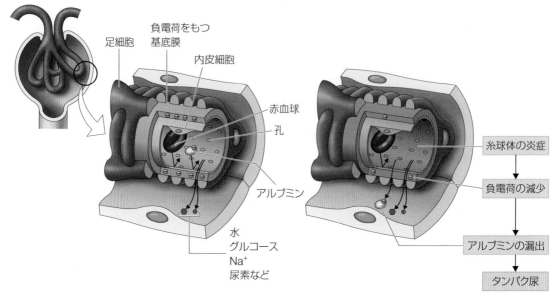

a. 正常な濾過　　　　　　　　　**b. 濾過機能の障害**

○図9-6　タンパク尿が生じるしくみ
糸球体の血管内皮細胞には多数の小さな孔がある。また，糸球体の基底膜は負電荷を帯びている。そのため，通常は分子量が小さく，負電荷を帯びていない物質のみが透過し，赤血球やアルブミンは透過しない。しかし，炎症などによって糸球体に障害がおこると，分子量が大きい物質や負電荷を帯びた物質も透過するようになる。

血管内腔から組織へ水分がもれ出て浮腫が引きおこされる(○ 14ページ)。また，血漿量の減少によるレニン-アンギオテンシン-アルドステロン系の亢進や，腎機能低下によるGFRの減少に伴い，腎臓からのNa⁺や水の排泄が減少することも原因となる。

1 急性腎炎症候群

　急性腎炎症候群では，急性にタンパク尿・血尿と腎機能低下をおこす腎炎を発症し，高血圧・浮腫・乏尿などの臨床症状を呈する。

◆ 急性糸球体腎炎

　急性腎炎症候群の代表例は，**急性糸球体腎炎❶**である。A群β溶血性レンサ球菌などの細菌による扁桃_{へんとう}や皮膚の炎症の1〜2週間後に，血尿・タンパク尿，倦怠感_{けんたいかん}などが引きおこされる。

　細菌感染により免疫複合体(○ 55ページ)が産生されることで，糸球体に炎症がおこる。そのため，糸球体内に白血球などが増加し，毛細血管を詰まらせることで血流がわるくなり，腎機能が低下する。

2 慢性腎炎症候群

　タンパク尿・血尿といった腎炎の症候が1年以上持続し，腎機能が徐々に低下していく病態を，**慢性腎炎症候群**という。IgA腎症や膜性腎症などの疾患が慢性腎炎症候群を呈する。

□NOTE

❶4〜10歳程度の小児に多くみられる。

◆ IgA 腎症

　免疫グロブリンの一種である IgA を含んだ免疫複合体が，おもに糸球体のメサンギウム細胞に沈着することによる腎炎を，**IgA 腎症**という。糸球体の炎症により，血尿・タンパク尿が生じる。

◆ 膜性腎症

　糸球体上皮細胞に対して自己抗体がつくられ，それによって上皮細胞に障害がおこる病態が**膜性腎症**である。濾過機能に異常をきたすことで，タンパク尿がみられる。

3　尿糖と糖尿病性腎症

● **尿糖が出る機序**　グルコースは糸球体で濾過されるため，血糖値が上がると濾過されるグルコースが増える。通常では，近位尿細管でそのほぼすべてが再吸収されるが，再吸収の閾値❶をこえると再吸収が追いつかなくなり，尿中にグルコースがあらわれ，**尿糖**として検出される。

● **糖尿病性腎症**　高血糖が続くと細小血管が障害される。腎臓では糸球体の毛細血管に障害をきたし，糖尿病性腎症がおこる（◐ 224 ページ）。

📋 **NOTE**
❶ この閾値は 180 mg/dL である。

4　ループス腎炎

　ループス腎炎は，全身性エリテマトーデス（SLE，◐ 57 ページ）に起因する糸球体腎炎である。SLE は，免疫複合体が組織に沈着することによっておこる全身性炎症性病変を特徴とする自己免疫疾患である。糸球体にも免疫複合体が沈着し，炎症をきたす。進行すると血尿・タンパク尿があらわれる。

5　ネフローゼ症候群

　糸球体に起因する疾患のうち，3.5 g/日以上のタンパク尿が持続し，低アルブミン血症をみとめる状態を**ネフローゼ症候群**という（◐図9-7）。ときに脂質異常症および浮腫を伴う。

　高度のタンパク尿のため，血液中のタンパク量が減り，低タンパク血症と浮腫をきたす。低タンパク血症に対して，肝臓でタンパク質合成が亢進し，それに伴いリポタンパク質の合成が増えることで，脂質異常症をきたす❷。そのほか，肝臓で合成される血液凝固因子の産生も亢進する。

📋 **NOTE**
❷このときに増加するのが低比重リポタンパク質（LDL）と超低比重リポタンパク質（VLDL）であるため，高 LDL コレステロール血症がみられる。

3　再吸収の障害

　尿細管では，電解質・タンパク質・グルコースなどの再吸収や輸送が行われる。そのため，この部位が障害されると再吸収や分泌の機能が低下する。

◆ ファンコニ症候群

　ファンコニ症候群は，近位尿細管の機能異常によって引きおこされる疾患

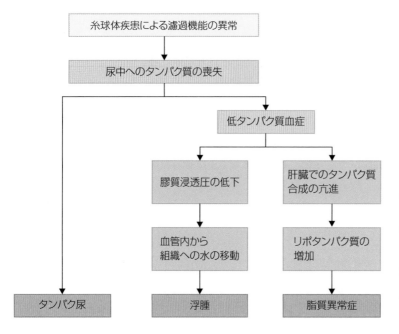

◉図9-7　ネフローゼ症候群の病態生理

糸球体疾患による濾過機能の異常により，尿中へタンパク質が喪失することで，低タンパク質血症が生じる。膠質浸透圧の低下が浮腫を引きおこし，肝臓でのタンパク質合成が亢進することで，脂質異常症が生じる。

であり，さまざまな機能障害が含まれている。

　大量のグルコース・HPO_4^{2-}・アミノ酸を再吸収している近位尿細管が障害されると，これらが尿中へ排泄されてしまう❶。その結果，低リン血症やくる病（◉233ページ），タンパク尿・糖尿などがおこる。

　原因には遺伝性のものと，薬剤や重金属などによる後天性のものがある。

◼NOTE
❶近位尿細管でのビタミンDの活性型への変換の機能も低下する。

◆ バーター症候群

　バーター症候群は，ヘンレループの上行脚における，Na^+とCl^-の再吸収が障害されておこる疾患である。

　Na^+やCl^-の再吸収が障害されると，尿の浸透圧が高まり，水の再吸収が減少する。そのため，体液量の軽度の減少がおこる。するとレニンの分泌が増加し，それによってアルドステロンの分泌が増加する（◉116ページ）。その結果，K^+とH^+の分泌が促進され，低カリウム血症や代謝性アルカローシスをきたす。

◆ 腎性尿崩症

　集合管における ADH に対する反応が障害されると，水の再吸収が阻害され，大量の希釈尿が排泄されてしまう。これを**腎性尿崩症**という。

4 間質の障害

◆ 間質性腎炎

　尿細管と間質に炎症をきたす疾患が，**間質性腎炎**である。ネフロンを構成

する尿細管が障害を受けると，二次的に毛細血管にも障害をきたす。血管から血液がもれ出すことで，間質に白血球などの細胞が浸潤する。

　経過によって急性・慢性に分けて考えるが，いずれも原因は感染性や薬剤性の場合が多い。

● **痛風腎**　高尿酸血症が持続すると，尿酸塩の結晶が腎臓の髄質に析出する。このために慢性間質性腎炎が生じたものを**痛風腎**という。

5 腎血管の障害

◆ 腎硬化症

　高血圧が持続すると，おもに弓状動脈や小葉間動脈などの小動脈，輸入細動脈では，中膜・平滑筋の肥大などの血管構造に変化がおこり，血管内腔が狭くなる。それによって腎血圧の低下，腎間質の線維化，糸球体の硬化がおこる。これを**腎硬化症❶**という（▶図9-8）。持続する高血圧が原因の1つである。

◆ 腎梗塞

　腎動脈の本幹や分枝が，塞栓や血栓によって閉塞すると，末梢血管に循環障害がおこる。これを**腎梗塞**という。虚血によって腎組織が壊死する。

◆ 腎静脈血栓症

　腎静脈が血栓により閉塞する疾患が**腎静脈血栓症**である。ネフローゼ症候群では，肝臓でのタンパク質合成の亢進に伴って，血液凝固が亢進状態となる。また，脂質異常症が引きおこされ，動脈硬化が進展することで，血栓が形成されやすくなる❷。

NOTE
❶腎硬化症
　高齢化などにより，高血圧に罹患している患者が増加していることから，透析の原因疾患の3位となっている。

NOTE
❷そのほかに，腫瘍などによる腎静脈・下大静脈の圧迫，鎌状赤血球症，糖尿病，経口避妊薬が原因となる場合もある。

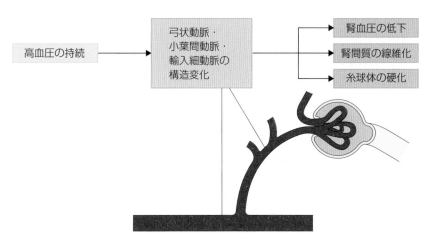

◎図9-8　腎硬化症の病態生理

6 急性腎障害と慢性腎臓病

1 急性腎障害

　急性腎障害 acute kidney injury（**AKI**）は，腎機能が急速に低下し，血中に老廃物が蓄積する疾患である。

　腎機能の低下によって，尿量の減少や無尿がおこり，足・顔・手のむくみが発現する。また，老廃物が蓄積することで疲労を感じるようになり，食欲低下や吐きけ，倦怠感を示す。

● **急性腎障害の原因**　原因によって3つに分類される。

　① **腎前性急性腎障害**　腎臓そのものの異常ではなく，腎血流量の低下に起因する（◉191ページ）。

　② **腎性急性腎障害**　腎臓そのものの障害に起因する。糸球体腎炎（◉191ページ）などの糸球体疾患，間質性腎炎（◉194ページ）・腎盂腎炎（◉202ページ）などの尿細管間質疾患などによる。

　③ **腎後性急性腎障害**　腎臓より下部の尿路（尿管，膀胱，尿道）の異常に起因する。尿路結石症（◉203ページ）や両側尿管の閉塞，著しい前立腺❶肥大症や前立腺がん（◉204, 206ページ），子宮頸がん（◉243ページ）などによる尿管の圧迫などによる。

━NOTE
❶**前立腺**
　前立腺は男性のみにある臓器である。

2 慢性腎臓病

　腎機能の低下や腎障害が持続する疾患を総称して**慢性腎臓病** chronic kidney disease（**CKD**）❷という。タンパク尿などや GFR の異常❸といった腎機能障害が3か月以上にわたって続くことによって診断される。

　CKD の特徴は，ネフロンの数が減少することによる GFR の慢性的な減少にある。破綻したネフロンは再生されないため，障害された機能の回復は見込めない。

● **慢性腎臓病にいたる疾患**　CKD にいたる原因疾患には，さまざまな糸球体疾患・血管性疾患・尿細管間質疾患がある（◉表9-1）。これらは腎臓に限局した障害による一次性，または腎臓以外の要因が波及して障害にいたる二次性に生じる。遺伝性・先天性の要因で生じることもある。

━NOTE
❷CKD 患者数は 1330 万人以上（成人の約8人に1人）といわれている。
❸GFR が 60 mL/分/1.37 m² 未満が定義である。

◉表 9-1　慢性腎臓病の要因となる疾患の例

一次性の原因	糸球体疾患	IgA 腎症，膜性腎症
	尿細管間質疾患	慢性間質性腎炎
二次性の原因	糸球体疾患	糖尿病性腎症，ループス腎炎，肝炎ウイルス関連腎症
	血管性疾患	腎硬化症，腎動脈狭窄症
	尿細管間質疾患	痛風腎，薬剤性腎障害

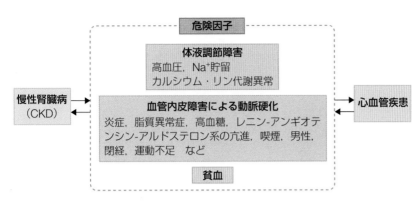

○図9-9　慢性腎臓病と心血管疾患の関連
慢性腎臓病(CKD)と心血管疾患の間には共通する危険因子があり，相互に関連している。そのため，CKDの進行が心血管疾患の要因になり，その逆も生じる。

● **慢性腎臓病の影響**　CKDは自覚症状に乏しいが，腎機能障害とアルブミン尿は，心血管疾患の発症やそれによる死亡，末期腎不全への進行の要因になる。そのため，これらがCKD診断の指標にもなっている。

　CKDと心血管疾患は共通する危険因子をもち，レニン-アンギオテンシン-アルドステロン系(○116ページ)の亢進などの体液の調節異常と，血管内皮障害による動脈硬化が知られている(○図9-9)。また，CKDに合併する貧血は，心血管疾患の危険因子である。

3　末期腎不全

　CKDが進行し，GFRが15 mL/分/1.73 m²未満となると**末期腎不全**となる。末期腎不全にいたり，尿毒症を示すほどに腎機能が低下すると，次に述べる腎代替療法が必要となる。

◆　尿毒症

　腎不全では，血液中に尿素・クレアチニン・尿酸などのさまざまな老廃物が蓄積するため，それらの物質の影響によるさまざまな症状が引きおこされる。これらの症状を**尿毒症**といい，末期腎不全がとくに進行するとみられるようになる。全身に多彩な症状が出現し，たとえば食欲低下，吐きけ，頭痛，むくみ，息苦しさなどの症状をみとめる(○図9-10)。

4　腎代替療法

　腎機能が極度に低下した場合には，腎臓の機能を代替する治療法である**腎代替療法**が行われる。腎代替療法には人工透析療法と腎移植がある。

▌人工透析療法
　人工透析療法❶には血液透析と腹膜透析がある。
　[1]**血液透析**　血液透析は，限外濾過❷と拡散の原理に基づき，血液と透析液とを透析膜を介して間接的に接触させ，血液を浄化する方法である。透析器の出口を狭くすることによって圧をかけると，限外濾過によって血液中の余分な水分・電解質が除去される。また，尿毒症の原因物質は血中から透析液へと拡散することで除去され，反対にHCO_3^-やカルシウムイオン(Ca^{2+})などは透析液中の濃度を高くしておくことによって，拡散により血液中へ移

NOTE
❶人工透析の約98%を血液透析が占める。
❷限外濾過では1～50 nmの物質が分離される。

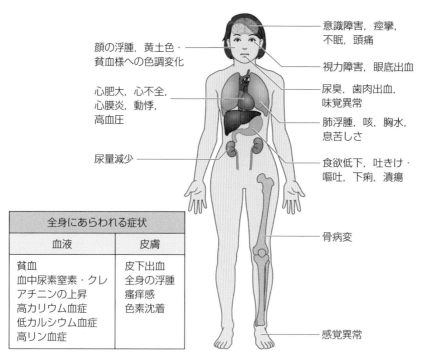

意識障害, 痙攣, 不眠, 頭痛

顔の浮腫, 黄土色・貧血様への色調変化

視力障害, 眼底出血

心肥大, 心不全, 心膜炎, 動悸, 高血圧

尿臭, 歯肉出血, 味覚異常

肺浮腫, 咳, 胸水, 息苦しさ

尿量減少

食欲低下, 吐きけ・嘔吐, 下痢, 潰瘍

骨病変

感覚異常

全身にあらわれる症状	
血液	皮膚
貧血 血中尿素窒素・クレアチニンの上昇 高カリウム血症 低カルシウム血症 高リン血症	皮下出血 全身の浮腫 瘙痒感 色素沈着

▶図 9-10　尿毒症の症状

動する。溶質の濃度差がなくなるまで移動は行われる。

　②腹膜透析　腹膜透析は，半透過性の膜である腹膜を利用して行う透析方法である。透析液を腹腔に貯留し，腹腔近傍の毛細血管を流れる血液との拡散によって老廃物を除去する方法である。

▌腎移植

　腎移植とは，ほかの人の腎臓を移植することであり，末期腎不全の唯一の根治療法である❶。腎移植を行うと，透析治療から解放され，食事制限の緩和や，女性ではより安全な妊娠・出産が可能となり，QOL が向上する。また，透析療法よりも生命予後がよい。

　一方で，移植腎の拒絶反応❷を防止するために免疫抑制薬を服用しつづける必要がある。

7　腎臓から発生する腫瘍

　腎臓に発生するがん(腎臓がん)は，比較的まれである。腎臓がんは，**腎細胞がん**と**腎盂がん**❸に大きく分けられる。腎細胞がんは，腎臓本体の尿細管から発生するがんで，腎臓に発生する悪性腫瘍の85〜90％と大半を占める。腎盂がんは腎盂の一部にできるがんである。

　これ以外に，小児に多く発生する**ウィルムス腫瘍**があり，遺伝子変異が発生に関連する。

NOTE

❶脳死・心停止した人の腎臓を移植する献腎移植と，親族の腎臓を移植する生体腎移植がある。献腎移植は腎移植全体の約10％である。

❷移植手術のあとに，免疫系が移植片を異物と認識して，移植片を排除しようとする反応のことである。予防のために免疫抑制薬が投与される。

NOTE

❸腎盂がんは尿路のがんに分類される場合もある。

8 腎臓による内分泌・代謝の障害

1 内分泌の障害

◆ 腎血管性高血圧

　片側，あるいは両側の腎動脈や，そこから分かれる血管が狭くなったり詰まったりすると，傍糸球体装置からのレニンの分泌が促される。これにより高血圧が引きおこされる。二次性高血圧（● 119 ページ）の一種である。

◆ 腎性貧血

　CKD などによって腎機能が低下すると，エリスロポエチンの産生も低下する。これによって引きおこされる貧血が腎性貧血である（● 82 ページ）。

2 代謝の障害

◆ 骨軟化症・くる病

　腎機能障害によって活性型ビタミン D への変換が低下すると，近位尿細管での HPO_4^{2-} の再吸収と，腸管からのリンの吸収が抑制される。これにより血中リン濃度が低下し，骨や軟骨の石灰化障害がおこる。このようにして，骨強度の低下による骨折や疼痛が引きおこされる疾患が**骨軟化症**である。幼少期に発症するものは，**くる病**とよばれる（● 233 ページ）。

C 泌尿器のしくみと病態生理

1 尿をたくわえ排泄するしくみ

1 尿管・尿道と膀胱の構造

　腎臓で産生された尿は，**尿管**を通過し，**膀胱**に集められる。それから**尿道**を通って排泄される。上部尿路とは腎臓から尿管まで，下部尿路は膀胱から尿道までをいう（●図 9-11）。

● **尿管**　腎臓で濾過され，生体に不必要な物質や老廃物を含んだ尿は，腎盂から尿管へ流れる。尿管は，平滑筋からなる長く細い管である[1]。尿は尿管の平滑筋の蠕動運動によって膀胱へと移動する。

● **膀胱の構造**　膀胱壁は，排尿筋とよばれる平滑筋の層からなり，内壁には多数のヒダがある。膀胱が尿で充満すると，その容量に対応するために伸展する。成人の膀胱は，約 0.5 L の尿をためられる。排尿筋は，尿を保持す

NOTE
[1]成人では，尿管の長さは 25〜30 cm である。

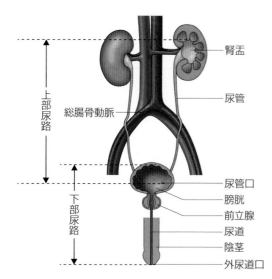

腎盂

尿管

総腸骨動脈

上部尿路

尿管口
膀胱
前立腺
尿道
陰茎
外尿道口

下部尿路

▶**図 9-11　男性の尿路の構造**

るときには弛緩し，排尿のときには収縮する。

●**尿道**　尿道は，膀胱の内尿道口から，外陰部の外尿道口に通じている管で，内尿道括約筋と外尿道括約筋がある。女性の尿道はせまく，男性より著しく短い。

2 蓄尿・排尿の神経支配

　排尿機能は，尿を膀胱にためる**蓄尿**と，膀胱から尿道を通って尿を排出する**排尿**の2つのはたらきからなる。これらは，神経によって制御されている（▶図9-12）。排尿の中枢は，橋と腰髄・仙髄に存在する。

蓄尿のしくみ

　膀胱内に尿がたまると，膀胱壁の伸展刺激が腰髄・仙髄に伝わる（▶図9-12-a）。そして刺激は脊髄を経て，大脳で尿意として認識される。膀胱壁は，尿がたまるにしたがい弛緩するので，膀胱の内圧は上昇しない。また尿がもれないように，内・外尿道括約筋が収縮する。

排尿のしくみ

　排尿は，排尿の命令が大脳皮質から出ることで始まる（▶図9-12-b）。その刺激は排尿中枢に伝わり，末梢神経を介して膀胱の収縮と内・外尿道括約筋の弛緩をおこし，尿が排出される。

3 尿量と排尿回数

　排泄された尿の量のことを**尿量**という。老廃物を排出するためには，1日に約500 mLの尿量が必要である。

　また，腎機能が正常な患者においては，尿量は循環動態の指標としても重要である。成人の1回の排泄尿量は200〜400 mLほどで，1日の総量は1,000〜2,000 mLほどである[1]。尿量の異常は次のように分類される。

　①**乏尿**　尿量400 mL/日以下の場合を**乏尿**という。原因として，腎血流量の低下（腎前性），腎障害（腎性），尿管・膀胱などの尿路閉塞（腎後性）があ

NOTE
[1] 健常人では体重1 kgあたり，1時間に約1 mLの尿が排泄される。

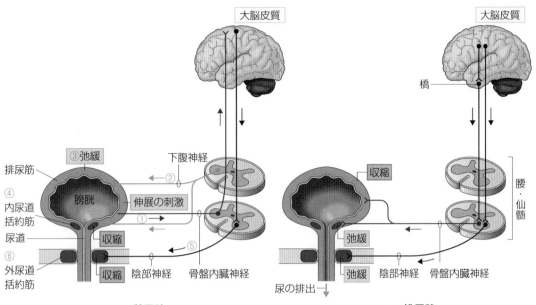

a. 蓄尿時
①膀胱壁が伸展されると, 副交感神経である骨盤内臓神経がそれを感知する。すると, ②交感神経である下腹神経の刺激によって, ③排尿筋が弛緩し, ④内尿道括約筋が収縮する。また, 大脳皮質からの刺激によって, ⑤陰部神経が⑥外尿道括約筋を収縮させる。

b. 排尿時
骨盤内臓神経の刺激によって排尿筋が収縮し, 陰部神経の刺激によって外尿道括約筋が弛緩する。

⊙図 9-12　尿の排泄にかかわる神経

る。

　[2] 無尿　尿量 100 mL/日以下の場合を**無尿**という。腎皮質の壊死, ショックなどの重篤な病態でみられる。

　[3] 多尿　尿量 2,500～3,000 mL/日以上の場合を**多尿**という。糖尿病・尿崩症・水中毒・急性腎不全利尿期などでみられる。

　[4] 頻尿　一般に 1 日に 8 回以上排尿がある場合を**頻尿**（ひんにょう）という❶。1 日の排尿回数は人によって異なるため, 8 回以下でも自身で排尿回数が多いと感じる場合には頻尿とされる。原因には, 過活動膀胱・残尿・多尿・尿路感染・炎症・腫瘍・心因性などがある。

　[5] 尿閉　尿路に通過障害があり, 膀胱の尿を出せない状態を**尿閉**という。原因として, 前立腺肥大症❷や前立腺がん, 膀胱・尿路腫瘍などによる下部尿路の閉塞❸, 排尿筋の収縮不全, 薬剤による影響, 下部尿路・生殖器の感染・炎症, 神経因性膀胱などがある。

　[6] 残尿　排尿後も膀胱内に尿が残る場合を**残尿**という。前立腺肥大症, 糖尿病, 腰部椎間板ヘルニアや, 子宮体がん・子宮頸がん・直腸がんの手術などで骨盤内臓神経が障害された場合に発生する。

NOTE
❶夜間に 2 回以上の排尿がある場合を夜間頻尿という。

NOTE
❷男性では前立腺肥大症による通過障害が最も多い。
❸女性では, 子宮や卵巣の腫瘍の膀胱への圧迫や浸潤が多く腹圧性尿失禁に対する手術でも生じる。

② 泌尿器の機能の障害

■1 尿路感染症

　尿は，腎臓で血液を濾過してつくられるため，無菌であり，尿路も通常は無菌である。しかし，尿には細菌などにとって栄養となる物質が含まれているため，細菌などが増殖しやすい。尿路において細菌などの病原体が感染し，炎症をおこした状態を**尿路感染症**という。

　尿路感染症は，上部尿路感染症と下部尿路感染症に分けられる。どちらも，外尿道口から逆行性に感染をおこしたものが大半である。

　[1]**上部尿路感染症**　上部尿路での感染である。急性腎盂腎炎などがあり，細菌が腎臓に感染することで発病する。

　[2]**下部尿路感染症**　下部尿路での感染であり，膀胱炎・尿道炎・前立腺炎・精巣上体炎❶がある。

▢ NOTE
❶前立腺と精巣上体は尿路ではないが，下部尿路から感染を生じるため，尿路感染症として扱われることも多い。

◆ 腎盂腎炎

　腎盂腎炎は，尿道から侵入した細菌が尿路をさかのぼり，腎盂に達することで発症する。一般的に，尿路に侵入した細菌は排尿により体外へ排出されるか，免疫により排除されるため，感染はおこらない。しかし，前立腺肥大症・神経因性膀胱・糖尿病などの基礎疾患があったり，尿路にカテーテルが留置されていたりすると，腎盂腎炎がおこりやすい。腰背部痛や発熱，排尿時痛，頻尿，残尿感といった**膀胱刺激症状**がみられる。

◆ 膀胱炎

　膀胱炎も，尿道を介して細菌が膀胱の中に入ることにより引きおこされる。疲労やストレスなどで，免疫機能が低下すると感染しやすくなる。膀胱炎の多くは大腸・肛門部の常在菌である大腸菌が原因となる。

　女性は尿道の長さが男性に比べて短いので，膀胱炎の頻度は女性のほうが高い。

◆ 前立腺炎

　男性の場合は，尿道を取り巻くように前立腺がある。前立腺に炎症をおこしたものが**前立腺炎**であり，排尿障害や痛みなどがあらわれる疾患である。

　前立腺炎には，細菌感染により急激に発症する急性細菌性前立腺炎や，細菌感染が繰り返し生じることによる慢性細菌性前立腺炎，細菌感染がなく発生する慢性非細菌性前立腺炎がある。急性細菌性前立腺炎では前立腺が腫脹し，高熱と排尿時の痛み，頻尿，排尿障害を伴う。

◆ 精巣上体炎

　精巣上体炎は尿道を介して，逆行性に細菌が精巣上体に感染することに

よって引きおこされる。ウイルスや真菌が原因になることもある。

◆ 尿道炎

　尿道炎はさまざまな細菌によって引きおこされるが，なかでも淋菌とクラミジア属菌は，性感染症（◯ 242 ページ）の原因菌であり，尿道炎の原因病原体の多くを占める。淋菌は，女性が感染しても無症状であることが多いが，男性が感染すると尿道炎を引きおこし，強い排尿時痛がある。

2 尿路の通過障害

◆ 尿路結石症

　腎臓から尿道までの尿路に結石（◯ 177 ページ）❶が生じる疾患を**尿路結石症**という（◯図 9-13）。壮年男性と閉経後女性に高頻度にみられる。症状として疝痛発作❷や血尿をみとめる。

　腎結石は無症状のうちに経過するが，やがて結石は尿流によって尿管内にいたる。結石が尿路を閉塞すると後述する水腎症をきたし，腎盂内圧が上昇する。それにより，腰背部から側腹部にかけての激痛や下腹部への放散痛が生じる。下部尿管に位置する結石は膀胱刺激症状を伴うこともある。また，結石の排出時には，排尿時痛を伴うことがある。

◆ 前立腺肥大症

　前立腺の肥大は加齢に伴ってよくみられる現象であり，これを**前立腺肥大症**という（◯図 9-14）。前立腺尿道周囲部が肥大すると，尿道の狭窄によって

NOTE

❶成分によってシュウ酸カルシウム結石，リン酸カルシウム結石，尿酸結石などに分けられる。

❷腹部の空洞臓器（胃・腸・膀胱・子宮）や管状臓器（胆道・腎盂・尿管）の壁をなす平滑筋の攣縮に起因する痛みである。数分から数時間の間隔で周期的に激痛や鈍痛がおこる。

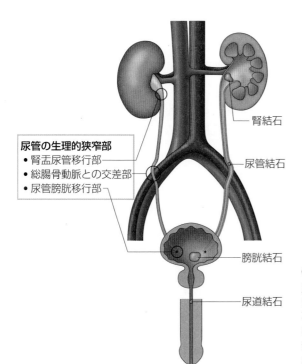

尿管の生理的狭窄部
- 腎盂尿管移行部
- 総腸骨動脈との交差部
- 尿管膀胱移行部

腎結石
尿管結石
膀胱結石
尿道結石

◯図 9-13　尿路結石症
尿路結石症にはできる部位によって，腎結石・尿管結石・膀胱結石・尿道結石がある。尿管には生理的狭窄部があり，この部分に結石が詰まりやすい。

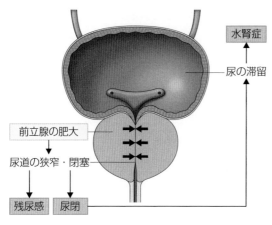

▶図9-14　前立腺肥大症の病態生理

残尿感・尿意切迫感・尿勢低下・夜間頻尿などの症状がみられる❶。

　狭窄が進行すると残尿量が増加し，重症になると尿閉によって水腎症を発症し，腎機能障害をもたらす場合もある。

NOTE
❶排尿を長期間がまんすること，寒冷への曝露，総合感冒薬などの抗コリン薬の副作用により，一部の患者は尿閉を突然発症することがある。

◆ 水腎症

　腎臓で生成された尿が，腎盂・尿管の閉塞によりうっ滞し，腎盂・腎杯が拡張した状態を**水腎症**という（▶図9-15）。水腎症の原因には先天性の場合と後天性の場合があり，閉塞時期により急性・慢性に分けられる。急性発症で閉塞が高度の場合には，強い側腹部痛をみとめる。

3　神経因性膀胱

　神経因性膀胱は，神経の異常によりおこる下部尿路の機能障害である。神経の障害部位によりさまざまな症状がおこる。排尿筋過活動や排尿筋低活動により，溢流性尿失禁・頻尿・尿意切迫・切迫性尿失禁・尿閉などの症状がみられる。

　□1 **中枢神経疾患によるもの**　脳血管障害やパーキンソン病などの中枢神経疾患では，排尿筋に過活動が生じることがあり，頻尿・切迫性尿失禁などの蓄尿障害をおこす。

plus	尿失禁

　尿失禁のおもな分類には，次のようなものがある。
（1）腹圧性尿失禁：尿道括約筋を含む骨盤底の筋がゆるむためにおこる。
（2）切迫性尿失禁：脳血管障害などにより神経性の排尿調節機能が障害されるためにおこる。
（3）溢流性尿失禁：前立腺肥大症などによる高度排尿障害でおきる。
（4）機能性尿失禁：運動機能の低下や認知症でおこる。

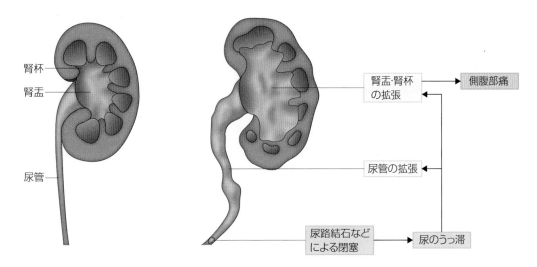

a. 正常な腎臓と尿管　　　　b. 水腎症

◎**図 9-15　水腎症の病態生理**
尿路結石により尿管が閉塞した場合，うっ滞した尿によって尿管や腎盂・腎杯が拡張する。

　②**末梢神経障害によるもの**　腰椎椎間板ヘルニア（◐263ページ）や腰部脊柱管狭窄症（◐263ページ），糖尿病性神経障害（◐224ページ）では，末梢神経障害に起因する排尿筋の低活動により，排尿障害を引きおこす。高度な排尿障害や尿閉では尿路感染症を反復したり，腎後性の要因による腎不全などの重大な合併症がおこったりすることがある。

3 泌尿器の悪性腫瘍

　泌尿器のおもな悪性腫瘍に，尿路上皮がんと前立腺がんがある。

◆ 尿路上皮がん

●**膀胱がん**　尿路系の悪性腫瘍で，最も発生頻度の高いのは**膀胱がん**である。多くは尿路上皮（移行上皮）ががん化する尿路上皮がん（◐21ページ）で，しばしば多発し，再発を繰り返すのが特徴である。膀胱がんは，骨盤内リンパ節・肺・骨などに転移しやすい。

　ほかにも，腎盂・尿管・尿道に尿路上皮がんが発生する。

---

plus	**過活動膀胱**

　過活動膀胱とは，尿意切迫感がみられる症候群で，頻尿や夜間頻尿を伴う。脳血管障害や脊髄障害などの中枢神経系の機能障害が原因となる場合（神経因性）のほか，神経学的異常がなく，明らかな原因のない非神経因性に大別される。

◆ 前立腺がん

　前立腺がんは，前立腺の腺細胞が正常な細胞増殖機能を失い，無秩序に自己増殖することにより発生する。比較的ゆっくり進行するため，大部分の前立腺がん患者の予後は，がんが限局する場合は非常に良好である[1]。

　治療には，前立腺摘除術，放射線療法，男性ホルモン値を下げるホルモン療法，抗がん薬やアンドロゲン受容体を標的とした分子標的薬による薬物療法などがある。治療が必要になるまでは観察にとどめることもある。現在では，腫瘍マーカーである**前立腺特異抗原** prostate specific antigen（**PSA**）値によるスクリーニングで発見されることが多い。手術では手術用ロボットを用いることもあり，開腹手術に比べて創が小さく，手術後の回復が早い。

📝 work｜復習と課題

❶ 糸球体腎炎においてタンパク尿・血尿，および浮腫がみられる理由を説明しなさい。

❷ 尿糖が検出される機序について説明しなさい。

❸ 腎硬化症の病態生理を説明しなさい。

❹ 急性腎障害の原因の分類を3つあげ，それぞれの原因で腎機能が障害される理由を説明しなさい。

❺ 慢性腎臓病の要因となる疾患をあげ，慢性腎臓病が身体へ及ぼす影響を説明しなさい。

❻ 膀胱炎の原因とその症状を述べなさい。

❼ 尿路の通過障害の原因となる病態を3つあげなさい。

第 **10** 章

内分泌・代謝のしくみと
病態生理

A　内分泌のしくみとその異常

　組織・器官や細胞のはたらきをつかさどり，代謝を調節・統合し，ホメオスタシスを維持する体内のしくみには，神経系（◎ 250 ページ）と内分泌系がある。

　代謝とは，恒常性の維持のために行われるさまざまな化学反応のことで，大きく**異化**と**同化**に分けられる。異化は物質を分解してエネルギーを取り出す反応であり，同化はエネルギーを利用して生体に必要な物質を産生する反応である。

1　ホルモンとその分泌

1　内分泌系とホルモン

● **ホルモン**　内分泌細胞でつくられた**ホルモン**は，血管内に分泌され，そのホルモンが血液を介して全身のさまざまな器官や細胞に到達し，機能を調整している（◎図 10-1-b）❶。ホルモンは，きわめて微量ながら重要な生理活性物質である。

　ホルモンはおもに，①下垂体，②甲状腺，③副甲状腺，④副腎，⑤膵臓，⑥生殖腺から分泌される。ホルモンを分泌する器官を**内分泌腺**という。このほかにも，腎臓では血圧や赤血球数に影響を与えるホルモンがつくられる（◎ 199 ページ）。また，神経細胞が血中にホルモンを分泌する場合もあり，これを**神経内分泌**とよび，この細胞を神経内分泌細胞という（◎図 10-1-c）。

□ **NOTE**
❶ホルモンあるいはホルモン様物質は，現在，100種類以上が確認されている。まだ見つかっていないホルモンも多数あると考えられている。

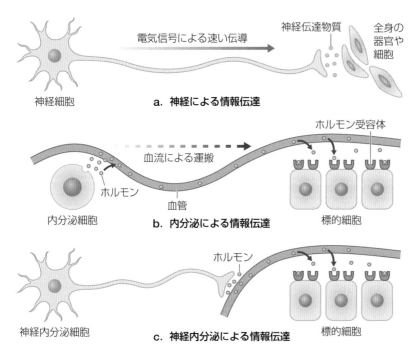

a. 神経による情報伝達

b. 内分泌による情報伝達

c. 神経内分泌による情報伝達

◎**図 10-1　神経系と内分泌系の情報伝達のしくみ**
情報の伝達速度は電気信号を介する神経系のほうが，ホルモンが血流によって運ばれる内分泌系よりも速い。血中にホルモンを分泌する神経細胞もあり，このしくみは神経内分泌とよばれる。

● **ホルモンによる作用の特徴**　神経系による情報の伝達は，電気信号によるためすばやい（◉図 10-1-a）。それに対して，ホルモンによる調節は，血流を介するため比較的ゆっくりと作用するといえる（◉図 10-1-b）。

また，多くの種類のホルモンが血液中を流れていても，そのホルモンに反応を示すのは，そのホルモンの受容体（レセプター）をもつ**標的細胞**のみである。これにより，標的細胞を多くもつ特定の器官（標的器官）のみに情報を伝達し，その機能を促進したり，抑制したりすることができる。

2 ホルモン分泌の調節

ホルモンが適切にはたらくには，適切な量のホルモンが分泌されなければならない。ホルモンは，別のホルモンによって，その分泌が促進されたり，抑制されたりすることが多い。ほかのホルモンの分泌を調節しているホルモンを**上位ホルモン**，調節される側のホルモンを**下位ホルモン**とよぶ。

● **フィードバック機構**　ホルモンの分泌量は，標的細胞による反応が上位ホルモンを分泌する細胞に伝達されることにより調節されていることが多く，このしくみを**フィードバック機構**という。

たとえば，甲状腺から分泌される甲状腺ホルモンは，下垂体❶前葉から分泌される甲状腺刺激ホルモン（TSH）❷によって調節されており，さらにTSH の分泌は，視床下部から分泌される甲状腺刺激ホルモン放出ホルモン（TRH）により調節されている（◉図 10-2）。下垂体前葉からの TSH の分泌が増えると，甲状腺機能が高まり，甲状腺ホルモンの分泌も増加する。増加した TSH と甲状腺ホルモンはともに視床下部にはたらき，TRH の放出を抑

▭**NOTE**
❶下垂体は頭蓋骨のほぼ中心，額の奥 7 cm ほどのところにある前後 8 mm，幅 10 mm 程度の器官である。下垂体の上に視床下部がある。
❷TSH の標的細胞は，甲状腺ホルモンを分泌する濾胞細胞であり，これは甲状腺にある。

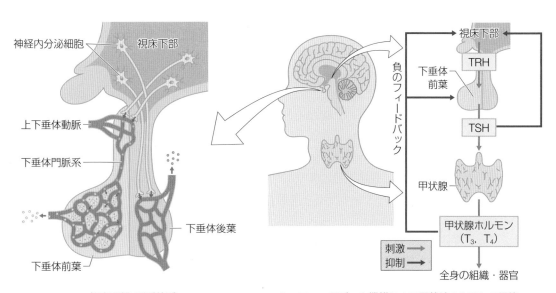

a. 視床下部-下垂体系
視床下部には下垂体前葉ホルモンの分泌を調節する神経内分泌細胞がある。一部は下垂体後葉まで軸索がのびており，ホルモンを分泌している。

b. フィードバック機構による甲状腺ホルモンの調節
TRH の標的細胞は下垂体前葉にあり，TSH の標的細胞は，甲状腺ホルモンを分泌する濾胞細胞にある。

◉**図 10-2　視床下部-下垂体系とフィードバック調節**

制する。これにより，下垂体からの TSH の分泌が抑制される。また，甲状腺ホルモンは下垂体前葉にも作用し，TSH の分泌を抑制する。

このように，下位ホルモンの分泌により，上位ホルモンの分泌量が抑制されるものを，**負のフィードバック**（ネガティブフィードバック）とよぶ❶。一方，下位ホルモンの分泌が上位ホルモンの分泌を促進させる場合は**正のフィードバック**（ポジティブフィードバック）とよぶ。

3 ホルモンの不足と過剰

ホルモン分泌量が適正でなく，過剰または不足になっている場合をホルモン異常とよぶ。ホルモン異常はさまざまな症状を引きおこす。

● **分泌量が不足するおもな原因**　分泌量が低下するおもな原因は2つあり，①上位ホルモンの分泌量の低下により，下位ホルモンの分泌量が低下する場合と，②下位ホルモンを分泌する器官自体の障害である。

● **分泌量が過剰となるおもな原因**　分泌量が過剰となるおもな原因は2つあり，①上位ホルモンが過剰に分泌され，下位ホルモンの分泌量が増える場合と，②下位ホルモンの分泌細胞が過剰にはたらく場合や腫瘍化❷した場合である。

下位ホルモンの分泌細胞が腫瘍化した場合，上位ホルモンによる刺激がなくても，分泌細胞が下位ホルモンを産生してしまう。そうなると下位ホルモンの血中濃度は上昇し，負のフィードバックにより上位ホルモンの分泌量は低下する。そのため血液検査などにおいて，上位ホルモンが少なく，下位ホルモンが過剰だった場合は，分泌細胞が過剰にはたらいているか腫瘍化していることが考えられる。

2 視床下部-下垂体系のはたらきとその異常

1 下垂体および視床下部から分泌されるホルモン

下垂体は**前葉**と**後葉**に分かれている（◉ 209ページ，図 10-2-a）。前葉は腺組織からなり，後葉は神経組織で構成される。

下垂体のはたらきは，視床下部と密接な関係がある。**視床下部**は間脳にあり，下垂体の上方に位置する。視床下部には多数の神経内分泌細胞があり，それらの一部は下垂体前葉ホルモンの分泌を調節するホルモンを分泌する（◉表 10-1）。

視床下部と下垂体前葉を結ぶ血管は**下垂体門脈**とよばれ，下垂体前葉に到達すると，多数の洞様毛細血管❸となり，微量の視床下部ホルモンを効率よく下垂体に運んでいる。

また，視床下部の神経内分泌細胞の一部からは，その軸索が下垂体後葉までのび，神経終末から下垂体後葉ホルモンが分泌される。

● **下垂体前葉ホルモン**　下垂体前葉からは6種類のホルモンが分泌される（◉表 10-2）。下垂体前葉ホルモンの標的となるのは，肝臓や甲状腺，副腎皮

NOTE
❶ホルモン分泌の多くは負のフィードバックで調整されている。

NOTE
❷腫瘍化する原因はさまざまだが，自己免疫や一部の遺伝子の異常によるものが知られている。

NOTE
❸洞様毛細血管
拡張した毛細血管であり，孔があるため物質の通過が容易である。

○表10-1　視床下部ホルモン

ホルモンの名称（略称）	おもな作用
甲状腺刺激ホルモン放出ホルモン（TRH）	甲状腺刺激ホルモン（TSH）とプロラクチン（PRL）の分泌促進
副腎皮質刺激ホルモン放出ホルモン（CRH）	副腎皮質刺激ホルモン（ACTH）の分泌促進
ゴナドトロピン放出ホルモン（GnRH）	ゴナドトロピン（卵胞刺激ホルモン〔FSH〕と黄体形成ホルモン〔LH〕）の分泌促進
成長ホルモン抑制ホルモン（GIH, ソマトスタチン）	成長ホルモン（GH）の分泌抑制
ドパミン	PRL の分泌抑制
成長ホルモン放出ホルモン（GRH, GHRH）	GH の分泌促進

○表10-2　下垂体前葉ホルモン

ホルモンの名称（略称）	おもな標的組織・器官	おもな生理作用	不足による疾患の例	過剰による疾患の例
成長ホルモン（GH）	軟部組織・骨・肝臓	骨の成長	低身長症	下垂体性巨人症, 先端巨大症
甲状腺刺激ホルモン（TSH）	甲状腺	甲状腺の刺激	下垂体性甲状腺機能低下症	TSH 産生腫瘍
副腎皮質刺激ホルモン（ACTH）	副腎皮質	副腎皮質の刺激	ACTH 単独欠損症	クッシング病
ゴナドトロピン（性腺刺激ホルモン）・卵胞刺激ホルモン（FSH）・黄体形成ホルモン（LH）	性腺	卵胞の成熟・精子形成・性ホルモンの産生		
プロラクチン（PRL）	乳腺	乳汁の産生		プロラクチノーマ

○表10-3　下垂体後葉ホルモン

ホルモンの名称（略称）	おもな標的組織・器官	おもな生理作用	不足による疾患の例	過剰による疾患の例
抗利尿ホルモン（ADH, バソプレシン）	腎臓	腎臓における水の再吸収の促進	尿崩症	ADH 分泌不適合症候群（SIADH）
オキシトシン	子宮・乳腺	子宮筋収縮・射乳		

質，卵巣内にある内分泌細胞である。前葉から分泌されるホルモンは，視床下部から分泌される上位ホルモンによってその分泌が制御されている。

● **下垂体後葉ホルモン**　下垂体後葉からは2種類のホルモンが分泌される（○表10-3）。抗利尿ホルモン（ADH, バソプレシン）は腎臓の集合管を，オキシトシンは子宮や乳腺を標的とする。

2　下垂体前葉ホルモンの分泌異常

　下垂体前葉から分泌されるホルモンの分泌異常のうち，多いのは成長ホルモン・副腎皮質刺激ホルモン・プロラクチンの3種類である。

◆ 成長ホルモンの分泌異常

　成長ホルモン growth hormone（**GH**）は，①骨の成長の促進，②筋肉や皮膚の成長の促進，③血糖の上昇・脂肪の分解・ナトリウムの再吸収などのはたらきがある。

　GH の骨成長促進作用はおもに，肝臓から分泌されるインスリン様成長因子 1（IGF-1）によりもたらされる。GH が肝臓を刺激して IGF-1 の分泌が亢進すると，骨幹と骨端の境界にある骨端軟骨板の細胞の増加を促進する。これにより，骨は長軸方向へ成長する。思春期を過ぎると，骨端軟骨板が消失するが，これは**骨端線の閉鎖**とよばれ，閉鎖以降，身長ののびはとまる。

● **分泌不全の場合**　骨端線の閉鎖以前に GH の分泌不全があると，**低身長症**となる。骨端線の閉鎖後の成人以後の分泌不全では，易疲労感や，体力・気力の低下，うつ症状による生活の質の低下，体脂肪の増加や筋肉・骨塩量減少などの体組成異常，および血中脂質高値などの代謝障害を引きおこすことがある。

● **分泌過剰の場合**　骨端線の閉鎖以前に GH の分泌過剰があると，**下垂体性巨人症❶**となる。骨端線の閉鎖後におこると，骨の長軸方向への成長がおこらず，骨端部のみが肥大して，**先端巨大症**となる。また，GH の分泌過剰では，血糖が過剰に増加して糖尿病がひきおこされることもある。

◆ 副腎皮質刺激ホルモンの分泌異常

　副腎皮質刺激ホルモン adrenocorticotropic hormone（**ACTH**）は副腎皮質ホルモン（● 217 ページ）の分泌を促進する。ACTH の合成・分泌は，おもに視床下部から分泌される**副腎皮質刺激ホルモン放出ホルモン** corticotropin-releasing hormone（**CRH**）により調節される。

　ACTH および CRH の分泌は，コルチゾル（● 217 ページ）による負のフィードバックにより抑制される。したがって，視床下部-下垂体-副腎皮質系の機能が破綻すると，コルチゾルの分泌が異常となる。

　ACTH の分泌不全は副腎機能低下症（● 218 ページ）を，下垂体に生じた腺腫による分泌過剰はクッシング病（● 218 ページ）を引きおこす。

◆ プロラクチンの分泌異常

　プロラクチン prolactin（**PRL**）は，下垂体前葉から分泌されるホルモンで，乳汁分泌作用と性腺抑制作用をもつ。PRL の分泌は，視床下部から分泌されるドパミンによって抑制される。

● **分泌過剰の場合**　PRL が過剰に分泌される病態に，PRL 産生細胞が腫瘍化する**プロラクチノーマ**がある。プロラクチノーマでは，PRL が過剰に産生され，女性では無月経・乳汁漏出・不妊が，男性では性欲低下やインポテンス（性交不能症）がみられる。

NOTE

❶下垂体性巨人症

　下垂体腺腫によって高身長となり，「世界で最も身長が高い女性」として 18 年間，ギネスブックの世界記録を保持した女性の写真である。

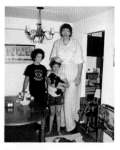

（写真提供：Science Source/PPS 通信社）

3 下垂体後葉ホルモンの分泌異常

◆ 抗利尿ホルモンの分泌異常

抗利尿ホルモン antidiuretic hormone（**ADH**，バソプレシン）は腎臓での水の再吸収を促進するホルモンである。

● **分泌不全の場合**　ADH の分泌低下がおこると，腎臓で水が再吸収されず，薄い尿が過剰につくられる。これは**中枢性尿崩症**❶とよばれ，患者は多尿となり，口渇・多飲となる。

● **分泌過剰の場合**　ADH の分泌過剰により，腎臓から排出される水分量が制限され，体内に多くの水分が保持される病態が **ADH 分泌不適合症候群**（**SIADH**）である。これにより，体内のナトリウム濃度が低くなり，低ナトリウム血症（● 67 ページ）となる。

3　甲状腺のはたらきとその異常

1 甲状腺のはたらき

甲状腺は首の真ん中の喉 仏 のすぐ下あたりに位置し，気管支前面にはりついた 蝶 のような形状の器官である。大きさは 4〜5 cm，重さは 15〜20 g 程度で，男性よりも女性のほうが大きく，高い位置にある。

甲状腺は濾胞細胞と傍濾胞細胞から構成されている❷。濾胞細胞は甲状腺ホルモンの原料となるヨウ素（ヨード）❸を血中から取り入れ，**甲状腺ホルモン**❹を合成・分泌する。傍濾胞細胞は血中カルシウム濃度の調節を行うカルシトニン（● 69 ページ）を分泌する。

甲状腺ホルモンの分泌量は，下垂体前葉から分泌される甲状腺刺激ホルモン（TSH）によって調節されている。濾胞細胞は甲状腺ホルモンの前段階の物質であるサイログロブリンを産生し，濾胞に大量に蓄積しており，TSH の刺激を受けると，甲状腺ホルモンを合成し，分泌する。

甲状腺ホルモンはおもに次の 3 つの役割をもつ。

（1）細胞の代謝を促進する。脂肪や糖などの異化を亢進し，熱産生を高めることで生体の活動性を高める。

（2）交感神経を刺激する❺。

（3）胎児や幼児の正常な発達を促す。

2 甲状腺ホルモンの分泌過剰

甲状腺ホルモンの血中濃度が増加すると，代謝が活発となり，頻脈や手指振戦，多汗などの症状があらわれる。倦怠感を感じ，食欲は増進するものの体重が減少するなどの症状もみられる。このように，甲状腺ホルモンの血中濃度上昇に伴う病態を，**甲状腺中毒症**❻という。ホルモン濃度の上昇の原因には，甲状腺の機能が亢進して分泌過剰となる**甲状腺機能亢進症**のほか，甲

NOTE
❶ADH に対する腎臓の反応の障害による場合は腎性尿崩症とよばれる（● 194 ページ）。

NOTE
❷約 99 ％は濾胞細胞で，約 1 ％が傍濾胞細胞である。
❸ヨウ素は食物から摂取される。おもに海藻に含まれる。
❹甲状腺ホルモンには，サイロキシン（T₄）と，トリヨードサイロニン（T₃）の 2 種類がある。

NOTE
❺過剰になると，これによって頻脈などの症状が出る。
❻原因は甲状腺にあることが多いが，まれに甲状腺以外が原因となる場合もある。その例として甲状腺刺激ホルモン産生腫瘍，妊娠甲状腺中毒症，卵巣甲状腺腫などがある。

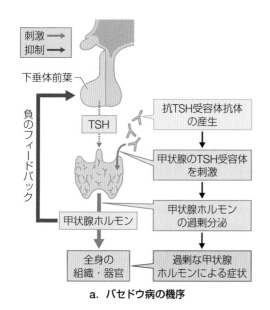

a. バセドウ病の機序

b. バセドウ病の症状

◉**図10-3 バセドウ病の病態生理と症状**

状腺が破壊されて濾胞からホルモンが血中にもれ出ることによるものもある。

◆ バセドウ病

甲状腺機能亢進症の代表的な疾患に，**バセドウ病**がある。バセドウ病は，自己免疫疾患の一種でもあり，体内で産生された自己抗体がTSH受容体を刺激することで，甲状腺ホルモンが過剰に分泌され，特徴的な症状があらわれる（◉図10-3）。

20代から50代に多く，とくに30代・40代の女性に多く見られる[❶]。特徴的な症状である，頻脈・甲状腺腫大・眼球突出を**メルゼブルクの3徴**とよぶ。感情の不安定，神経過敏，睡眠障害や知的機能障害，抑うつ状態などの精神症状を伴うため，精神疾患と誤認されることがある。

◆ 甲状腺クリーゼ

バセドウ病などの甲状腺中毒症をもたらす疾患が，未治療などによりコントロール不良状態となったところに，手術や外傷，感染症などの強いストレスが加わると，甲状腺ホルモン作用の過剰に対する生体の代償機構が破綻し，多臓器不全に陥ることがある。このような病態を**甲状腺クリーゼ[❷]**とよぶ。意識障害などの中枢神経症状や高熱，頻脈，心不全，消化器症状などの症状がみられ，緊急性のとても高い病態である。

3 甲状腺ホルモンの分泌不足

甲状腺ホルモンの分泌の減少による病態を，**甲状腺機能低下症**という。おもな原因としては，①慢性甲状腺炎による機能低下，②先天性の要因，③ヨウ素の過剰摂取，④甲状腺疾患の治療によるものがある[❸]。慢性甲状腺炎によるものがほとんどである。

🗏 NOTE
[❶]男女比は1対5〜6である。

🗏 NOTE
[❷]発症頻度は100万人に2人程度である。

🗏 NOTE
[❸]まれな病態としては，TSHやTRHの不足によっておこる中枢性甲状腺機能低下症がある。

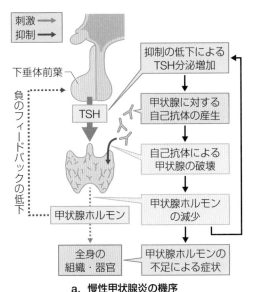

代謝の低下による症状

無気力, 記憶力低下,
精神活動低下,
易疲労感

脱毛
寒がり

心肥大, 徐脈

皮膚乾燥

便秘

月経異常

筋肉痛, 痙攣

体重増加

粘液水腫

眼瞼浮腫
口唇の肥厚
声帯浮腫に
よる低い声
皮膚の粘液
水腫

刺激 →
抑制 →

下垂体前葉

負のフィードバックの低下

抑制の低下による
TSH分泌増加

TSH

甲状腺に対する
自己抗体の産生

自己抗体による
甲状腺の破壊

甲状腺ホルモン
の減少

甲状腺ホルモン

全身の
組織・器官

甲状腺ホルモンの
不足による症状

a. 慢性甲状腺炎の機序　　　　**b. 慢性甲状腺炎の症状**

○**図10-4　慢性甲状腺炎(橋本病)の病態生理と症状**

◆ 慢性甲状腺炎(橋本病)

　自己免疫の異常により, 甲状腺に対する自己抗体が産生され, リンパ球が自己の甲状腺を破壊し, 慢性の炎症が引きおこされることがある。これは**慢性甲状腺炎(橋本病)❶**とよばれる(○図10-4)。炎症によって甲状腺機能が低下し, 甲状腺ホルモンが不足すると, 代謝の低下による症状や眼瞼浮腫などの粘液水腫などがみられるようになる。

　自己免疫の異常を示す自己抗体が高値でも, 甲状腺機能が低下していなければ症状はない。慢性甲状腺炎は若年層から中高年の女性に多いが, 女性の10人に1人が自己抗体価のみの高値で, さらに症状を有するのはさらにそのなかでも5～6人に1人未満といわれている。

◆ クレチン症(先天性甲状腺機能低下症)

　先天的に甲状腺の異常や甲状腺ホルモンの合成障害があり, 新生児期・小児期に甲状腺ホルモンが欠乏した状態にあると, 身体や知能の発育に障害がもたらされる。これをクレチン症(先天性甲状腺機能低下症)といい, 早期治療のため, 新生児全員にスクリーニング検査が実施されている。

4　副甲状腺のはたらきとその異常

1　副甲状腺のはたらき

　副甲状腺は, 米粒大の黄褐色の内分泌腺で, 甲状腺の背面の両側上下に4つ存在(○69ページ, 図4-4)❷し, **副甲状腺ホルモン** parathyroid hormone(**PTH**, パラソルモン)を産生している。PTHは, 骨吸収を亢進させ, 骨からカルシ

▢ NOTE
❶慢性甲状腺炎でみられる自己抗体は, 抗サイログロブリン抗体, 抗甲状腺ペルオキシダーゼ(TPO)抗体である。

▢ NOTE
❷数や位置の異常も多くみられる。

ウムを血液中に放出させることにより，血中カルシウムとリンの濃度の調整にはたらく。また，腎臓におけるカルシウムの再吸収を促進する。さらに，食物などから摂取したビタミンDを活性化ビタミンDに変化させることで，腸管からのカルシウムの吸収を促進させる作用ももつ。これらによって血中カルシウム濃度が高くなる（● 69ページ）。

2 副甲状腺ホルモンの分泌過剰

◆ 原発性副甲状腺機能亢進症

　原発性副甲状腺機能亢進症は，副甲状腺の腺腫やがん，過形成に起因する。ほとんどは副甲状腺のうちの1つが肥大し，PTHが過剰に分泌される副甲状腺腺腫である❶。

　PTHの過剰分泌によって，骨からのカルシウムの遊離が増加し，骨がもろくなり，病的骨折や骨粗鬆症（● 231ページ）の原因となる。また，高カルシウム血症により，疲労・血圧上昇・消化器症状・筋力低下などが引きおこされる。カルシウムが尿中に多量に排出されるため，尿路結石や腎機能障害を引きおこすことがある。

◆ 続発性副甲状腺機能亢進症

　慢性腎不全やビタミンD欠乏症などの，副甲状腺以外の疾患に起因するPTHの過剰分泌を，**続発性副甲状腺機能亢進症**という。

　たとえば，慢性腎不全では，腎臓でのビタミンDの活性化不全とともにリン排出の低下が生じることにより，腸管からのカルシウムの吸収効率が低下する。このような低カルシウム血症・高リン血症を引きおこす原疾患があると，血中カルシウム濃度を維持しようと，続発的にPTHが過剰に分泌される。この状態が慢性的に続く結果，副甲状腺が過形成となり，PTHの分泌が過剰となる。

　PTHの過剰分泌が続くと，骨密度の減少や血管・筋などにおける異所性の石灰化をまねくことがある。

3 副甲状腺ホルモンの分泌不足

◆ 副甲状腺機能低下症

　PTHの分泌が低下することにより，血中カルシウム濃度の低下や血中リン濃度の上昇などがおこる。この病態を**副甲状腺機能低下症**とよぶ。原因には，①免疫異常，②臓器発生時の異常，③カルシウム感受性の異常，④PTHの異常などがある。

　また，PTHが正常に分泌されているにもかかわらず，標的細胞がPTHに反応しないため，副甲状腺機能低下症と同じ低カルシウム血症・高リン血症などの症状を呈するものは，**偽性副甲状腺機能低下症**とよばれる。

NOTE

❶近年は検診などにより無症状の原発性副甲状腺機能亢進症が発見されるようになり，比較的頻度の高い疾患である。手術適応となる症例も増えている。

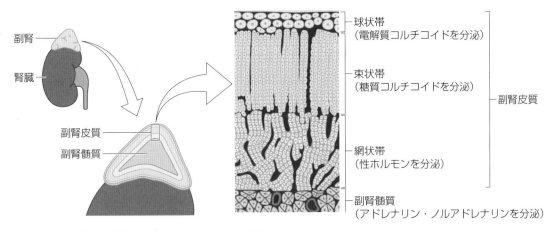

◎図10-5　副腎の構造と分泌されるホルモンの例

5　副腎皮質のはたらきとその異常

1　副腎皮質のはたらき

　副腎は，左右の腎臓の上の後腹膜腔に位置する小さな三角形の臓器である。外側は皮質，内側は髄質で構成されている（◎図10-5）。副腎皮質は，球状帯・束状帯・網状帯からなる。

おもな副腎皮質ホルモンとそのはたらき

　副腎皮質から放出されるホルモンには，球状帯から分泌される**電解質コルチコイド**（鉱質コルチコイド），束状帯から分泌される**糖質コルチコイド**，網状帯から分泌される性ホルモン（副腎アンドロゲン）がある。

　電解質コルチコイドのうち，**アルドステロン**は，集合管によるナトリウムイオン（Na^+）の再吸収と，カリウムイオン（K^+）の排泄を促進すること（◎189ページ，図9-3）で，おもに電解質のバランスの維持にはたらいている。

　糖質コルチコイドとして代表的なものは**コルチゾル**（コルチゾール）で，糖・脂質代謝の調節を担うステロイドホルモンである。コルチゾルは，ほかにもタンパク質代謝の調節や，抗炎症・抗アレルギー作用，血糖上昇作用などの多様な作用をもち，すべての細胞にとって必須のホルモンといえる。

　性ホルモンとしては，男性ホルモンである**デヒドロエピアンドロステロン**（DHEA）が分泌される。男性においては精巣から分泌されるテストステロンがあるため，生理的意義は大きくない。しかし，女性においては男性ホルモンの供給源になっている。

● **分泌の調整**　副腎皮質ホルモンの分泌は，下垂体前葉から分泌される副腎皮質刺激ホルモン（ACTH）によって調節されており，ACTHは視床下部から産生される副腎皮質刺激ホルモン放出ホルモン（CRH）によって調整されている（◎212ページ）。ただし，アルドステロンは，アンギオテンシンⅡ（◎116ページ）による分泌刺激の影響をより強く受ける。

2 電解質コルチコイドの分泌過剰

　アルドステロンが分泌過剰になると，Na^+ と水の再吸収が促進されるため，循環血液量が増加する。この作用により，二次性高血圧（● 119ページ）が引きおこされる。また，K^+ が排泄されるため，低カリウム血症（● 68ページ）をきたすほか，水素イオン（H^+）も排泄されるため，代謝性アルカローシスの原因となる。

◆ 原発性アルドステロン症

　アルドステロンを産生する内分泌腺が腺腫となり，過剰にアルドステロンが分泌される疾患が**原発性アルドステロン症**である。二次性高血圧をきたす疾患の代表例で，高血圧患者の 5～10％を占める。

3 糖質コルチコイドの分泌過剰

◆ クッシング症候群・クッシング病

　副腎の異常によって，コルチゾルが過剰分泌される病態を**クッシング症候群**という。異常の原因として多いのは副腎皮質腺腫である❶。糖代謝異常による糖尿病のほか，脂質代謝異常による満月様顔貌（ムーンフェイス），野牛肩，中心性肥満など，多様な症状がみられる（●表10-4）。

　また，下垂体の ACTH 産生腺腫により，ACTH が過剰分泌されると，副腎皮質からのコルチゾルが過剰となる。このような機序によるものは，**クッシング病**とよばれる。

NOTE

❶副腎皮質ステロイド薬の長期投与によっても，同じような症状がみられる。

4 副腎皮質機能の低下

◆ 原発性副腎機能低下症（アジソン病）

　結核菌や真菌，ヒト免疫不全ウイルス（HIV）などによる感染症や，自己免疫による炎症によって，後天的に副腎の機能が低下した病態を**原発性副腎機**

●表10-4　クッシング症候群でみられる症状・疾患の例

	症状・疾患	病態生理
脂質代謝異常	満月様顔貌，野牛肩，中心性肥満	脂質が顔や体幹に蓄積することによる。
タンパク質代謝異常	筋萎縮	タンパク質の異化の促進による。
糖代謝異常	糖尿病	糖新生の亢進（● 221ページ）とインスリン抵抗性（● 221ページ）の増大による。
電解質異常	高血圧	Na^+ と水の貯留による。
骨代謝異常	骨粗鬆症	骨形成の抑制による。
男性ホルモン異常	多毛・痤瘡	男性ホルモンによる男性化徴候による。

能低下症(アジソン病)❶という。副腎皮質ホルモンの不足により，全身倦怠感・体重減少や吐きけ・嘔吐，コルチゾルの不足による低血糖，電解質コルチコイドの不足による低血圧・低ナトリウム血症・高カリウム血症などがみられる。

　血中コルチゾル値が低いことによる負のフィードバックにより，ACTHの分泌は上昇する。これによりメラニン細胞刺激ホルモンの分泌が増加し，メラニン色素の合成が促進されるため，皮膚に色素沈着がみられる。

NOTE
❶これに対して，原因が副腎ではなくACTHの分泌不足によって副腎皮質ホルモンが不足する続発性副腎機能低下症もある。

6 副腎髄質のはたらきとその異常

1 副腎髄質のはたらき

　副腎髄質は，おもにアドレナリンを，一部はノルアドレナリンを合成し，分泌する内分泌器官である。アドレナリンやノルアドレナリンは，アミノ酸の一種であるチロシンを原料として，ドパミン→ノルアドレナリン→アドレナリンといった経路で合成され，これらは，カテコールアミンと総称される。副腎髄質で合成されたカテコールアミンは細胞内の顆粒に貯蔵されており，その細胞を**クロム親和性細胞**という。

　アドレナリンとノルアドレナリンは，心収縮力の増強，心拍数の増加，血管の収縮といった作用をもつ。また，血糖値を上昇させるはたらきもある。

2 副腎髄質ホルモンの分泌過剰

◆ 褐色細胞腫

　クロム親和性細胞が腫瘍化したものが**褐色細胞腫**である。褐色細胞腫では，アドレナリン・ノルアドレナリンが過剰分泌になることで，血圧上昇，動悸，手指振戦，高血糖などの症状があらわれる。

B 糖代謝とその異常

1 糖代謝のしくみ

1 糖質のはたらきと血糖値

　食物を通して体内に取り込まれる栄養素のうち，糖質・脂質・タンパク質は，三大栄養素とよばれる。三大栄養素はそれぞれ，生体の構成成分の原料となるほか，生命を維持するためのエネルギー源として用いられる。

　なかでも**糖質**は，全身のほとんどの細胞においてエネルギー源として用いられており，最も重要な栄養素の1つである❶。日本人の総摂取カロリーの

NOTE
❶糖質は，炭水化物ともよばれる。ただし，炭水化物のうち，セルロースなどの食物繊維の成分は消化・吸収されないため，糖質に含まれない。

約60％は糖質が占めている。

　食物中の糖質は，おもにデンプンとして取り込まれ，消化を受けて**グルコース**として腸で吸収される。グルコースは，血流に乗って全身の細胞に届けられる。血液中に存在するグルコースを**血糖**とよび，血中のグルコース濃度を**血糖値**という。健常な場合の血糖値は，70〜140 mg/dL で維持されている。生体内で余剰となったグルコースは，おもに肝臓や筋肉において**グリコーゲン**という多糖のかたちで貯蔵される。

　一般的な臓器は，三大栄養素のすべてをエネルギー源としているが，脳・神経は糖質，なかでもグルコースのみをエネルギー源にする。つまり血糖値が下がりすぎると，脳・神経の機能に重大な影響を及ぼす。また，血糖値が正常値を大幅にこえた場合も，脳は昏睡状態になるなどの悪影響を受ける。

　ただし，正常値を少し上まわった状態では自覚症状はほとんどなく，放置されやすい。そのため，徐々に血糖値が上がった場合は，多くの臓器にさまざまな障害をもたらすことになる。そのため，血糖値が正常範囲内にコントロールされていることが重要である。

2 血糖値の調節

　血糖値の調節はホルモンによってなされており，血糖値を上げるホルモンと下げるホルモンがある。

● **血糖値を上げるホルモン**　血糖値を上げるホルモンは複数存在する。膵臓から分泌される**グルカゴン**のほか，成長ホルモン，副腎皮質ホルモン（おもにコルチゾル），副腎髄質ホルモンであるカテコールアミン，甲状腺ホルモンなどがある。血糖値が低下すると，これらのホルモンの作用により，貯蔵されているグリコーゲンが分解されるなどして，血中のグルコース濃度が上昇する。これらのホルモンが過剰に分泌されて血糖値が上昇し，耐糖能❶異常や後述する糖尿病が引きおこされることもある❷。

● **血糖を下げるホルモン**　血糖値を下げるホルモンは，膵臓から分泌される**インスリン**のみである。インスリンにより，血中のグルコースは体内の臓器の細胞に取り込まれる（●図10-6）。肝細胞・筋細胞では，グルコースから

NOTE

❶耐糖能
　血糖値の上昇に対処し，血糖値を一定の範囲内に調節する能力のこと。

❷コルチゾル過剰によるクッシング症候群では80％，グルカゴン分泌過剰によるグルカゴノーマでは70〜90％に糖尿病が出現する。

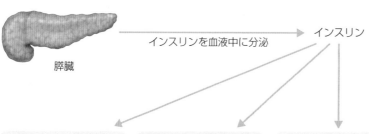

膵臓

インスリンを血液中に分泌 → インスリン

血液中のグルコースを肝臓や筋などの細胞内に取り込ませ，利用する。

グルコースを肝臓や筋でグリコーゲンに，脂肪細胞で中性脂肪に変えてエネルギー源としてたくわえる。

肝臓でグリコーゲンからグルコースへ分解することを抑制する。また，新たにグルコースをつくる糖新生を調整する。

●**図10-6　インスリンのはたらき**

グリコーゲンが合成され，脂肪細胞では，グルコースを中性脂肪としてたくわえる❶。

　また，長時間の絶食や激しい運動の直後などで，体内のグリコーゲンが枯渇した際には，糖質以外のアミノ酸などからグルコースが合成される。この経路は，**糖新生**とよばれる。

　これらの機構により，脳・神経や赤血球，全身の組織への安定的なグルコースの供給を行っている。

NOTE
❶そのため，糖質を過剰に摂取すると脂肪細胞に蓄積され，肥満の原因となる。

2 糖代謝の異常

1 血糖値の異常と糖尿病

　インスリンの分泌不全や減少，作用不足によって血糖値が高い状態が続くことを**糖尿病**❷という。糖尿病は，①1型糖尿病，②2型糖尿病，③その他特定の機序や疾患による二次性糖尿病，④妊娠糖尿病に分類される。

NOTE
❷糖尿病の確定診断には，①空腹時血糖値，②ブドウ糖負荷試験（OGTT）2時間値（10時間）や随時血糖，③HbA1cがある。

◆ 1型糖尿病

　インスリンを分泌する膵臓の β 細胞（B細胞）が破壊され，インスリンの分泌が極端に低下した疾患が**1型糖尿病**である。自己免疫の異常やウイルス感染でおこる場合と，原因不明の特発的におこるものがある。もともと若年層に多いが，近年は小児1型糖尿病の発症率の増加や，若年化が進んでいる。発症のピークは思春期で，その後低下するが，成人後に発症することもある。年間1万人以上が発症し，けっしてまれな疾患とはいえない。

　インスリンの分泌不全が病態の原因になっているため，インスリンを補充する必要がある。このように，生存のためにインスリンの補充が必要な状態を，**インスリン依存性**という。

　①**緩徐進行型1型糖尿病**　数年かけて，インスリンの分泌が低下していくものである。発症直後は食事や運動療法で血糖値のコントロールができるものの，ゆるやかにインスリン依存になっていく。

　②**劇症型1型糖尿病**　急激に発症し，高血糖が確認されてから数日で，ケトーシスやケトアシドーシス（● 74ページ）へと悪化していくものである。早期発見とすみやかなインスリンの補充が重要となる。

◆ 2型糖尿病

　インスリン受容体数の減少や，インスリンと拮抗する物質の存在，細胞内の情報伝達経路の異常などにより，インスリンが分泌されていても，十分なインスリン作用が発現しないことがあり，このような状態を**インスリン抵抗性**とよぶ。

　β 細胞は破壊されていないものの，①インスリンの分泌が低下している状態や，②インスリンの分泌はあっても，インスリン抵抗性が高まることでインスリンの作用が相対的に不足してしまう状態が，**2型糖尿病**である（●図

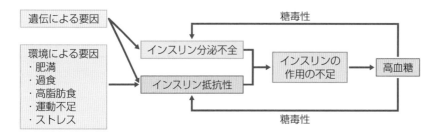

●図10-7　2型糖尿病における病態の悪循環

10-7)。遺伝的素因に，肥満や運動不足，ストレスといった環境要因が加わることで発症するとされる。

そしてインスリンの作用不足により高血糖が生じると，それによってさらにインスリンの分泌障害やインスリン抵抗性の悪化がおこり，高血糖がさらに増悪するという悪循環が生じる。このインスリンの分泌障害やインスリン抵抗性の悪化を糖毒性という。

1型糖尿病とは異なり，2型糖尿病はある程度までは可逆的な病態であり，食事療法や運動療法などによる改善が見込めるが，病態が進行するとインスリンの補充が必要となる。

◆ その他特定の機序や疾患による糖尿病（二次性糖尿病）

腫瘍やクッシング症候群，糖質コルチコイド薬の投与など，なんらかの疾患や薬剤の投与に伴っておこる糖尿病を，**二次性糖尿病**という。

二次性糖尿病の原因は多岐にわたる。原疾患が腫瘍性の病変であれば，切除術などの原疾患の治療が優先される。多くの場合，原疾患の治療によって糖尿病は改善されるが，長期に罹患していると，インスリンの分泌機能が低下し，原疾患の治療後も糖尿病が持続することも少なくない。

◆ 妊娠糖尿病

妊娠中にはじめて発見された糖代謝異常で，明らかに糖尿病と診断されるものを除いたものを**妊娠糖尿病**という。遺伝的な素因に加えて，妊娠時には胎盤でインスリンが分解されており，またインスリンの作用を低下させる生理活性物質が増加してインスリン抵抗性が高まることにより，発症する。

2　高血糖による慢性合併症

糖尿病では，その分類にかかわらず，血糖値の上昇によりさまざまな合併症が引きおこされる。糖尿病の初期には，症状がほとんどみられないことも多い。2型糖尿病の場合は罹患してから診断されるまでに時間がかかることが多く，合併症がすでに進行し，重篤化している場合もある。

高血糖が進行すると，尿中にグルコースが流出して尿の浸透圧が高まり，多尿となる。これにより，口渇・多飲が出現する。また，インスリンの作用不足によりグルコースを細胞内に取り込めなくなると❶，タンパク質や脂質

NOTE
❶グルコースは，インスリンの作用により，血液中から細胞に取り込まれてはじめてエネルギー源として使用可能となる。

◎表10-5　糖尿病の慢性合併症

障害部位	合併症
細小血管	三大合併症(糖尿病網膜症，糖尿病腎性症，糖尿病性神経障害)
大血管	脳梗塞・心筋梗塞，末梢動脈疾患，足壊疽
その他	歯周病・感染症　など

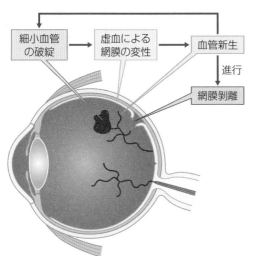

◎図10-8　糖尿病網膜症による病変

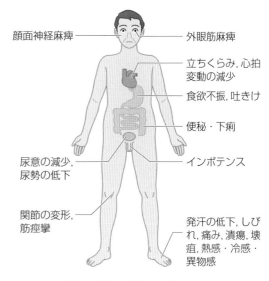

◎図10-9　糖尿病神経障害の症状

がエネルギー源として消費され，筋肉や脂肪の減少から体重減少が出現する場合がある。

　血管や神経が高濃度のグルコースに持続的にさらされると，血管障害や神経障害が引きおこされる(◎表10-5)。とくに，末梢の細小血管が障害されることによる慢性合併症として，**糖尿病網膜症・糖尿病性腎症・糖尿病性神経障害**があり，これらを三大合併症という。また，傷害されるのは細小血管だけではなく，大血管では動脈硬化などが引きおこされる。

　なお，糖尿病による合併症には，インスリンの作用が急激に減少することでおこる急性合併症もある(◎ 224ページ)。

◆ **糖尿病網膜症**

　糖尿病網膜症は，全年齢層では失明原因の2位，60代以降では1位となっている。

　網膜には多くの細小血管が走行している。血行不良がおこると血管拡張が引きおこされ，血管透過性が亢進し，浮腫となる。すると，低酸素状態により毛細血管瘤が形成され，破綻して出血することもある(◎図10-8)。

　また，網膜の血管が閉塞すると，虚血により網膜組織が変性する。網膜の低酸素状態が持続すると，新たに血管が形成される(血管の新生)。新生された血管はもろく，出血から網膜剥離につながることもある。こうした病態に

より，視力低下がもたらされ，失明にいたる場合もある。

　自覚症状のない初期の段階の変化は，血糖値をコントロールすることで改善することができる。しかし，進行すると病変は不可逆的となり，改善がむずかしくなる。そのため，自覚症状のない段階からの定期的な眼科受診が必須となる。

◆ 糖尿病性腎症

　高血糖が続くと，糸球体の細小血管にも障害がおこる。糸球体が硬化および線維化し，糸球体濾過量が低下すると，時間の経過とともに，タンパク尿，血圧の上昇，ネフローゼ症候群，腎不全をきたす。このようにしておこる腎障害が**糖尿病性腎症**で，透析導入原因の第1位になっている。

◆ 糖尿病性神経障害

　末梢神経には感覚ニューロン・運動ニューロン・自律神経があるが，**糖尿病性神経障害**ではこのすべてが，高血糖に起因する代謝異常により障害される（● 223ページ，図10-9）。

　感覚ニューロン障害による感覚鈍麻や，自律神経障害による足の発汗の低下，運動ニューロン障害による足の筋の萎縮などが生じ，足病変の一因となる。自覚症状や身体的所見は下肢の遠位にみられることが多く，左右対称に発症・進行することが大きな特徴である。

◆ 大血管障害

　高血糖の状態が持続すると，大血管では動脈硬化（● 120ページ）が進行する。動脈硬化ではプラークが形成されて血流が悪化したり，プラークが剥離（はくり）して血管内を流れ，血栓が生じたりすることによって，さまざまな臓器に障害をおこす。脳梗塞や心筋梗塞などの致死的な疾患が引きおこされることもある。

●**糖尿病性足病変**　下肢の動脈硬化による血流不良と，神経障害による足の感覚障害が原因となり，足に感染症や潰瘍（かいよう）などが生じることがある。これらは**糖尿病性足病変**と総称される。感覚障害により足壊疽（えそ）（● 36ページ）となるまで自覚できないこともあり，下肢切断にいたることもある。足病変の予防には，日常のフットケアが重要となる。

３ 高血糖による急性合併症

　糖尿病性ケトアシドーシスと高浸透圧高血糖症候群はともに，急激に進行して意識障害をおこし，重篤な場合は死へと進行しうる。血糖のコントロールで対処する段階ではなく，全身への集中治療が必要となる。

◆ 糖尿病性ケトアシドーシス

　はじめて1型糖尿病を発症したときや，1型糖尿病の患者がインスリン治療を中断したり，肺炎や尿路感染症，心筋梗塞，脳卒中などのストレスがか

かったりすると，インスリンが極度に欠乏する。**糖尿病性ケトアシドーシス**とは，このインスリンの極度の欠乏と，それに伴う高血糖ならびに高ケトン血症によりもたらされる急性合併症である。

　インスリンの不足によってグルコースを取り込めなくなった細胞は，グルコースのかわりに，アミノ酸や脂質をエネルギー源として代謝するようになる。すると，脂質の分解によって生じた遊離脂肪酸を原料として，肝臓でケトン体❶が合成される。血中のケトン体濃度が上昇し，ケトーシス（▶75ページ）の状態になると，アシドーシスとなる❷。ケトーシスに伴い，吐きけ・嘔吐などの消化器症状がみられる。

　高血糖に伴うグルコースの尿中への過剰な排泄は浸透圧利尿をきたし，脱水が生じる。また，尿中への電解質喪失から，電解質異常も合併する。その結果ショックや昏睡，死にいたることもあるため，迅速な治療が必要となる。

NOTE

❶アセト酢酸，3-ヒドロキシ酪酸，アセトンの総称。脂肪酸の代謝が亢進すると生成が亢進する。アセト酢酸と3-ヒドロキシ酪酸が酸性を示す。

❷アシドーシスにより呼気中にアセトンが排出され，果実臭（アセトン臭）をみとめることもある。

◆ 高浸透圧高血糖症候群

　糖尿病性ケトアシドーシスほどのインスリン欠乏ではない場合でも，極度の脱水と重度の高血糖にいたることがあり，**高浸透圧高血糖症候群**とよばれる。血漿浸透圧の高値のため，循環不全を生じ，意識障害を伴うことも多い。脱水の程度は糖尿病性ケトアシドーシスより強いが，脂質の分解は糖尿病性ケトアシドーシスほど顕著ではないので著明なケトーシスはみられない。

4　低血糖による障害

　血糖値が正常範囲を下まわっている状態を**低血糖**といい，神経症状がみられ，頻脈などが生じる（▶表10-6）。低血糖時にみられる症状は低血糖症状と

▶表10-6　低血糖時にみられる症状の例

血糖値 （mg/dL）	症状	
60	自律神経の症状	発汗，動悸，手指のふるえ，熱感，不安感，悪寒
50	中枢神経系のグルコース欠乏症状	集中困難，脱力感，眠気，めまい，疲労感，物がぼやけて見える
40		嗜眠
30		（四肢または全身の）痙攣・昏睡

---

plus　糖尿病治療薬と正常血糖ケトアシドーシス

　経口糖尿病治療薬の SGLT2 阻害薬は，グルコースの腎臓での再吸収を阻害して尿中への排泄を促進することにより，血糖を低下させる。インスリン製剤と併用できる特徴があるが，1型糖尿病で SGLT2 阻害薬を併用した患者のなかには，血糖値が正常に近くてもケトアシドーシスがおこる可能性があることがわかってきた。これを正常血糖ケトアシドーシスといい，機序は十分に解明されていないが，全身倦怠感，吐きけ・嘔吐，腹痛などの症状があらわれる。

よばれ，重度になると，意識障害が生じて昏睡状態になり，放置すると死に
いたる。

　原因には，インスリン製剤や経口糖尿病治療薬の過剰投与のほか，疾患に
起因するものがある。低血糖を引きおこす疾患には，インスリンを過剰産生
する膵臓腫瘍（**インスリノーマ**）や，下垂体ホルモンや副腎皮質ホルモンの分
泌低下を呈する疾患（◐ 218ページ），慢性腎不全，敗血症，または胃切除後
のダンピング症候群などがある（◐ 163ページ）。低血糖症状がおこったとき
は，グルコースやグルカゴンを投与する。

C 脂質代謝とその異常

1 脂質代謝のしくみ

脂質の種類

　体内の主要な脂質には，①**トリグリセリド** triglyceride（**中性脂肪**，**TG**），
②**リン脂質**，③**コレステロール**の3つがあり，食物から吸収されたり，肝臓
で合成されたりしている。

　リン脂質はおもに細胞膜の成分として機能する。血液中の脂肪の多くは，
TG とコレステロールであり，これらは血中脂質とよばれる。

● **トリグリセリド（TG）**　脂質は質量あたりのエネルギーが高い栄養素で，
TG として脂肪細胞および筋細胞に貯蔵されている❶。

● **コレステロール**　コレステロールは，細胞膜の構成成分として機能する
ほか，胆汁酸やステロイドホルモン，およびさまざまな生理活性物質の合成
に用いられる。

脂質の運搬

　ほとんどの脂質は水にとけにくい疎水性であるため，体内を移動するため
には，特殊なタンパク質と結合して，**リポタンパク質**という複合体粒子を形
成する必要がある。リポタンパク質の外側には，親水性の部分をもつ物質が
存在し，疎水性のコレステロールエステルや TG は粒子に内包されている。

● **リポタンパク質の種類と役割**　リポタンパク質は，粒子の大きさや比重
の違いにより，**カイロミクロン**（キロミクロン），**超低比重リポタンパク質**
（**VLDL**），**低比重リポタンパク質**（**LDL**），**高比重リポタンパク質**（**HDL**）な
どに分類され，それぞれ機能が異なる（◐ 図 10-10）。

　　①**カイロミクロン**　主として食事由来の TG を小腸から肝臓へ運ぶ。

　　②**VLDL**　肝臓で合成されるコレステロールと TG を全身へ運ぶ。

　　③**LDL**　主として末梢の組織へとコレステロールを運ぶ。そして，組織
の細胞表面に存在する LDL 受容体と結合して，組織に取り込まれる。

　　④**HDL**　末梢の組織からコレステロールを回収して，肝臓へ戻す。

　それぞれのリポタンパク質に含まれるコレステロールを，LDL コレステ

NOTE

❶皮下脂肪や内臓脂肪には
多くの脂肪細胞が含まれて
いる。皮下脂肪は，体温の
維持や外部の衝撃からの保
護などの役割も果たす。

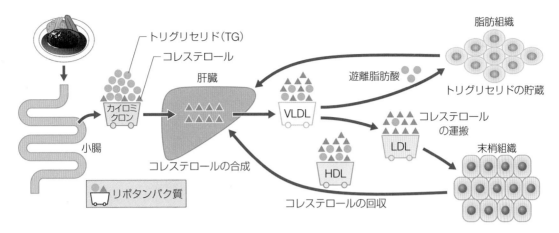

○図10-10　リポタンパク質による血中脂質の輸送

ロール，HDL コレステロールとよび，これらの血中濃度をもとにして，脂質異常症の診断や脂質管理の指導がなされる。

2　脂質代謝の異常

脂質異常症

● **分類**　血中脂質の濃度に異常をきたした状態を**脂質異常症**という。おもな病態には，LDL コレステロールが 140 mg/dL 以上に増加した**高 LDL コレステロール血症**，HDL コレステロールが 40 mg/dL 未満に減少した**低 HDL コレステロール血症**，TG が 150 mg/dL 以上に増加した**高トリグリセリド血症**がある❶。

● **原因**　脂質異常症には，原発性のものと，ほかの疾患によって引きおこされる続発性のものがある。原発性の脂質異常症は，血中脂質やリポタンパク質の代謝異常によるもので，多くは遺伝子異常が原因となる。

　続発性の脂質異常症は，甲状腺機能低下症や副腎皮質ホルモンの分泌異常，糖尿病，腎疾患，肝疾患といった疾患が原因となる。副腎皮質ステロイド薬や経口避妊薬などの服用が原因となることもある。

● **症状**　コレステロールが病的に増加すると，眼瞼・手掌・腱・関節などに黄色腫とよばれる丘疹がみられることがある。また，角膜周囲に角膜輪とよばれる白色の混濁が出現することもある。カイロミクロンが増加した場合には，網膜の血管が乳白色に見える場合もある。

　脂質異常症には自覚症状や身体所見がない場合が多いが，脂質異常症は動脈硬化の進展の機序にかかわっており，動脈硬化が一因となる虚血性心疾患や脳血管疾患の発症原因になる。

NOTE
❶実際には，さらに細かく6つに分類されている。

3 肥満とやせ

1 肥満と肥満症

　肥満は，体内に蓄積された脂肪の量が一定基準以上となり，過体重となった状態で，BMIが25以上で判定される。肥満には内臓脂肪型肥満と皮下脂肪型肥満がある。肥満の原因の大半は過食または体質によるものであるが，インスリノーマやクッシング症候群，甲状腺機能低下症などの内分泌性疾患による二次性肥満❶もある。

● **肥満症**　肥満に関連する健康障害を有し，医学的に減量が必要な状態であるか，もしくは内臓脂肪面積が100 cm²以上の場合に，**肥満症**と診断される。肥満に関連する健康障害には，耐糖能障害，脂質異常症，高血圧，高尿酸血症・痛風，冠動脈疾患，脳梗塞，非アルコール性脂肪肝，月経異常・不妊，睡眠時無呼吸症候群および肥満低換気症候群，運動器疾患，肥満関連腎臓病などがある。

　肥満症の治療には，食事療法や運動療法などによる生活習慣の改善が重要となる。薬物療法や，減量を目的とした肥満(減量)外科手術が適応されることもある。

● **メタボリックシンドローム**　メタボリックシンドロームとは，内臓脂肪型肥満に伴って，脂質異常・高血圧・高血糖などの健康障害が重なり，心筋梗塞や脳卒中をおこすリスクが高くなっている状態のことである。基本的には食事療法と運動療法により生活習慣を改善させ，内臓脂肪を減少させることが重要となる。そのため，メタボリックシンドロームと診断された人には，リスクの程度に応じて特定保健指導が行われている。

2 るい痩・やせ

　からだを構成する水分や体脂肪，骨格筋などが減少すると，体重が減少する。BMIが18.5を下まわると，**低体重**あるいは**やせ**と判定される。一般的に，標準体重から20%以上の体重が減少した場合，もしくは6か月以内に10%以上の体重減少がある場合には，病的なやせである**るい痩**と診断される。

　過度なダイエットや神経性やせ症による摂食量の不足(● 157ページ)，消化性潰瘍や胃切除などによる消化・吸収障害，甲状腺機能障害や糖尿病などによる代謝・異化の亢進などにより，消費エネルギーが摂取エネルギーを継続して上まわることが原因となる。がんの進行とともにみられる急激な体重減少は，がん悪液質(● 23ページ)とよばれる。

□ NOTE

❶視床下部には，インスリンや脂肪細胞から分泌されるレプチンの濃度を検知して摂食行動を調節する中枢があり，この部位に障害がおこると過食が生じる。

D 尿酸代謝とその異常

1 尿酸の代謝

　核酸（DNA と RNA）の構成成分であるアデニンとグアニンに代表される化合物をプリン体という。プリン体は，食物として体内に取り込まれるほか，体内でも合成される。

　体内に取り込まれたプリン体や，細胞内で不要となったプリン体は，肝臓で分解され，尿酸❶となって一時的に体内にとどめられる。その後，尿酸は約 2/3 が腎臓を経由して尿として，約 1/3 が腸管から便として排泄される。

□**NOTE**

❶**尿酸**
　1 日あたり約 1.2 g が生成されている。そのうち 20％は食事由来で，80％は代謝による。

2 尿酸代謝の異常

高尿酸血症と痛風

◆ 高尿酸血症

　尿酸の産生量と排泄量のバランスがくずれて，尿酸の血中濃度が上昇し，7.0 mg/dL をこえた状態を**高尿酸血症**という。血中の尿酸の濃度が上昇する原因には，①尿酸の産生が過剰となる産生過剰型，②腎臓からの排泄❷が低下する排泄低下型，③腸からの尿酸排泄が不良となる腎外排泄低下型，④産生過剰と排泄低下の混合型の 4 つのタイプがある（○図 10-11）。

　血中の尿酸濃度が高い状態が続くと，とけきれなくなった尿酸が組織に沈

□**NOTE**

❷ 尿酸は糸球体で 100％が濾過され，尿細管で再吸収される。その一部が再び尿細管に分泌され，排泄されている。

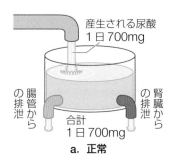

a. 正常

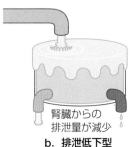

b. 排泄低下型

c. 産生過剰型

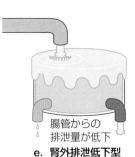

d. 混合型

e. 腎外排泄低下型

○**図 10-11　高尿酸血症の原因**
尿酸値は尿酸の産生量と排泄の量のバランスで決まる。

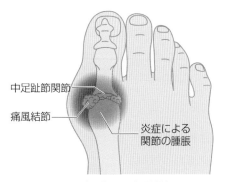
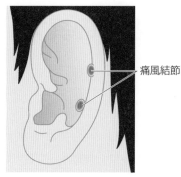

a. 母趾に生じた痛風結節　　　　b. 耳介に生じた痛風結節

▶**図 10-12　痛風結節**

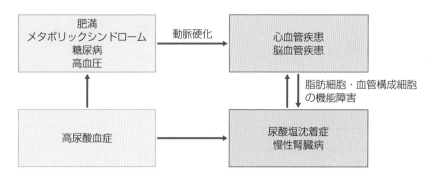

▶**図 10-13　高尿酸血症の因子と合併症の関係**

着するようになり，さまざまな**尿酸塩沈着症**を発症する。尿酸塩の結晶が尿路に形成されたものが**尿路結石症**（▶ 203 ページ）であり，関節に沈着したものが**痛風**である。また，尿酸塩が腎臓の組織を閉塞したり傷害することによる腎障害は，**痛風腎**とよばれる（▶ 195 ページ）。

◆ 痛風

　関節や皮下に沈着した尿酸塩により形成されたかたまりを痛風結節とよび，母趾の中足趾節関節（母趾 MTP 関節）❶が好発部位である（▶図 10-12-a）。それ以外に，足関節や足背，アキレス腱の付け根，膝関節，手関節にも生じる（▶図 10-12）。耳介に痛風結節をつくることもある（▶図 10-12-b）。

　なんらかのきっかけで関節腔内に尿酸の結晶が脱落すると，マクロファージ・単球・好中球などの白血球が浸潤してきて，結晶を貪食するとともにサイトカインを放出し，激しい炎症が引きおこされる。この関節炎を**急性痛風関節炎（痛風発作）**といい，関節の発赤・腫脹がみられ，激痛が生じる。

　痛風患者は，併存疾患として高血圧や糖尿病に罹患している場合が少なくない。また，肥満症やメタボリックシンドロームなどの生活習慣病患者には，高頻度で無症候性の高尿酸血症が随伴している❷。尿酸値の上昇に伴い，メタボリックシンドロームの頻度が高くなることや，高尿酸血症が高血圧・脳卒中・心不全・慢性腎臓病（CKD）の危険因子（▶図 10-13）になることが示さ

□NOTE

❶似た症状を示す疾患に，偽痛風や外反母趾があり，これらとの鑑別のために，母趾痛以外にも尿酸値の異常高値を調べる。ただし，痛風発作時には血中尿酸値が低値になる傾向もあるため，尿酸塩結晶の有無を調べることもある。

□NOTE

❷症状のない高尿酸血症罹患患者は 1000 万人をこえていると推定されている。

れている。そのため，生活習慣病では，尿酸塩沈着症や慢性腎臓病の治療・予防のために，血中の尿酸濃度をコントロールすることが重要となる。

E 骨の代謝とその異常

1 骨の代謝のしくみ

骨は，網目状のコラーゲン（膠原線維）にリン酸カルシウムが沈着して形成された**骨基質**を主体としている。骨内部には血管が分布し，また骨表面や骨内部にはさまざまな細胞が含まれている。

骨基質は代謝されてたえず入れかわっている。骨表面では破骨細胞が骨を溶解し（**骨吸収**），骨芽細胞が新しい骨基質に置きかえる（**骨形成**）ことで強靱さを保っている。これを**骨リモデリング**とよぶ。また，骨の単位体積あたりの骨量（カルシウムの量）を**骨密度**という。

骨は，生体を支持するとともに，巨大なカルシウム貯蔵庫でもあり，血中のカルシウム濃度が低下したときには，骨吸収によりリン酸カルシウムを溶解し，血中のカルシウム濃度を上昇させる。骨の代謝による血中カルシウム濃度の調整は，副甲状腺ホルモン（PTH）やビタミン D，カルシトニンなどが担っている（● 68 ページ）。

2 骨の代謝の異常

1 骨粗鬆症

通常，血中のカルシウム濃度は，消化管からの吸収と，腎臓からの排泄による調節によって維持されている。血中カルシウム濃度が低下すると，必要に応じて骨から血液へとカルシウムが動員されるが，なんらかの原因で骨からのカルシウムの流出が慢性的に続いた場合には，骨密度が低下して骨の強度が下がるため，骨折のリスクが増大する。この病態が**骨粗鬆症**である（●図 10-14）。

骨粗鬆症には，原発性のものと，二次的な要因による続発性のものがあり，多くは原発性である（●表 10-7）。原発性骨粗鬆症のおもな原因は，加齢❶と

NOTE
❶加齢により骨形成機能が低下して生じる。

---

plus	骨形成不全症

骨形成不全症は，遺伝子異常により，骨の構成要素である 1 型コラーゲンの量的・質的異常が生じ，骨強度が低下する難病である。重症例では出生時から多発骨折や骨変形があり，その後も骨折を繰り返して日常生活に支障をきたすこともある。

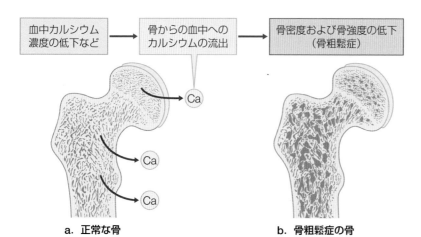

◖図 10-14　骨粗鬆症
骨からカルシウムの流出が続き，骨密度が低下すると骨粗鬆症となる。骨粗鬆症では，正常な骨に比べて骨の強度が低下する。

◖表 10-7　骨粗鬆症のおもな原因

原発性骨粗鬆症	続発性骨粗鬆症
• 加齢 • 閉経によるエストロゲンの欠乏 • 妊娠・授乳による胎児へのカルシウム供給	• 副甲状腺機能亢進症などの内分泌疾患 • 副腎皮質ステロイド薬や乳がん・前立腺がんに対する性ホルモン抑制療法などに用いられる薬剤 • 胃切除，吸収不良症候群などによる栄養性の要因 • 病気やけがで身体が動かせない状態になるなど不動性の要因

閉経である。続発性骨粗鬆症の原因としては，胃酸分泌の低下や胃切除，小腸の機能低下によるカルシウム吸収量の減少のほか，PTH の過剰やビタミン D の不足といった内分泌障害，副腎皮質ステロイド薬などのカルシウム代謝に影響をおよぼす薬剤投与などがあげられる。

● **閉経後骨粗鬆症**　女性ホルモンの一種であるエストロゲンは，破骨細胞と骨芽細胞の両方に作用している。閉経に伴いエストロゲン分泌が急激に減少すると，骨吸収が骨形成を上まわり，骨量が低下する。加齢に伴い徐々に骨密度が低下することに加え，女性では閉経により急激に低下するため，食事療法や運動療法などによる骨粗鬆症の予防が重要となる。

plus	**骨粗鬆症治療薬の副作用**

　骨粗鬆症治療薬としても処方されるビスホスホネート製剤は，破骨細胞のアポトーシスを誘導して骨吸収を阻害するが，歯をおさめている上・下の顎骨に特異的に骨壊死を発症することがある。上・下顎骨の骨のリモデリングがほかの骨よりも盛んであることや，口腔内がつねに細菌感染に曝露されていることが要因と考えられている。ビスホスホネート関連顎骨壊死は，抜歯などの歯科治療の処置後に発生することが多いため，処置の前には投薬の有無を確認する必要がある。

2　くる病・骨軟化症

　ビタミン D は骨の代謝における重要な因子の 1 つである（● 69 ページ）。欠乏すると骨の石灰化❶障害や腸管でのカルシウムの吸収低下がおこり，**くる病**や**骨軟化症**が引きおこされる。骨端線の閉鎖（● 212 ページ）以前の小児期に発症したものがくる病，閉鎖後の成人期に発症したものが骨軟化症である。

　新生児や乳児では，母乳中のビタミン D 欠乏が原因となることがある。小児以降では，かたよった食事や，日光へあたる時間が極端に短い場合，肝機能障害の合併などにより，ビタミン D が欠乏する。ビタミン D の欠乏以外にも，低リン血症をきたす遺伝性疾患❷や腫瘍なども原因となる。

　くる病では，骨変形・成長障害・脊柱彎曲（わんきょく）などが生じ，下肢変形や低身長があらわれる。骨軟化症では，骨が脆弱（ぜいじゃく）になることに起因する骨痛や筋力低下があらわれる。著明な筋力低下のため，完全に寝たきりとなってしまう場合もある。

NOTE

❶石灰化
　リン酸カルシウムが骨基質に沈着することをいう。

NOTE

❷原因の 1 つに，血中リン濃度を低下させる FGF23 というホルモンの過剰産生によるものもある。

✎ work　復習と課題

❶ ホルモンの不足と過剰がおこるおもな原因を 2 つずつあげなさい。

❷ 甲状腺ホルモンの作用と，バセドウ病と慢性甲状腺炎（橋本病）の病態生理を説明しなさい。

❸ クッシング症候群でみられる症状の病態生理を説明しなさい。

❹ 1 型糖尿病と 2 型糖尿病の病態生理について説明しなさい。

❺ 糖尿病網膜症・糖尿病性腎症・糖尿病性神経障害の病態生理を説明しなさい。

❻ 低血糖によっておこる症状をあげなさい。

❼ 脂質異常症によっておこる症状や続発する疾患を説明しなさい。

❽ 痛風の病態生理を説明しなさい。

❾ 骨粗鬆症の病態生理と，閉経後の女性におこりやすい理由を答えなさい。

第 11 章

生殖のしくみと病態生理

　ヒトの生殖活動において，母体内で胎児をはぐくむ女性の役割は男性よりも大きい。その役割のために女性は，卵子の発育，定期的な排卵，精子との受精，妊娠・分娩，授乳にかかわるしくみをもつ。一方，男性の生殖機能は，精子を産生し，卵子に受精させることである。

A 女性生殖器の機能とその異常

1 女性生殖器の構造と機能

　女性の生殖器には，腟・子宮・卵管・卵巣といった骨盤内にある**内性器**と，体外にある**外性器**(外陰)がある(�**○**図11-1)。広義の生殖器として，乳房を含めることもある。

腟の構造と機能

　腟❶は長さ7〜9 cmの管状器官で，子宮に続いている。開口部は外陰部(大陰唇，小陰唇，陰核など)に囲まれている。通常，月経血は腟を通り，外陰部から排出される。

　腟の内層は重層扁平上皮で，エストロゲンの作用で大量のグリコーゲンが蓄積されている。腟内の常在菌である乳酸桿菌(デーデルライン桿菌)が，このグリコーゲンをもとに代謝を行い，乳酸がつくられる。これにより腟内が酸性に保たれ，外陰部から侵入してくる細菌の増殖を防いでいる。

子宮の構造

　子宮は子宮体部と子宮頸部に分かれ，子宮体部の上部を子宮底という(�**○**図11-1-b)。性成熟期の子宮は約7 cmの鶏卵大である。子宮底の左右に卵管が開口している。また，子宮頸部は腟につながっている。

● **子宮頸部**　子宮の下部1/3は管状構造で，この部分を子宮頸部という(�**○**

◻NOTE

❶腟は筋肉によって形成されており，出産時には拡張して産道となる。

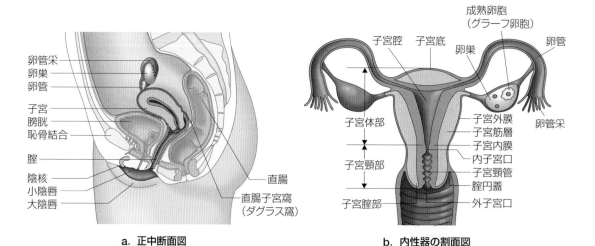

a. 正中断面図　　　　b. 内性器の割面図

◻**図11-1　女性生殖器の構造**

図 11-1-b）。子宮頸管の上皮細胞は粘液❶を産生している。

● **子宮体部**　子宮体部は，受精卵が着床したのちに胎児の生育が行われる部位であり，妊娠周期によって大きく変化する。子宮体部はおもに筋組織で形成されているが，最も内側は子宮内膜とよばれ，機能層と基底層で構成されている。

▌ホルモンによる月経周期の調節

月経の周期を**月経周期**といい，正常な月経周期は 25〜38 日で，その変動は前後 6 日以内とされている。

月経周期は，ホルモンによって調節されている。視床下部から分泌される**ゴナドトロピン放出ホルモン** gonadotropin-releasing hormone（**GnRH**，性腺刺激ホルモン放出ホルモン）の刺激によって，下垂体からは**ゴナドトロピン（卵胞刺激ホルモン** follicle-stimulating hormone〔**FSH**〕と**黄体形成ホルモン**❷luteinizing hormone〔**LH**〕）が分泌される。これらによって卵巣から**エストロゲン（卵胞ホルモン）**と**プロゲステロン（黄体ホルモン）**❸の分泌が増加する（◯図 11-2）。

子宮内膜の機能層は，月経周期前半（月経期〜増殖期）にエストロゲンの作用で肥大し，後半（分泌期）には，エストロゲンに加えてプロゲステロンの作用でその肥大を維持する（◯図 11-3）。分泌期において，機能層の血管はらせんをえがくように走行し，多量の血液を貯留している。

受精卵の着床が行われないと，エストロゲンとプロゲステロンの分泌は低下する。それに伴って子宮内膜は萎縮し，機能層への血液の供給が減少し，その結果，機能層は破綻して剝離する❹。

▌卵巣と卵管

卵巣と卵管は骨盤内左右両側壁にある，一対の器官である。

● **卵巣**　卵巣は，性成熟期❺には 3 cm 程度の大きさになる。卵巣は，卵子の生成・成熟，排卵を行う生殖器官であるとともに，性成熟期にはエストロゲン・プロゲステロンを分泌し，月経周期を制御する内分泌器官でもある。

● **排卵のしくみと LH サージ**　エストロゲンの正のフィードバックにより，

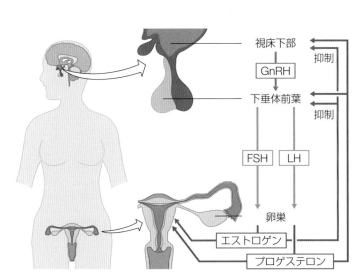

◯**図 11-2　ホルモンによる月経周期の調節**
視床下部からのゴナドトロピン放出ホルモン（GnRH）の刺激によって，下垂体から卵胞刺激ホルモン（FSH）と黄体形成ホルモン（LH）が分泌される。これらによって卵巣からエストロゲンとプロゲステロンの分泌が増加する。エストロゲンとプロゲステロンは子宮内膜の増殖や維持に作用するとともに，視床下部・下垂体前葉へのフィードバック調節にはたらく。

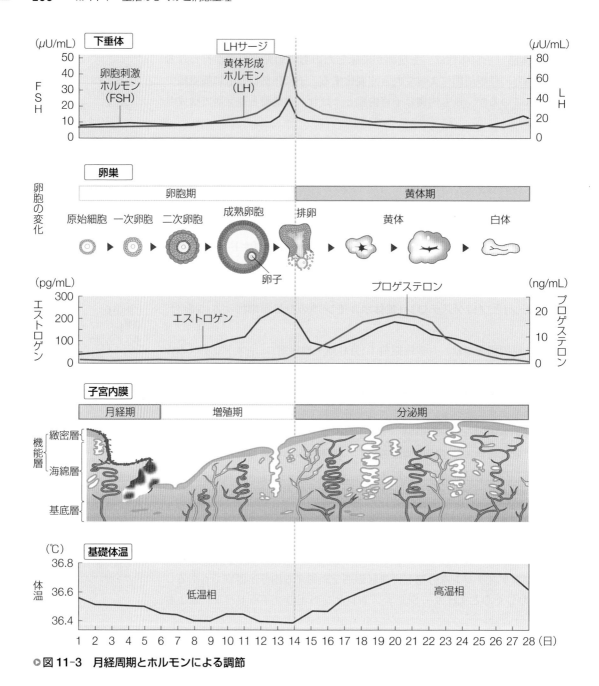

○図 11-3　月経周期とホルモンによる調節

排卵前には LH の急激な分泌増加がおこり，これを **LH サージ**という。LH
サージがおこると，成熟した卵子が，卵胞と卵巣壁を破って腹腔内に**排卵**さ
れる。

● **卵管**　卵管は，約 10 cm の子宮底の左右に開口する管状器官で，子宮腔
につながっている。子宮壁内に位置する部分を卵管間質部といい，その先に
卵管峡部，卵管膨大部がある。先端は卵管采といい，卵巣側に開口している。
卵管采は放出された卵子を受け取り，卵管内へと取り込む❶。

□ NOTE
❶卵管内へ取り込まれた卵
子は，卵管膨大部へ移動し
てきた精子と結合すると受
精卵となる。その後，細胞
分裂を繰り返しながら子宮
腔へと移動し，子宮内膜に
着床して妊娠状態となる。

2 月経の異常と月経に随伴する症状

1 月経周期の短縮・延長

　正常な月経周期にあてはまらず，次のような周期の短縮・延長が生じることがある。

　[1]**頻発月経**　排卵を伴わなかったり，排卵しても黄体期が短縮されたりして，月経周期が短くなり，24日以内に発来する場合をいう。

　[2]**希発月経**　月経周期が39日以上3か月以内の場合をいう。

2 無月経

　周期的な月経が発来すべき年齢層の女性において，月経が発来しない場合を無月経という。過度のストレスなどを起因とする続発性無月経[1]と，18歳以上になっても月経が始まらない原発性無月経がある。

NOTE
❶続発性無月経が無月経の99%を占める。

◆ 続発性無月経

　続発性無月経の大半は，GnRHの分泌が不安定となるためにおこる視床下部性無月経であり，精神的ストレスや，過度のダイエットによる体重減少，運動による過度な負荷，環境の変化などが誘因となる。これらの誘因が取り除かれると，正常な月経周期に戻る可能性がある。

　また，続発性無月経は，プロラクチン（PRL，●212ページ）や甲状腺ホルモンの分泌異常によってもおこりうる。高PRL血症では，GnRH分泌とゴナドトロピン分泌が低下するために無月経になる。甲状腺機能低下症では，甲状腺刺激ホルモン放出ホルモン（TRH）分泌が増加するため高PRL血症を併発し，無月経となる。また，GnRHの分泌異常もおこるため，排卵障害・月経異常をきたす。甲状腺機能亢進症ではLHサージがなくなるため，排卵障害を呈する。

◆ 原発性無月経

　原発性無月経の要因には，おもに次の3つがある。

　[1]**視床下部-下垂体系の障害によるゴナドトロピン分泌不全**　先天性の障害❷や視床下部腫瘍，下垂体腫瘍などにより視床下部や下垂体が障害されると，ゴナドトロピンの分泌が低下し，無月経となる。

　[2]**卵巣の障害**　ターナー症候群などの染色体異常（●27ページ）や，小児がん治療のための全身放射線照射，抗がん薬治療に伴う卵巣機能不全では，エストロゲン・プロゲステロンの分泌が不十分なため，無月経が生じる。卵巣からのエストロゲン・プロゲステロンの分泌が低下しているため，フィードバック機構による抑制がかからず，ゴナドトロピンの分泌は亢進している。

　[3]**ミュラー管分化異常**　子宮・卵管は，胎生期にミュラー管から形成さ

NOTE
❷先天的にGnRH産生細胞が欠如・不足するカルマン症候群などがある。

れる。その形成が障害されると，これらの器官の欠損が生じる。卵巣は正常なため女性ホルモンは分泌されるが，子宮がないために無月経となる。マイヤー–ロキタンスキー–キュスター–ハウザー症候群とよばれる。

3 子宮内膜症

　子宮腔以外の場所に子宮内膜組織が生着することを，**子宮内膜症**という。原因はまだ解明されていないが，月経時に子宮内膜細胞が子宮腔から運ばれ，ほかの部位に生着するという仮説が最も広く受け入れられている[1]。エストロゲンにより進展・増悪する。閉経とともに消失あるいは縮小する。

　好発部位は，卵巣・子宮広間膜・直腸子宮窩（ダグラス窩，● 182ページ，図8-16）・仙骨子宮靱帯である。まれに卵管や小腸・大腸の漿膜表面や尿管，膀胱に生じることもある[2]。危険因子は，近親者に罹患歴があることや，高齢出産・未経産，早期初経，閉経の遅発などである。月経困難症の要因となることもある。

◆ チョコレート囊胞（子宮内膜症性卵巣囊胞）・子宮腺筋症

　子宮内膜症が卵巣に発生したものが，**チョコレート囊胞（子宮内膜症性卵巣囊胞）**である。子宮内膜症のほとんどは良性であるが，チョコレート囊胞はだんだん大きくなり，骨盤内の臓器と癒着し重症化する。まれに卵巣がんに移行することがある。

　また，子宮平滑筋組織のなかに子宮内膜に類似した組織ができることもある。これを**子宮腺筋症**という。

4 月経困難症・月経前症候群

◆ 月経困難症

　月経期間中に，月経に伴っておこる病的症状を**月経困難症**[3]という（●表11-1）。原因によって発症時期や症状などが異なる。

　①**機能性月経困難症**　月経時，あるいは月経の1～3日前に子宮に痛みが

NOTE
[1]体腔上皮が子宮内膜様の腺に変化するという仮説もある。
[2]ごくまれに肺や胸膜，心膜にも生じる。

NOTE
[3]月経困難症
　症状としては疼痛が一般的であるが，痙攣性・拍動性・継続的な鈍痛の場合もある。頭痛，吐きけ，便秘，下痢，腹痛，腰痛，頻尿なども多くみられる。

●表11-1　月経困難症

	機能性月経困難症	器質性月経困難症
発症時期	・初経の2～3年後から ・思春期に多い	・初経から数年以上たってから ・20代後半以降に多い ・年齢が高くなるにつれて発症しやすい
症状	・周期的な痛み ・月経1～2日目などの出血量が多い時期に症状が強い	・鈍い痛みなどの症状が月経数日前から始まり，月経中は症状が強くなる ・月経後も症状が数日続くことがある
病態生理	原因疾患はなく，プロスタグランジンが通常より多く産生されることにより，子宮が強く収縮することが原因と考えられている	子宮内膜症，子宮腺筋症，子宮筋腫などが原因疾患となる

生じる。一般的に，月経開始後 24 時間で最大となり，おおよそ 2〜3 日後に軽減することが多い。

[2] **器質性月経困難症**　子宮内膜症などのほかの疾患に起因する。

◆ 月経前症候群

　月経の始まる前に，3〜10 日間にわたって精神的・身体的症状があらわれる疾患が，**月経前症候群** premenstrual syndrome（**PMS**）である。月経開始とともに，症状は軽減あるいは消失する。黄体期（◐ 238 ページ，図 11-3）後半に，エストロゲンとプロゲステロンが急激に減少することが原因といわれている❶。

　精神症状として，情緒不安定，イライラ感，睡眠障害，集中力の低下などがあらわれることがある。身体症状として，子宮内膜の凝固血や組織片が排出されることがある。

NOTE
❶プロゲステロンとその代謝産物は，さまざまなステロイド受容体に作用し，さまざまな症状をひきおこす。また，脳内の特定の神経の活動低下によって，神経症状があらわれると考えられているが，原因は十分に究明されていない。

4 不正性器出血

　月経や分娩・産褥などに伴う女性生殖器からの生理的な出血以外の病的な出血を**不正性器出血**❷といい，器質性出血と機能性出血に大別される。

[1] **器質性出血**　腫瘍・炎症・外傷などによる組織障害や，組織採取などの医療行為が原因の出血である。

[2] **機能性出血**　出血傾向をきたすような全身疾患を除外した不正性器出血をいう。視床下部-下垂体-卵巣系の機能不全によりエストロゲン・プロゲステロンの分泌異常を原因とした子宮内膜の部分的な破綻に起因している。

NOTE
❷**不正性器出血**
　婦人科外来受診において最も頻度が高い主訴で，原因は多岐にわたる。

3 更年期障害

　40 代以降，性ホルモン❸の分泌量の低下が原因となって，男女ともに自律神経失調症に似た症状が出ることがある。ここでは女性の場合を解説する❹。

● **閉経**　女性の更年期障害は**閉経**が大きくかかわっている。エストロゲンの分泌が急速に減少し，最後の月経から無月経が 12 か月以上続いたときに，閉経と判断される❺。

● **更年期と更年期症状**　閉経をはさむ前後 5 年間を合わせた 10 年間を，**更年期**とよぶ。この時期にあらわれる，ほかの病気に起因しない症状を**更年期症状**とよぶ（◐表 11-2）。症状が重く，日常生活に支障をきたす状態となった場合，**更年期障害**とよばれる。閉経後は更年期症状に加え，膀胱炎・尿失

NOTE
❸女性ホルモンと男性ホルモン（アンドロゲンなど）をさす。
❹男性にも症状はあらわれる（◐ 248 ページ）。
❺日本人の平均閉経年齢は 50 歳だが，個人差が大きく，早い人では 40 代前半，遅い場合は 50 代後半で迎える。

plus	生理痛

　子宮内膜の機能層が子宮壁から離脱するときに，プロスタグランジンが分泌される。これが生理痛の一因となっている。プロゲステロンの分泌量が急激に上昇する月経前から，月経開始 1〜2 日におこりやすい。

○表11-2　更年期症状の例

症状の種類		具体的な症状
身体症状	血管拡張と放熱に関するもの	のぼせ(ホットフラッシュ), ほてり, 多量の発汗
	その他	めまい, 動悸, 頭痛, 関節痛, しびれ, 疲労
精神症状		意欲低下, イライラ感, 情緒不安定, 睡眠障害, 無気力

禁・関節痛・骨粗鬆症もあらわれる。

4　腟内環境の破綻

◆ 腟炎

　エストロゲンの分泌低下がおこると, 腟内分泌量が低下したり, 腟内が酸性に保たれなくなったりする。それに加え, 腟壁が脆弱化することによって血行障害がおこり, 損傷の修復が遅くなる。これらが要因となって, **萎縮性腟炎**(老人性腟炎, エストロゲン欠乏性腟炎)がおこる❶。

　腟炎が生じるその他の要因として, 次に述べる性感染症があげられる。たとえば, 病原体への抵抗力の低下や, 抗菌薬の服用によって腟内が酸性に保たれず, 菌交代現象(○20ページ)がおこって発症するカンジダ腟炎❷などがある。

5　性感染症

　性行為で感染する病気を総称して, **性感染症** sexually transmitted infection (**STI**)とよぶ。原因はウイルス・細菌・真菌などさまざまである。発症していない場合, あるいは発症しても自覚症状がない場合もある。

　1 ヒトパピローマウイルス　ヒトパピローマウイルス human papillomavirus (HPV)には多数の型があり, 16型や18型は子宮頸がんの原因となる(○243ページ)。

　2 トラコーマクラミジア　トラコーマクラミジア Chlamydia trachomatis(クラミジア-トラコマティス)は, 細胞内でのみ増殖する細菌である。トラコーマクラミジア感染症❸は一般に女性では症状が軽度ではあるものの, 放置して再発を繰り返すと子宮頸管炎や骨盤腹膜炎などへと移行する場合があり, 不妊の一因にもなる。さらに, 母子感染をおこすと, 新生児に結膜炎や肺炎を引きおこす。

●**感染の成立過程**　性行為の際に, 感染者から排出された病原体が, 性行為の相手の生殖器・泌尿器・肛門・口腔へと侵入することで感染が成立する。つまり, 病原体に感染したヒトが感染源となり, 感染が広まることになる。

□NOTE
❶閉経後の女性の約40%がなんらかの症状を訴える。近年では外陰・腟の萎縮に加え, 腟や尿道への刺激症状を包括した閉経関連泌尿器生殖器症候群の概念が提唱されている。
❷腟の常在菌が減少し, 真菌の一種であるカンジダ属菌が増殖することに起因する。

□NOTE
❸トラコーマクラミジア感染症
　トラコーマクラミジアの推定患者数は100万人以上とされ, HPVについで多い。

6 子宮の腫瘍

　子宮にできる腫瘍には，子宮頸部にできる子宮頸がん，子宮体部の子宮内膜から発生する子宮体がん，それに加え，子宮筋肉層や間質に発生する子宮筋腫がある。

◆ 子宮頸がん

　子宮頸がんには，扁平上皮がんと腺がんがある❶。子宮頸がんのおよそ75％を占める扁平上皮がんは，外頸部の重層扁平上皮と，内頸部の頸管腺上皮の移行部である子宮頸部移行帯に発生する。

　子宮頸がんのおもな原因は HPV 感染である。HPV に感染するとその90％は自然消滅するが，10％は持続感染する。持続感染の結果，異形成（▶23 ページ）がおこり，上皮内がん，浸潤性扁平上皮がんへと移行する。

◆ 子宮体がん

　子宮体がんは腺がんの一種で，エストロゲン依存性の I 型と非エストロゲン依存性の II 型がある❷。

　I 型の子宮体がんは，高エストロゲン状態が発症に影響しているといわれており，妊娠の経験がないことや，月経周期異常，排卵障害，ホルモン製剤の服用などが危険因子である。前がん病変として子宮内膜増殖症があり，そのうちの異形増殖症は約 20％が子宮体がんに進行する。

　II 型には前がん病変を介さないことが多く，悪性度が高いことが多い。

◆ 子宮筋腫

　子宮筋腫は，子宮筋層から発生する良性の腫瘍であり，エストロゲンの影響を受けて増大する（▶図 11-4）。子宮筋腫は，次の 3 つに分類される。

　①**筋層内筋腫**　子宮筋層の内部に生じた筋腫であり，頻度が高い。月経過多や月経痛を伴うことも多い。

　②**漿膜下筋腫**　漿膜下にでき，子宮の外側に向かって発達する。そのため，月経に伴う症状が少ないこともあるが，増大すると腹部膨隆感が発現する❸。

> **column　HPV ワクチン**
>
> 　子宮頸がんの発症予防には，HPV ワクチンの有効性が立証されており，2011（平成 23）年にはわが国でも集団接種が始まった。しかし，接種後の失神や疼痛といった報告により，2013（平成 25）年には積極的な接種奨励が差し控えられ，該当年齢の接種率は大幅に低下した。
>
> 　その後，ワクチン接種がそれらの症状を引きおこしたとする根拠は乏しいとして因果関係は否定され，接種が差し控えられる状況は 2021（令和 3）年 11 月に終了した。2022（令和 4）年 4 月からは，接種を個別にすすめる取り組みが行われている。

NOTE

❶子宮頸がんは，子宮にできるがんの約 7 割を占め，近年では発症が若年化し30 代後半がピークとなっている。毎年 1 万人が罹患し，約 3 千人が死亡している。

NOTE

❷ I 型が子宮体がんの80％を占める。大半が類内膜がんといわれる組織型である。

NOTE

❸膀胱側に発達した場合は頻尿が，大腸側に発達した場合は便秘の症状があらわれる。

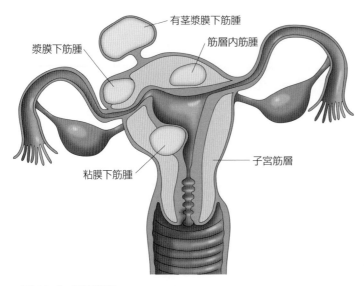

有茎漿膜下筋腫

漿膜下筋腫

筋層内筋腫

子宮筋層

粘膜下筋腫

▶**図 11-4　子宮筋腫**

③**粘膜下筋腫**　子宮内膜下に発現する筋腫である。頻度としては少ないものの，小さくても月経過多の症状が強く出ることもある。

　漿膜下筋腫のなかには，発育した筋腫が茎状になって子宮から離れることがあり，有茎漿膜下筋腫とよばれる。粘膜下筋腫でも，同様の発育をすることがある。

　筋腫がある状態で妊娠すると，子宮内での胎児・胎盤の位置関係の異常や，流産・分娩時出血の増加などの産科的合併症の出現が危惧される。そのため，妊娠を予定している場合は，筋腫の切除が必要となることもある。

● **子宮肉腫**　子宮肉腫は，比較的大きな悪性腫瘍を形成する希少がんの一種であり，多くは閉経後にみられる。子宮筋腫との鑑別がむずかしく，筋腫を摘出し病理診断をした結果，肉腫が判明することもある。

7　卵巣の腫瘍

　卵巣は，表層上皮，胚細胞，性ホルモン分泌細胞とこれらの組織間にある間質細胞からなりたっており，そのすべての部位に腫瘍が発生しうる❶。そのため，卵巣腫瘍の性質は多岐にわたる（▶表 11-3）。良性の卵巣腫瘍のなかで，内容物を含んだ袋の形をしたものを**卵巣嚢腫**という。

◆ 悪性卵巣腫瘍

　卵巣がんにはおもに，①表層上皮性，②胚細胞性，③ホルモン産生型，④他臓器からの転移❷によるものがある。発生の機序が明確になっているのは表層上皮性のもので，排卵のときに傷ついた表層上皮が遺伝子変異をおこし，封入嚢胞を形成し，悪性化したことで生じたものである。内分泌因子や，動物性脂肪の過剰摂取，喫煙といった環境因子，遺伝因子によって発生することがわかっている。

NOTE
❶卵巣腫瘍は良性腫瘍と悪性腫瘍に加え，組織的に良性腫瘍に近い所見ながら，悪性腫瘍と似た経過をたどる境界型悪性腫瘍（低悪性度腫瘍）群も存在する。
❷おもに胃からの転移による。

○表11-3　おもな良性腫瘍

種類	特徴
チョコレート囊胞 （子宮内膜症性卵巣囊胞）	古い月経血を含む。子宮内膜症の一種である。
囊胞腺腫	囊胞に含まれているものが水分を中心としている場合を漿液性囊胞腺腫といい，粘液を中心としている場合を粘液性囊胞腺腫という。
成熟囊胞性奇形腫	皮膚・毛髪・歯など，胚細胞に由来する組織が含まれる腫瘍で，まれに捻転をおこし急性腹症を誘発する。
機能性囊胞（卵胞囊胞・黄体囊胞）	排卵後に卵胞が消滅せずに大きくなり，囊胞になったものをさす。
線維腫	結合組織でできた充実性腫瘍（空洞ではない腫瘍）をいう。左右の卵巣どちらかに発現する。

ほかの臓器からの転移によるものを，転移性卵巣がんとよぶ。

8 乳がん

　乳房は，乳汁をつくる乳腺組織と，それを包む脂肪細胞からなる。乳腺組織は，乳頭から放射状にはりめぐらされている15〜20の乳腺葉からなる。乳腺葉はさらに小葉に枝分かれし，乳汁がその末端の腺房でつくられる。乳汁は乳管を通り，乳頭に向かう（○図11-5-a）。

　乳がんの多くは乳管の上皮細胞に生じ，その5％程度が小葉に発生する[1]。最も多い発生部位は，乳腺の豊富な外上部である（○図11-5-b）。

● **乳がんの転移とセンチネルリンパ節**　乳管で発生したがんは，当初は乳管内部にとどまっている（非浸潤がん）。しかし，がん細胞が増殖し，周辺組織に広がっていくと血管やリンパ管へと侵入していく（浸潤がん）。がん細胞が最初に直接流入するリンパ節をセンチネルリンパ節[2]という。

● **乳がんのサブタイプとホルモン療法**　乳がんは，がん細胞の表面のエストロゲン受容体の有無，プロゲステロン受容体の有無，ヒト上皮増殖因子受容体2型（HER2）の有無，さらにがん細胞の増殖能といった特徴から，5つのサブタイプに分けられる。このサブタイプとがんのステージ（病期）によって治療法が決定される。たとえば，乳がん全体の70％以上を占めるエストロゲン受容体やプロゲステロン受容体をもつサブタイプの場合には，エスト

NOTE

[1] ほかにはおもに汗器官由来の細胞ががん化し，乳頭や乳輪に病変が生じる乳房パジェット病があるが，これは皮膚がんに分類される。

[2] **センチネルリンパ節**
　センチネルとは見はりを意味する。

---

plus	**乳がんのサブタイプの変化**

　乳がんのサブタイプは変化する。初発時検査ではエストロゲン受容体陽性乳がんだったものが，術前の化学療法後や再発確認後の病理検査で陰性の結果になっていることもある。これは，薬物療法や治療の効果が高かった細胞が破壊され，有効性が低く，残った細胞の性質が検査結果に反映されることによる。

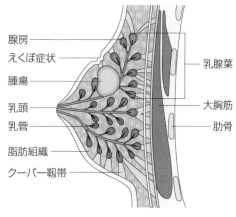

腺房
えくぼ症状
腫瘍
乳頭
乳管
脂肪組織
クーパー靱帯
乳腺葉
大胸筋
肋骨

a. 乳房の構造と乳がん

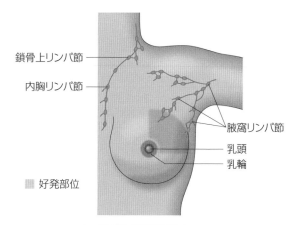

鎖骨上リンパ節
内胸リンパ節
腋窩リンパ節
乳頭
乳輪
■ 好発部位

b. 乳がんの好発部位と乳房付近のリンパ節

◖図 11-5　乳房と乳がん

ロゲンの分泌の抑制や，エストロゲンの受容体への結合の阻害を目的としたホルモン療法が行われる。

B　男性生殖器の機能とその異常

1　男性生殖器の構造と機能

　男性生殖器は，外性器である陰茎・陰嚢と，内性器である精巣・精巣上体・精管および精嚢・前立腺・尿道球腺によって構成されている（◖図 11-6）。また，尿道は泌尿器系に含まれる（◖ 200 ページ）が，精子の通り道としての役割もあるため，生殖器でもある。

　男性の性の発達は，視床下部−下垂体前葉−精巣系のホルモンのフィードバック機構により調節されている。

▍精巣

　精巣は 3 cm 程度の卵型の器官で，蛇行した長い精細管と間質によって構成されており，陰嚢の中におさまっている。精巣は，精子の生成と，**男性ホルモン（アンドロゲン）**である**テストステロン❶**の分泌を担っている。

　１ 精子の形成　精細管の管壁側には精祖細胞がある。精祖細胞は体細胞分裂によって増殖して一次精母細胞に分化し，さらに減数分裂によって精子細胞となり，最終的に**精子**となる。精子は精巣上体へと移行し，射精に備えられる❷。

　２ テストステロンの分泌　視床下部から分泌されたゴナドトロピン放出ホルモン（GnRH）によって，下垂体から黄体形成ホルモン（LH）が産生される。LH によって精巣の間質を構成するライディッヒ細胞から，テストステロンが分泌される。

▢ NOTE

❶テストステロン
　筋肉や骨の発達，声がわりや体毛の成長といった第二次性徴を促す以外に，意欲や攻撃性の高まりにもかかわるホルモンである。

❷つねに新しい精子が生産されるため，古い精子は順次変性し，体内へ吸収される。

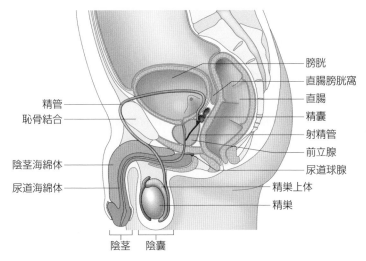

膀胱
直腸膀胱窩
直腸
精囊
射精管
前立腺
尿道球腺
精巣上体
精巣

精管
恥骨結合
陰茎海綿体
尿道海綿体

陰茎　陰囊

○ **図11-6　男性生殖器とその周囲の構造**

生殖機能の遂行と射精

　男性の生殖機能が遂行されるには，精子の生産，陰茎の勃起，射精という一連のはたらきが必要である。性的刺激により陰茎が勃起❶すると，前立腺と尿道海綿体の間に位置する尿道球腺(カウパー腺)からカウパー腺液が分泌される。カウパー腺液には，酸性である尿道内や腟内をアルカリ性にかえ，精子の生存を補助する役割がある。

　射精の際には，精巣上体に送られている精子が，精管から射精管へと移行する。射精管で精囊分泌液・前立腺液などからの分泌液とまざって精液となり，尿道を経て外尿道口から放出される。

□ NOTE

❶勃起
　性的刺激や大脳からの信号により，海綿体内に血液が充満することによっておこる。

2　男性生殖器の異常

　男性生殖器の異常は，前立腺，精巣，陰茎などにおこる。

1　前立腺の異常

◆ 前立腺肥大症・前立腺がん

　前立腺肥大症は，前立腺を構成する上皮細胞と間質の増加によって，前立腺が結節性に増大(結節性過形成)することによる。加齢に伴うアンドロゲンとエストロゲンの量の不均衡が関与しているといわれている。尿道周囲に発生するため，尿道を圧迫し，排尿障害をおこす。

　前立腺がんは，前立腺に発生する腺がんで，アンドロゲンの刺激によって増殖する。そのため，アンドロゲンの作用を抑制することで治療を行う。進行すると骨に転移しやすい。

2　精巣の障害

　精巣の障害として炎症によるものがあげられる。精巣の炎症には，流行性耳下腺炎（● 159 ページ）の炎症が精巣におよんで発症する**精巣炎**と，近接臓器の細菌感染による**精巣上体炎**がある。

　その他の障害として，先天性障害である停留精巣があげられる。停留精巣は精巣が陰囊におさまらず，腹腔内にとどまっている状態である。

　また，精巣に腫瘍が生じることもある。**精上皮腫（セミノーマ）**は精巣胚細胞腫瘍の一種であり，大型の核をもつ未熟な生殖細胞類似の腫瘍細胞が集合し，精巣が腫大をきたしたものである。

3　陰茎の障害

　陰茎の障害には次のようなものがある。

　[1]**包茎**　亀頭部が包皮によりおおわれたままで，勃起時にも露出しない状態である。包皮の末端部分が狭く，**翻転**が不可能な真性包茎では，尿路感染症がおこりやすい。

　[2]**尿道下裂**　生まれつき尿道が陰茎の腹側に開口している状態である。

　[3]**勃起不全**　性交時に陰茎の勃起が不十分となり，性交に支障をきたす状態である。海綿体に血液を充満できないことなどにより生じる。血管性・神経性の原因のほかに，心因性による場合もある。

3　男性更年期障害

　近年では，更年期障害は女性特有のものではなく，男性にもおこると認知されるようになった。これを**加齢男性性腺機能低下（LOH）症候群**という。

　LOH 症候群の症状には，テストステロンの減少が大きくかかわっていることがわかってきた。閉経後 5 年程度といった女性更年期と比較して期間に限りがなく，長期化することもある。発症時期も定まっておらず，終息時期もないため，長く QOL をそこなうことになる。

✏ work　復習と課題

❶ 子宮内膜症の発症のしくみについて説明しなさい。
❷ 萎縮性腟炎がおこる要因をあげなさい。
❸ 子宮にできる腫瘍の種類について説明しなさい。
❹ 乳がんの転移において，センチネルリンパ節とはなにかを説明しなさい。
❺ 前立腺肥大症によって排尿障害がおこる機序を説明しなさい。

第 **12** 章

脳・神経, 筋のはたらき
と病態生理

A　脳・神経，筋の機能

1　情報伝達のしくみ

　ヒトは，外界の状態についてのさまざまな情報を得て，それを脳などに伝え，情報を処理し，外界に対して反応している。また，外界からの情報だけでなく，身体の内部からの情報も得ており，これらを処理して反応することで体内の環境を保つことができている。

　このような体外・体内の情報を伝え，処理し，反応する一連の情報伝達を担っているのが神経系である。神経系は，脳と脊髄からなる**中枢神経**と，中枢神経以外の**末梢神経**に大きく分けられる。

● **中枢神経**　中枢神経は入力された情報を処理し，筋肉や臓器などの効果器に司令を出す役割を果たしている（◐図12-1）。

● **末梢神経**　末梢神経は，体性神経と自律神経からなる❶。体性神経は身体の各部から中枢へ情報を伝達する感覚ニューロン（感覚神経）と，中枢から身体の各部へ情報を伝達する運動ニューロン（運動神経，◐271ページ）が含まれ，随意的な身体機能を支配している。自律神経は不随意で，生命維持の機能を担う場合が多い。

神経の構造

　神経組織は，**ニューロン**（神経細胞）と，ニューロンの機能を補助する**グリア細胞**（神経膠細胞）によって構成される。ニューロンには細胞体・樹状突

┌─ NOTE
❶末梢神経は，脳から分岐する脳神経と，脊髄から分岐する脊髄神経にも分けられる。脳神経は 12 対，脊髄神経は 31 対ある。

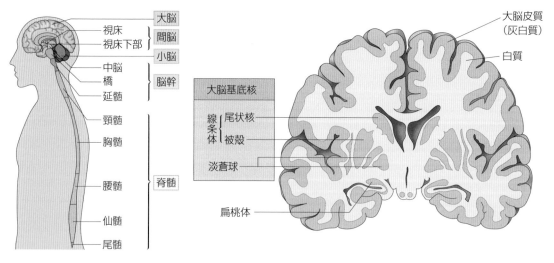

a. 中枢神経　　　　　　　　　　　　　b. 大脳の断面

◐**図12-1　大脳の構造と中枢神経**
中枢神経は大脳・間脳・小脳・脳幹・脊髄からなる。大脳を断面にしてみると，表層には灰白質があり，その下層に白質をみとめる。灰白質は細胞体が集まっているため灰白色に見え，白質は神経線維が集まっているために白く見える。

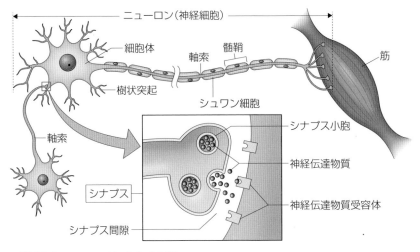

○図12-2　ニューロンとシナプス

起・軸索という構造があり，ニューロンの樹状突起と軸索を合わせて**神経線維**という（○図12-2）。

　グリア細胞には複数の種類があり，とくに，末梢神経の髄鞘（ずいしょう）を形成するものをシュワン細胞とよぶ。

▋ 神経伝達のしくみ

　軸索の末端まで電気的刺激が伝わると，軸索の末端から神経伝達物質が放出される（○図12-2）。隣接しているニューロンや筋細胞がこの神経伝達物質を受け取ることで，細胞間の情報伝達が行われる。この軸索末端が隣接する細胞に接合する部分を，**シナプス**とよぶ❶。

　神経伝達物質としては，アセチルコリンやノルアドレナリン，γ-アミノ酪酸（GABA），グルタミン酸，ドパミンなどが知られている。

2 反射による運動のしくみ

　運動を行うときには，通常は複数の判断を意識的に行って運動を制御している。一方で，特定の感覚入力が，定型的な身体反応を誘発する現象もあり，これを**反射**❷という。反射は，感覚入力から身体反応までの神経経路がつねに一定であるため，認知や判断などを必要とせずに，短時間のうちにおこることが特徴である。

　反射による身体の反応のうち，運動ニューロンを介したものは骨格筋の運動として出力され，自律神経を介したものは平滑筋の運動や腺分泌をもたらす。

▋ 対光反射

　一方の眼球内に光が入ると，光があたった側の瞳孔（どうこう）だけでなく，もう一方の眼の瞳孔も同時に縮瞳する。これは，光が入ったほうの眼の網膜→視神経→脳幹部→両方の動眼神経→両方の瞳孔括約筋を経路とした反射である（○図12-3-a）。そのため，光刺激に対する認知や判断を必要としない。光刺激

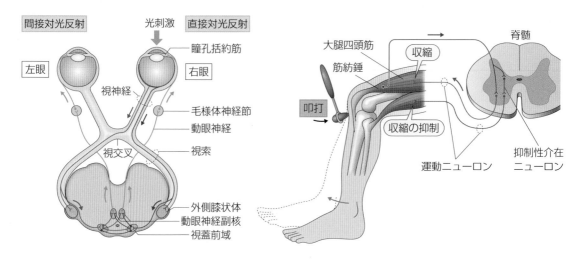

a. 対光反射

右眼に光刺激を受けた場合，その刺激は視神経と視索を経て視蓋前域に伝わる。そこから動眼神経副核と両側の動眼神経，毛様体神経節を経て，両眼の瞳孔括約筋を収縮させる。

b. 膝蓋腱反射

膝蓋腱を叩打すると大腿四頭筋が伸長し，筋紡錘で感知される。その刺激が脊髄に伝わると，大腿四頭筋の収縮と，大腿の屈筋の収縮を抑制させる反射がおこる。

○**図12-3　対光反射と膝蓋腱反射のしくみ**

を受け取った側の眼球の瞳孔が縮瞳する反射を直接対光反射，対側の眼球の瞳孔が縮瞳する反射を間接対光反射とよぶ❶。

▌膝蓋腱反射

　大腿四頭筋の膝蓋腱を，筋が弛緩した状態で軽くのばし，ハンマーでたたくと，一瞬遅れて筋が収縮し，脚がさがる反射がおこる。これを**膝蓋腱反射**という（○図12-3-b）。錐体路（○271ページ）の障害では反射が亢進し，末梢神経障害では反射が消失，減弱するため，神経学的検査として頻繁に用いられる。

▌病的反射

　病的反射は，正常ではみとめられないような反射である。錐体路が障害され，運動ニューロンに対する抑制が消失することで生じる。

　病的反射の代表的なものに**バビンスキー反射**がある。足裏の外側を踵から足趾の先に向けて，針のようなもので強くこすり上げると，健常者では母趾が底屈（足底のほうに屈曲）する。しかし，錐体路障害があると反対に母趾は背屈する❷。この際，母趾以外の4指が扇状に開く**開扇現象**がみられることもある。

　バビンスキー反射は，乳児では正常児にもみられ，発達とともに消失するため，発達の評価にも用いられる。

3　中枢神経における情報処理

　中枢神経は，部位ごとに担う役割・機能が異なる（○図12-1-a）。

▭ NOTE
❶直接対光反射が障害される場合は，刺激の入力の経路に問題がある可能性があり，間接対光反射のみが障害される場合は，出力する経路に問題があると判断できる。両方が障害されている場合，脳幹部の障害の可能性がある。

▭ NOTE
❷これを母趾現象とよぶ。この母趾の背屈がある状態をバビンスキー反射陽性と表現する。

大脳

　大脳は，頭蓋骨の直下に位置する。ヒトでは非常に発達しており，脳の大部分を占めている。構造は左右2つに分かれており，それぞれを大脳半球とよぶ。

　大脳は，運動や感覚，言語の機能を担っているが，これらは大脳の特定の領域に対応していると考えられており，これを**機能局在**という。そのため，ある部位が損傷され，その機能が失われると，ほかの部位で代償することがかなわず，機能の回復が得られない場合も多い。

　構造に着目すると，大脳は大脳皮質，白質，大脳基底核の3つに分けられる（◯図12-1-b）。

　[1]**大脳皮質**　表層の灰白質である。ヒトの意識や思考など，高度な精神作業を担っており，とくに明確な機能局在がみとめられる。

　[2]**白質**　大脳皮質の下にあり，神経線維の束で構成されている。

　[3]**大脳基底核**　大脳の中心部で間脳を囲むように存在する，ニューロンの集まりである。

小脳

　小脳は脳幹の背側に存在する。運動系の統合的な調節の役割を果たし，四肢のスムーズな動きや，身体のバランスの保持のために，必要な筋肉を無意識に制御している。このような運動を協調運動（◯271ページ）という。

間脳

　間脳は，大脳半球と中脳の間にある自律神経の中枢である。視床・視床下部・下垂体から構成される（◯表12-1）。

脳幹

　脳幹は生命維持に重要な役割を担っており，脳幹部の機能が消失すると脳死にいたる。大脳から近い順に，中脳・橋・延髄に分けられる（◯表12-2）。

脊髄

　脊髄は，脊柱管から脊髄神経の枝を出し，末梢と脳との情報伝達の橋渡しをする。また，反射の一部も担っている。

◯表12-1　間脳の構成とおもなはたらき

部位	はたらき
視床	視覚・聴覚・体性感覚などを中継する。
視床下部	自律神経の中枢で，体温調整，生殖，摂食・飲水などの生命維持の制御を行う。
下垂体	ホルモンを産生・分泌する。

◯表12-2　脳幹の構成とおもなはたらき

部位	はたらき
中脳	錐体外路（◯271ページ）の神経核や眼球運動に関与する神経核が存在し，これらの機能を担う。
橋	意識の保持に関与する。
延髄	呼吸中枢，循環中枢，嘔吐中枢，嚥下中枢，唾液分泌中枢などの生命維持に欠かせない中枢機能がある。

B 脳循環のしくみとその障害

1 脳の血管系のしくみ

脳の重量は体重の2%程度であるが，エネルギー消費が大きいため，脳への血流量は心拍出量の15%を占める。脳への血流は，2本の内頸動脈と，2本の椎骨動脈が担っている❶（○図12-4）。そして，内頸動脈と椎骨動脈はウィリス動脈輪（大脳動脈輪）につながっており，1つの動脈の血流が低下しても，安定して脳に血流が供給できるようになっている。

頭蓋内には，脳そのものである脳実質と，脳実質ではない組織として髄膜や脳神経，下垂体がある。脳実質はウィリス動脈輪よりも先にあり，血液を供給する血管は，終動脈（○13ページ）である。

NOTE
❶脳に血流を供給している主要な血管を総称して主幹動脈という。内頸動脈・椎骨動脈・脳底動脈・中大脳動脈・前大脳動脈が含まれる。

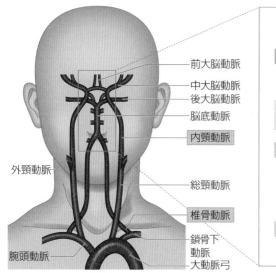

a. 脳の動脈系

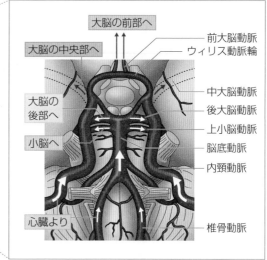

b. ウィリス動脈輪（足底方向から見た図）

○図12-4 脳の動脈系

---

plus | **血液脳関門とその破綻による造影効果**

脳以外の毛細血管には，無数の間隙が存在し，血管内の成分が周囲へ移動しやすくなっている。これによって一定より小さい物質は，ほぼ自由に血管外の間質液に移動でき，その結果，毛細血管の周囲の細胞は血液中のたいていの物質を受け取ることができる。

一方で，脳の毛細血管には，細胞が血液中の有害物質を受け取ることを防ぐためのバリアのような構造がある。この脳の毛細血管と脳組織を隔てている構造の

ことを血液脳関門 blood-brain barrier（BBB）という。

血液脳関門により，脳組織へ移動できる物質は制限されるが，脳梗塞や脳腫瘍などでは，このバリアの構造が破綻することがある。そのため，造影剤を使用したCTやMRI検査で，周囲の正常な脳組織に対して，病変部での造影剤の漏出が増加し，強調効果をみとめる。

2 脳血管障害

突然，脳の血管が詰まったり(脳梗塞)，血管が破れたり(脳出血)する急性の疾患を総称して**脳血管障害(脳卒中)**という❶。

出血や梗塞をおこしやすいのは内包❷付近を灌流する動脈で，運動や感覚の伝導路の大部分がこの部位を通るため，脳血管障害では対側の麻痺と感覚障害をおこしやすい。

◻NOTE
❶脳卒中は寝たきりの最大の原因でもあり，現代社会において重要な疾患の1つである。
❷内包
　視床と被殻・淡蒼球にはさまれた白質の領域である(◐ 276ページ，図12-15)。

1 脳梗塞

脳の血管が閉塞し，その血管が栄養している部位が虚血状態となることで，脳の機能不全を引きおこす疾患を**脳梗塞**という。梗塞の原因によって，心原性脳塞栓症・アテローム血栓性脳梗塞・ラクナ梗塞などの病型に分けられる。

◆ 心原性脳塞栓症

心房細動(◐ 105ページ)・僧帽弁狭窄症(◐ 107ページ)・心筋症(◐ 109ページ)などにより，心腔内に血栓が生じることがある。この心腔内にできた血栓が，血流によって脳の血管に運ばれて閉塞することで生じる脳梗塞を，**心原性脳塞栓症**とよぶ(◐図12-5)。

重度の意識障害や失語などの大脳皮質の障害による症状を伴うことが多く，日中の活動時に突発的に発症するのが特徴である。

◆ アテローム血栓性脳梗塞

アテローム血栓性脳梗塞は，頭蓋内・外の比較的大きな動脈のアテローム硬化病変(プラーク，◐ 120ページ)を原因とした疾患である。高血圧や糖尿病，脂質異常症，喫煙・飲酒などが発症に関連する。

アテローム血栓性脳梗塞の発症機序は3つに分けられる(◐図12-6)。

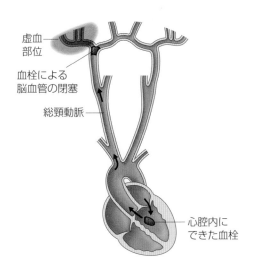

虚血部位
血栓による脳血管の閉塞
総頸動脈
心腔内にできた血栓

◐図12-5　心原性脳塞栓症

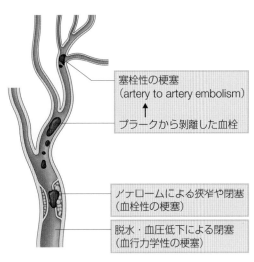

塞栓性の梗塞
(artery to artery embolism)
プラークから剝離した血栓
アテロームによる狭窄や閉塞
(血栓性の梗塞)
脱水・血圧低下による閉塞
(血行力学性の梗塞)

◐図12-6　アテローム血栓性脳梗塞

　[1] **血栓性**　主幹動脈に血栓が形成され，血管が閉塞し，灌流（かんりゅう）領域に梗塞をおこしたものをさす。

　[2] **塞栓性**　上流の血管壁に形成された血栓が遊離し，血流に乗って運ばれ，末梢の血管で詰まり梗塞を引きおこしたものである（artery to artery embolism）。

　[3] **血行力学性**　主幹動脈のアテローム硬化性の高度狭窄や閉塞により，灌流が低下した脳組織に，脱水や血圧低下などの負荷が加わり，梗塞をおこしたものである。安静時や睡眠時に発症しやすい。

◆ ラクナ梗塞

　大脳にできる微小梗塞を，**ラクナ梗塞**とよぶ。脳内の主幹動脈から分岐した細い動脈が梗塞するため，通常は壊死におちいる領域は 15 mm 未満の狭い範囲である。梗塞が生じるとしびれや構音障害❶，嚥下障害などが生じるが，無症状のこともある。

2 一過性脳虚血発作

　微小な血栓が生じるなどのさまざまな理由で，脳の一部の血流が一時的にわるくなることで，片麻痺（● 275 ページ）や失語症などの，脳梗塞に類似した局所神経症状が出現し，24 時間以内に完全に消失するものを，**一過性脳虚血発作** transient ischemic attack（**TIA**）という。一般的には数分から数十分以内に症状が完全消失する。TIA があった場合，1〜2 割の患者は 90 日以内に脳血管障害をおこす。そのため，症状が消えた場合でも，適切な治療が必要である。

3 クモ膜下出血

　クモ膜下腔（● 257 ページ）の動脈が破綻し，出血した状態を**クモ膜下出血**という（●図 12-7）。脳底部の血管分岐部などには動脈瘤ができやすい部位が

NOTE
❶言葉の発語に必要な舌・口唇・口蓋・喉頭・声帯などの器官の筋肉や，それを支配する神経系の異常により正しく発語できない状態をいう。言葉の表現・理解の能力が障害される失語症（● 267 ページ）とは異なる。

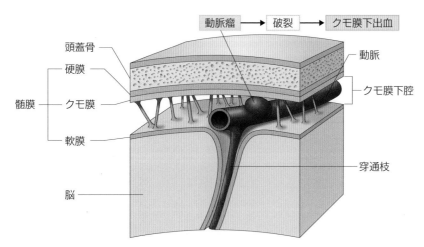

●図 12-7　クモ膜下腔の動脈の動脈瘤

あり，その動脈瘤が破裂することが出血の原因の１つである。

　いったんクモ膜下に出血すると，止血が困難で，出血しつづけることが多いため，死亡率が高い。いままでに経験したことのない激しい頭痛で発症し，頭蓋内圧亢進症状（● 258 ページ）や髄膜刺激症状（● 260 ページ）を伴う。

　出血がおさまったとしても，脳動脈瘤は再破裂のリスクがあり，再破裂は発症から 24 時間以内におこりやすい。また，脳の血管の攣縮❶（● 99 ページ）をおこし，狭窄が強いと脳梗塞をきたすことがある。

NOTE
❶発症 4〜14 日目におこりやすく，その後軽快する。

4 脳出血

　脳出血（脳内出血）❷は，脳の血管が破裂し，脳の中に出血することで，その血腫が脳実質を圧迫する疾患である。突然の頭痛，運動麻痺や構音障害，意識消失などのさまざまな症状をきたす。血腫によって脳が圧迫されることにより，頭蓋内圧亢進症状をきたすほか，脳ヘルニア（● 258 ページ）にいたることもある。

● **脳出血の原因**　脳出血の原因としては，高血圧が最も多い。それ以外にも脳血管の奇形や，薬剤，脳腫瘍などが原因となる。

NOTE
❷脳溢血ともよばれる。

C 髄膜・髄液のはたらきとその障害

1 脳室系と脳脊髄液の循環のしくみ

髄膜

　脳は外側から，頭蓋骨と，3 層の髄膜におおわれて保護されている（●図 12-7）。髄膜は外側から**硬膜・クモ膜・軟膜**からなり，クモ膜と軟膜の間の腔を**クモ膜下腔**とよぶ。

脳室

　脳内の腔である脳室は，左右 1 対の側脳室と，第三脳室・第四脳室の 4 つの領域からなる（● 259 ページ，図 12-9-a）。これらは相互に連絡している。

脳脊髄液とその循環

　脳と脊髄は，それぞれ頭蓋腔と脊柱管の中に存在している。頭蓋腔と脊柱管は**脳脊髄液（髄液）**という液体で満たされており，やわらかい脳と脊髄を衝撃から保護している。

　脳脊髄液は，4 つの脳室の壁にある脈絡叢とよばれる組織で産生されている❸。産生された脳脊髄液は，側脳室→室間孔→第三脳室→中脳水道→第四脳室を経由してクモ膜下腔に流れる（●図 12-9-a）。そして，頭頂部付近にあるクモ膜顆粒などから上矢状静脈洞の血液に回収される。

　通常，脳脊髄液は透明な液体であるが，細菌性髄膜炎（● 260 ページ）などの異常があると色調などの性状が変化する。また，腰椎穿刺によって脳脊髄液圧を測定することができ，その圧の上昇により水頭症（● 259 ページ）など

NOTE
❸脳脊髄液はおもに左右の側脳室の脈絡叢で産生される。

の異常を把握できる。このように脳脊髄液の検査所見は，神経内科疾患の診断に重要である。

2 頭蓋内圧の異常による障害

　頭蓋腔は，組織・血液・髄液で満たされている。このときの頭蓋内の圧力を**頭蓋内圧**(**脳圧**)といい，一定の範囲に調節されている。一般には脳脊髄液圧をもってあらわされる。

1 頭蓋内圧の亢進

◆ 頭蓋内圧亢進症状

　頭蓋骨はかたい容器である。そのため，脳腫瘍や脳血腫，脳浮腫❶などが生じ，その腫瘍や血腫，浮腫が大きくなると，頭蓋内圧が上昇する。

　頭蓋内圧の上昇に対して，代償の限界をこえると，早朝や起床時の頭痛や，食事摂取と関連しない突発的な嘔吐などの症状が生じる。また，視力障害もあらわれ，視神経の軸索部が圧迫されて生じる**うっ血乳頭**❷が，眼底検査で観察される。これらの症状は，頭蓋内圧が上昇すればその原因にかかわらず出現し，**頭蓋内圧亢進症状**とよばれる。頭蓋内圧亢進がさらに進行すると，次項で述べる脳ヘルニアをおこす。

　また，頭蓋内圧が亢進すると脳の血管が圧迫され，脳への血流が低下するため，反応性に血圧が上昇し，脳血流を維持しようとする。この際，血圧が上がりすぎないようにするフィードバック機構がはたらき，副交感神経が亢進する。その結果，心拍数が減少し，徐脈があらわれる。

● **クッシング現象**　血圧上昇と徐脈があれば，**クッシング現象**という重篤な頭蓋内圧亢進のサインである。不規則な呼吸や，意識レベルの低下もみられる。

2 脳ヘルニア

　頭蓋はかたい障壁であるが，脊髄などが通り抜ける大後頭孔をはじめ，テント切痕・大脳鎌といった間隙がある。脳実質を脳腫瘍や血腫が占拠したり，水頭症や脳浮腫のように，脳実質が膨張したりして，頭蓋内圧が上昇すると，これらの間隙から脳組織が脱出することがある。この状態を**脳ヘルニア**❸という(●図12-8)。

　脱出した脳が脳幹を圧迫し，脳幹の機能を障害すると，意識障害や，呼吸などのバイタルサインに異常がおこり，ただちに生命にかかわる危険な状態となる。また，動眼神経が障害されると，瞳孔の散瞳や瞳孔不同❹をきたす。

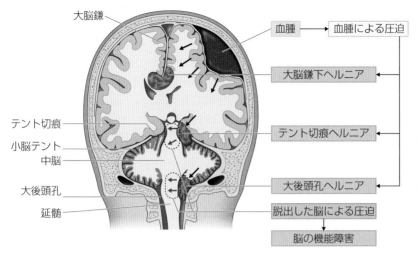

◎図 12-8　血腫による脳ヘルニア
血腫が生じると，その圧迫により頭蓋内圧が上昇し，間隙に脳組織が圧排される。さらに，脱出した脳組織が脳幹などを圧迫すると，脳幹などの機能が障害される。

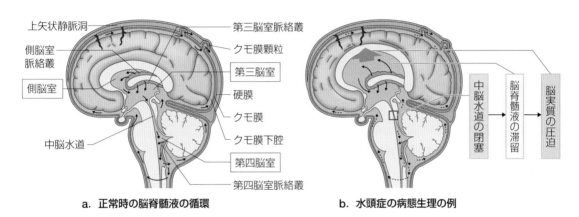

a. 正常時の脳脊髄液の循環　　　　　　b. 水頭症の病態生理の例

◎図 12-9　水頭症

3　脳脊髄液の循環の異常

水頭症

　脳室で脳脊髄液が産生されてから，クモ膜下腔で吸収されるまでの循環経路のどこかに異常がおこると，脳脊髄液が頭蓋内に過剰にたまってしまう。この状態が**水頭症**である（◎図 12-9-b）。水頭症では，頭蓋内圧が上昇し，頭蓋内圧亢進症状がみられることがある。

　水頭症の原因には，先天性と後天性のどちらの場合もある。先天性水頭症は，奇形や遺伝性疾患，胎児期の感染症などが原因となり，出生前から症状が出現する場合と，出生直後に出現するものがある。

　後天性の水頭症は，腫瘍や髄膜炎，出血，外傷などが原因となる。脳脊髄液の循環経路の障害部位によって分類でき，クモ膜下腔へと脳脊髄液が流出できない場合を**非交通性水頭症**とよび，クモ膜下腔に閉塞があり，脳脊髄液が上矢状静脈洞に排出されない場合を**交通性水頭症**とよぶ。たとえば，中脳

水道が閉塞した場合は非交通性水頭症となる（●図12-9-b）。

◆ 正常圧水頭症

正常圧水頭症は，成人の慢性水頭症で，交通性水頭症の一種である。頭蓋内圧は亢進していないものの，脳室の拡大がみられることが特徴である**❶**。

正常圧水頭症では，歩行障害と，認知機能の低下（認知症，●269ページ）などの精神活動の低下，尿失禁が三徴としてみられる。この認知症は，原疾患である水頭症の治療によって改善が得られる場合もある。

4 髄膜炎と脳炎

1 髄膜炎

細菌やウイルスなどの感染や，自己免疫性疾患などにより，髄膜に炎症が生じることがあり，これを**髄膜炎**という。

とくに細菌感染が原因になって生じる髄膜炎を**細菌性髄膜炎**とよぶ。意識障害・発熱・項部硬直**❷**を三徴とし，それに頭痛，吐きけ・嘔吐を伴う。原因となりやすい細菌は年齢によって異なる。新生児ではB群レンサ球菌，乳幼児ではインフルエンザ菌，小児以降では肺炎球菌が起炎菌として最も多い。適切に治療しても死亡率が高く，危険な疾患である。

なお，原因がウイルス性のものは，細菌を検出できないため，**無菌性髄膜炎**とよぶ。

◆ 髄膜刺激症状

髄膜刺激症状とは，感染や出血などによって髄膜が刺激された際にみられる症状群である。頭痛，吐きけ・嘔吐の訴えと，診察可能な所見として項部硬直やケルニッヒ徴候**❸**などがある。

また，頭部を前屈したときに，正常では前胸部に下顎が接する程度まで屈曲できるが，髄膜刺激状態では屈曲できないことで確かめる方法もあり，これを**ネックフレクションテスト**という。

2 脳炎

脳実質の炎症が**脳炎**である。最も多い原因は，単純ヘルペスウイルスの感染による脳炎である。インフルエンザウイルスの感染により発症する**インフルエンザ脳症**も脳炎の一種である。インフルエンザ脳症は，おもに5歳以下の乳幼児におこり，発症は急激で，死亡率も高い。

● **クロイツフェルト-ヤコブ病** 第1章で述べたように，病原性をもつタンパク質をプリオンという（●17ページ）。脳内に存在する正常型プリオンタンパク質が異常型プリオンタンパク質に変換される疾患をプリオン病という。ヒトにおけるプリオン病には，**クロイツフェルト-ヤコブ病** Creutzfeldt-Jakob disease（**CJD**）がある。CJDでは，脳の組織が海綿状となり，認知症などの

NOTE
❶高齢者に好発する特発性正常圧水頭症と，クモ膜下出血や頭部外傷後に出現する続発性正常圧水頭症がある。

NOTE
❷項部硬直
仰臥位で患者の頭部を持ち上げようとすると，抵抗がある状態をいう。

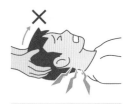

NOTE
❸ケルニッヒ徴候
仰臥位で脚を持ち上げたときに，抵抗がありまっすぐに伸展できない状態である。

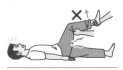

さまざまな神経症状があらわれる。

　プリオン病はウシにもみられ，脳の組織が海綿状になる**牛海綿状脳症** bovine spongiform encephalopathy（**BSE**，狂牛病）が知られている。CJD は，CJD 患者に由来する医療材料や，BSE に罹患したウシ由来のプリオンに汚染された食肉などが原因と考えられている。

D　脳腫瘍

　頭蓋内にできた腫瘍を**脳腫瘍**という。脳腫瘍は，脳実質だけでなく，髄膜などの実質ではない組織からも発生し，さまざまな種類がある❶。

　脳腫瘍は，頭蓋内で生じる原発性脳腫瘍と，ほかの部位から転移してできる転移性脳腫瘍とに大別され，原発性脳腫瘍がおよそ 8 割を占める❷。原発性脳腫瘍の発生場所は，大脳半球や視床下部，下垂体などさまざまである（●図 12-10）。また，小児から高齢者までのすべての世代でみられるのが特徴であるが，年齢ごとに発生しやすい腫瘍は異なる。

　脳腫瘍による圧迫のため，脳脊髄液圧が上昇することによる頭蓋内圧亢進症状がみられるほか，脳腫瘍の存在する部分の機能が障害され，それに伴うさまざまな症状がみられる。たとえば，脳腫瘍の発生位置が錐体路（● 271 ページ）の付近であれば，歩行障害や片麻痺などの運動麻痺（● 275 ページ）をきたす。また，小脳付近であれば，バランスと姿勢の制御や，スムーズな協調運動が障害されることになる。

◆ 神経膠腫

　脳実質内に存在するニューロンとグリア細胞（● 250 ページ）のうち，ニューロンは基本的に増殖しない。そのため，脳実質内にできる腫瘍のほとんどはグリア細胞が腫瘍化した**神経膠腫**（グリオーマ）である。

　神経膠腫にはいくつかの種類があり，その悪性度はさまざまである。もっ

---NOTE

❶脳実質内腫瘍はおもに浸潤性で，急速に増殖するため悪性である。脳実質外腫瘍は圧排性で緩徐に増殖し，良性で手術によって全摘出可能なものが多い。

❷脳腫瘍の患者数は 10 万人に 10〜15 人程度である。

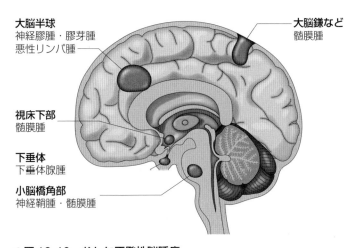

大脳半球
神経膠腫・膠芽腫
悪性リンパ腫

大脳鎌など
髄膜腫

視床下部
髄膜腫

下垂体
下垂体腺腫

小脳橋角部
神経鞘腫・髄膜腫

●図 12-10　おもな原発性脳腫瘍

とも悪性度の高いものが**膠芽腫**であり，多くの場合は発見から2年以内に死にいたる。

神経膠腫の治療として，外科手術による摘出に加えて，放射線療法や抗がん薬を用いた薬物療法が行われるが，再発や悪性化をきたすことが多い。

◆ 髄膜腫

髄膜腫（メニンギオーマ）は，クモ膜の細胞から発生する腫瘍である。発生頻度が脳腫瘍のなかで最も多く，原発性脳腫瘍の3割程度を占める。境界が明瞭であるために腫瘍をすべて摘出することが可能であり，ほとんどが良性である。

◆ 神経鞘腫

シュワン細胞が腫瘍化して生じたものが**神経鞘腫❶**である。頭蓋内におこる神経鞘腫は，そのほとんどが内耳神経に好発し，小脳と橋のすきま（小脳橋角部）に生じる**聴神経鞘腫**である。聴神経鞘腫は蝸牛神経症状（耳鳴，難聴など）で発見されることが多い。外科手術や放射線療法による治療が奏効することが多い。

▢ NOTE
❶原発性脳腫瘍の1割程度を占める。

◆ 下垂体腺腫

下垂体前葉細胞から腺腫が発生したものが**下垂体腺腫❷**であり，ホルモンを産生・分泌する機能性腺腫と，ホルモンを産生・分泌しない非機能性腺腫がある。下垂体腺腫は通常は良性腫瘍である。

機能性腺腫は，ホルモン分泌の過剰による症状をきたす。非機能性腺腫は，腫瘍が増大して周辺を圧迫することで，下垂体前葉機能低下症を引きおこしたり，近傍にある視交叉（▶252ページ，図12-3-a）を圧排することで，視力低下や視野異常をきたしたりしやすい。

▢ NOTE
❷**下垂体腺腫**
　原発性脳腫瘍の2割程度を占め，成人に多い。

E　脊髄の障害

1 脊髄の損傷

転落や交通事故などの外傷によって脊髄が損傷することを脊髄損傷といい，その部位に応じた障害があらわれる。症状としては，弛緩性麻痺（▶275ページ），感覚・反射の消失，損傷レベル以下の自律神経機能障害がある。

たとえば，頸椎が損傷されると呼吸機能不全をきたす。また，自律神経の機能障害のため，徐脈や低血圧を生じ，神経原性ショック（▶118ページ）をきたすことがある。

また，脊髄が片側のみ損傷した場合には，障害と同側の運動麻痺と深部感覚障害，反対側の温度感覚・痛覚の障害が生じ，これを**ブラウン=セカール症候群**という。

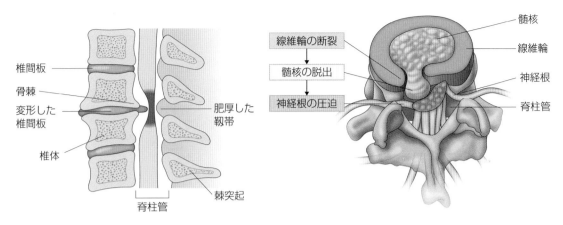

a. 側面から見たところ　　　　　　　　b. 髄核の脱出

● 図 12-11　腰椎椎間板ヘルニア

2　脊椎の疾患

◆ 腰椎椎間板ヘルニア

　脊椎は，椎間板によって仕切られている（● 図 12-11-a）。椎間板は外側の線維輪と内側の髄核からなる（● 図 12-11-b）。

　外傷の有無にかかわらず，椎間板が加齢などによって変性すると，線維輪が断裂することがある。これにより，髄核が線維輪を抜けて突出し，髄核が神経根を圧迫する（● 図 12-11-b）。これが椎間板ヘルニアがおこる機序である。腰椎に発生した腰椎椎間板ヘルニアでは，腰部・殿部の痛みと，下肢にしびれや放散する痛みがあらわれる。

　わるい姿勢での動作や作業，喫煙などで腰椎椎間板ヘルニアがおこりやすくなることが知られている。

◆ 腰部脊柱管狭窄症

　椎間板ヘルニアなどを原因として，脊柱管が腰部で狭窄することにより，神経を圧迫する病態を**腰部脊柱管狭窄症**という。腰痛や下肢のしびれ，足部の筋力低下などの症状があらわれる。間欠性跛行❶の原因となる疾患の 1 つである。

NOTE
❶間欠性跛行
　一定の距離を歩くと歩行困難になり，休息により回復するが，再び歩きつづけると同様の現象が生じる症状である。

column　筋・筋膜性腰痛

　腰痛はさまざまな原因で発症し，脊椎や神経に由来する場合もあるが，腰の筋肉や，筋肉や筋群の表面を包む筋膜に，急激に負担がかかったり，あるいは慢性的に負担が続いたりすることで生じる疼痛もある。これを筋・筋膜性腰痛といい，いわゆる「ぎっくり腰」も筋・筋膜性腰痛である場合が多い。

F 頭痛

　頭部におこる痛みを**頭痛**というが，脳実質に痛覚受容器は存在しないため，脳自体で痛みを感知しているのではない。痛覚受容器があるのは，頭部の皮膚・筋・骨・血管・髄膜などで，これらが頭痛の発生源となっている。

　頭痛は，原因となる疾患がとくにない**一次性頭痛**(機能性頭痛)と，ほかの疾患に伴う**二次性頭痛**(症候性頭痛)に分けられる(◯表12-3)。

1 一次性頭痛

　一次性頭痛は，片頭痛・緊張型頭痛・群発頭痛の3つに分類される❶。いずれも反復性の疾患(反復性頭痛)で，若年から発症することが特徴である。一次性頭痛は通常，生命をおびやかすことはないが，生活に支障をきたす疾病であり対策を必要とする。

NOTE
❶緊張型頭痛は4〜5人に1人，片頭痛は12人に1人程度の割合でみられるありふれた疾患で，受診にいたらないことも多い。群発頭痛は800人に1人程度である。

◆ 片頭痛

　片頭痛は，吐きけ・嘔吐や光過敏，音過敏を伴う拍動性頭痛が，数時間から数日間継続するもので，通常は片側性であるが，両側性の場合もあり，睡眠不足やストレスで増悪する。中枢神経系における神経伝達の異常や，血管拡張による三叉神経への刺激が原因と考えられている。

　片頭痛は，中等度から重度の反復性頭痛の原因として最も頻度が高く❷，思春期または若年成人期における発症が一般的である。発症後，何年にもわたり，頻度および重症度の増減を繰り返すが，しばしば50歳以降に消失する。

● **閃輝暗点**　およそ1/4の患者には発作に先だつ前兆があり，視野欠損や，視野の中に辺縁がジグザグ様に輝く弧が見えることがある。これを**閃輝暗点**❸とよぶ。

NOTE
❷軽度の症状を含めると，一次性頭痛のなかで最も多いのは緊張型頭痛である。
❸「閃」は「閃めく」という読みがあるように，瞬間的に光ることを意味する。

◆ 緊張型頭痛

　緊張型頭痛は，通常，軽度から中等度で，しばしば締めつけられるような

◯表12-3　おもな頭痛の分類とその性質

名称	特徴	おもな原因・疾患
一次性頭痛 (機能性頭痛)	器質性の変化はない	・片頭痛 ・緊張型頭痛 ・群発頭痛
二次性頭痛 (症候性頭痛)	器質性の変化がある	・脳血管障害(クモ膜下出血・脳出血・脳梗塞など) ・頭蓋内圧亢進 ・髄膜刺激 ・外傷 ・感染(脳炎・髄膜炎)

痛みと表現される頭痛である。一般的には，後頭部または両側前頭部より痛みが発生し，頭部全体に波及するが，吐きけ・嘔吐は伴わない。

　症状の持続が1週間以内で，反復して発作があらわれる反復発作性緊張型頭痛と，症状がそれ以上に慢性に続く慢性緊張型頭痛がある。慢性緊張型頭痛の誘因となりうるものには，睡眠障害，ストレス，顎関節機能障害，頸部痛，および眼精疲労などがある。

◆ 群発頭痛

　群発頭痛は，眼窩周囲または側頭部に，一側性の耐えがたい疼痛を引きおこす疾患である。痛みと同じ側に，眼瞼下垂・流涙・鼻漏・鼻閉といった自律神経症状を伴う。

　男性に好発する疾患で，典型的には20〜40歳で発症し，1〜3か月間にわたり，1日1回以上発作がおこる頭痛発作期と，その後数か月から数年続く寛解期があらわれる。患者によっては寛解期がない場合もある。

2　二次性頭痛

　二次性頭痛の原因は，頭蓋の内外を問わずさまざまであるが，クモ膜下出血などの致死的で，早急な治療が必要なものが原因となっていることもあり，注意が必要となる。

　二次性頭痛は，突然に発症したり，増悪傾向がみられたりすることが特徴であり，いままでに経験したことのない痛みや，ふだんの頭痛とは性状が異なるという訴えを伴う。また，発熱・嘔吐・精神症状・麻痺などの随伴症状や，身体所見として神経脱落徴候❶，髄膜刺激症状，項部硬直をみとめるときも，二次性頭痛が考えられる。ほかにも，50歳以上で初発した頭痛や，がん・免疫不全・頭部外傷の罹患歴がある場合も，二次性頭痛である可能性が考えられる。

NOTE
❶神経脱落徴候
　障害された脳の部位がつかさどる機能が喪失することで，運動麻痺や感覚障害などがある。

G　意識と認知の障害

1　意識障害

1　意識

　自己の状態と周囲の状態を知っていること，そしてそれらに気がついていることを，一般に**意識**という。これは，現在の瞬間における精神活動の全体ともいえる。

　医療の領域における意識は，外界からの刺激に対して反応するために，開眼し，適切に言語を運用し，目的をもって身体を動かすことができるかとい

う**意識レベル**（**覚醒度**）と，周囲や自身の状態を正しく把握できているかという**認識機能**の 2 つの軸でとらえることができる。

2　意識レベルの低下と意識の変容

　意識レベルが正常な状態を**意識清明**という。それに対して，意識レベルが障害された状態を意識レベルの低下といい，開眼状態が保てなくなる**傾眠**，呼びかけや痛み刺激に対してかろうじて覚醒する**昏迷**，強い刺激に対しても反応できない**昏睡**の順に，低下した状態をよびあらわす。

　一方で，認識機能の障害を**意識の変容**という。その状態では，せん妄❶や錯乱❷のように一見，覚醒して外界の刺激に対して反応しているようであっても，正しく状況を把握できておらず，判断や思考，注意の能力が低下し，場所や時間，人物を理解する能力（**見当識**）も障害される。この見当識障害では，意識レベルと認識機能の両方が障害されることも多い。

意識レベルの評価

　意識レベルの障害の度合いを定量的に表現する方法として，ジャパン–コーマ–スケール Japan coma scale（JCS）とグラスゴー–コーマ–スケール Glasgow coma scale（GCS）が臨床現場で利用されている。

意識障害の原因

　意識障害は，大脳皮質の広範囲の障害や脳幹の障害で生じるが，原因は脳自体にある場合と，脳以外の全身状態にある場合がある。脳以外に原因がある場合として，アルコール依存症，低血糖・高血糖，電解質異常，呼吸不全，臓器障害などがある。

　なお，脳幹の機能は保たれているものの，大脳が機能を喪失した状態を**遷延性意識障害**という（● 32 ページ）。また，脳幹も含めて全脳が不可逆的に機能を喪失した場合を**脳死**という（● 31 ページ）。

2　高次脳機能障害

　高次脳機能とは，大脳により営まれる機能のうち，一次運動野や一次感覚野に担当される機能を除いた，おもに連合野により営まれる機能をさしている。具体的には，言語や計算，記憶，意図した動作などである。

　これらが障害された状態は**高次脳機能障害**とよばれ，失語・失行・失認に代表される機能局在の明確な大脳の**巣症状**❸，注意障害，記憶障害，判断・遂行機能障害，社会的行動異常などを呈する。高次脳機能障害の原因としては，脳梗塞や脳出血などの脳血管障害が最も多く，ついで外傷性脳損傷，脳腫瘍が多い。

1　失語

● **言語中枢**　言語機能は，通常は左大脳半球が担当しており，この言語機能の中枢を言語中枢という。言語中枢のある側を優位半球，対側を劣位半球（非優位半球）とよび，聴覚や視覚からの情報は，優位半球側頭葉の**感覚性言**

NOTE

❶**せん妄**
　一過性の見当識障害で，自分がいる場所や，いまの時刻などがわからなくなり，急につじつまの合わない発言をする状態である。通常は回復可能である。

❷**錯乱**
　意識が混濁し，集中力や注意力が低下し，思考能力が低下するため会話が困難となり，感情が不安定となる状態である。

NOTE

❸**巣症状**
　神経系の特定部位の障害によって出現する徴候。この徴候をもとに，どの部位が障害されているか推定することができる。局在徴候ともいう。

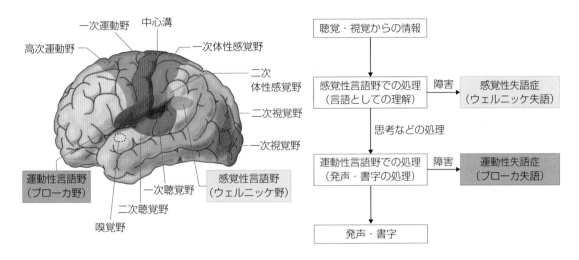

a. 大脳の機能局在　　　　　　　　　　　b. 言語処理と失語症

▶**図 12-12　大脳の機能局在と失語症**

語野(**ウェルニッケ中枢**, **ウェルニッケ野**)で処理され，言葉として理解される(▶図 12-12)。理解された情報が言語中枢の各所で高度に処理されたのちに，優位半球前頭葉にある**運動性言語野**(**ブローカ中枢**, **ブローカ野**)に送られ，発声ないしは書字命令などに置換され発信される。

◆ 失語症

　言語中枢が障害を受け，思考や概念を言葉にすることや，文字を読んで意味を理解することがむずかしくなる障害を**失語症**とよぶ。一般には聞く・話す・読む・書くのすべてが障害されるが，障害された言語中枢の部位によっては，特異的な障害をきたすことがある。

　□1□**感覚性失語症**　感覚性言語野の障害は，**感覚性失語症**(**ウェルニッケ失語**)とよばれ，言語理解の障害が主体となる。そのため，他人の話が理解できず，読字もできなくなる。流 暢 にみずから言葉を発することはできるが，その内容は意味が通じない。

　□2□**運動性失語症**　運動性言語野の障害は，**運動性失語症**(**ブローカ失語**)とよばれ，患者本人は言語の理解が可能な場合が一般的であるが，自分の言葉を組みたてて流暢に発話することが困難となる。

2 失行

　ある動作を行おうとしても，正しく遂行できない状態を**失行**という。失行は，運動性失行と観念性失行に大別され，さらに運動性失行を観念運動性失行と肢節運動性失行に分けて，3つに分類することができる。このうち，最も一般的にみられるものは観念運動性失行である。

　□1□**観念運動性失行**　優位半球の障害で生じる障害であり，たとえば，実際のマッチは使用できても，マッチをする動作を模倣することはできない状態である。

②**肢節運動性失行**　手先を使うことができなくなる障害で，たとえば，洋服のボタンをかけられない状態である。

③**観念性失行**　複雑な一連の動作行為ができなくなる障害で，たとえば，リモコンが使えない状態などである。

● **着衣失行**　着衣動作は本来は自動的で自然にできるものであるが，衣服の上下左右や表裏と，身体の空間関係に対して混乱が生じ，着衣動作の能力が障害された状態を**着衣失行**という。右半球の障害で生じることが多い。

3 失認

ある感覚系を介して，対象を認知することができない状態を**失認**という。視覚や聴覚，触覚の失認❶と，身体失認がある。

視覚失認では，たとえばイヌを見てもそれとはわからないが，鳴いているのを聞いてイヌと理解することができる状態である。身体失認は1つの感覚の失認とはいえず，対象物の空間的関係の認識障害である。

◆ ゲルストマン症候群

大脳の優位半球の頭頂葉後下部にある左角回とよばれる部位が障害され，失書（書字障害），失算（計算ができない状態），左右失認（自身・他人の身体の右と左が区別できない），手指失認（手指の認知ができない）という四徴を呈するものを**ゲルストマン症候群**とよぶ。

4 記憶障害

記憶は大まかに短期記憶と長期記憶に分けられる。記憶が形成されるには，記銘（新しいことを覚え込むこと）・保持（記銘したことを保存すること）・再生（保持されたものを取り出し意識すること）・再認（再生されたものが記銘されたものと同一であるとみとめること）という過程を経ると考えられているが，いまだに不明な点が多い。

記憶障害は，脳の障害部位によって，大脳皮質の障害による皮質性健忘と，間脳・大脳辺縁系の障害による軸性健忘に分類される。

①**皮質性健忘**　知識に相当する意味記憶の障害を生じたものである。皮質の局所性病変では，失行・失認・失語がみられるが，皮質の全般性病変では，知識全般が失われ，言動の退行にいたる。

②**軸性健忘**　その人が経験したできごとに関する記憶である，エピソード記憶が障害されたものである。たとえば，アルコール依存症によって生じるコルサコフ症候群は，数字列の復唱などはできるが，失見当識と生活史❷の障害が生じ，作話がみられる。作話とは，現実に存在しないことを存在するかのように話すことであり，コルサコフ症候群では，記憶障害による空白をつくり話で補うといったことが行われる。

─NOTE

❶それぞれの失認には，さらに特定の失認として，相貌失認，色彩失認，音楽失認などがある。

─NOTE

❷**生活史**

その人がこれまで生きてきた歴史のことである。生活史の障害は，すなわち人生で経験してきたことの記憶がなくなることである。

3　認知症

1　認知

　認知とは，一般に外界の情報を，なんらかの処理過程を経て取り込む機能的な活動をさす。具体的な処理過程に応じて，知覚・注意・記憶・言語・意識・情動・推論・思考・問題解決・視空間処理・時間処理などの機能に分けて考えることが多い。

2　認知症とその症状

　一度獲得された認知機能が，後天的に持続的に低下した状態が**認知症**である❶。

　認知症には，なんらかの治療や処置によって認知機能が回復する場合と，回復しない場合がある。認知機能の回復が期待できる認知症とは，正常圧水頭症や，慢性硬膜下血腫，甲状腺機能低下症などによって，二次的に認知機能が低下しているものである。

　認知機能の回復がむずかしい認知症は，その原因によって変性性認知症と脳血管性認知症に分けられる。

　①変性性認知症　ニューロンそのものの変性によっておこる認知症である。おもなものにアルツハイマー病，レビー小体型認知症，前頭側頭型認知症がある。

　②脳血管性認知症　高血圧や糖尿病を基礎疾患として，脳梗塞や脳出血が引きおこされ，それによる脳実質障害がおこることによって発症する認知症である。つまり，循環障害によってニューロンが損傷を受けて発症したものである。

● **認知症の症状**　認知症によって生じる症状は，高次脳機能障害である記憶障害，見当識障害，理解・判断の障害，実行機能障害❷，失語・失認などの**中核症状**と，**認知症の行動・心理症状** behavioral and psychological symptoms of dementia（**BPSD**）とよばれる**周辺症状**に分けられる。

● **認知症の行動・心理症状（BPSD）**　BPSD には，行動の障害と心理症状がある（◐表 12-4）。さまざまな精神症状や行動障害の背景には，中核症状に加えて環境要因，身体要因，心理要因などが複雑にかかわっている。本人の自尊心を大切にし，尊厳をまもる対応をすることで，症状が軽減される。

NOTE
❶認知症
　70歳以上で10％程度，85歳を過ぎると40％以上が罹患している。

NOTE
❷実行機能障害
　判断力が低下し，段取りや計画がたてられなくなる障害である。

◐表 12-4　認知症の行動・心理症状（BPSD）の例

種類	具体例	
行動の障害	・睡眠障害 ・介護拒否	・暴言・暴力 ・徘徊
心理症状	・不安・焦燥 ・抑うつ状態	・幻覚・妄想 ・アパシー（意欲の低下）

H　睡眠障害

睡眠はヒトには欠かせない行動の 1 つであり，時間にして睡眠は人生の約 1/3 を占める。睡眠は脳が正しく機能するために必要であり，睡眠の量的あるいは質的な障害は身体機能および認知機能の低下をもたらす。

1　不眠症

睡眠の開始や維持の困難，量や質に関する不満足感を特徴とし，それが患者にとって苦痛に感じられる，あるいは社会生活上に支障をきたす場合に**不眠症**と診断される。次の 3 つの状態がある。

　①**入眠困難**　就床時における睡眠の開始が困難な状態である。

　②**睡眠維持困難**　夜間に頻回の覚醒や再入眠の困難な状態になる。

　③**早期覚醒**　早朝に覚醒し，再入眠できない状態である。

　もっとも多いのは睡眠維持困難であるが，これらの症状が組み合わさって生じることが多い。

2　睡眠障害をきたす疾患

睡眠障害の原因として，睡眠時無呼吸症候群(◉ 149 ページ)や下肢静止不能症候群，気分障害などの疾患が併存している場合がある。その際は不眠障害ではなく，それらの疾患が治療されるべきである。

◆ 気分障害

気分障害は，極端な気分の揺れとそれに伴う活動性の変化を主症状とする疾患群で，うつ病や双極性障害❶(躁うつ病)が含まれる。うつ病では不眠症状をきたすことがほとんどである。双極性障害の躁状態では睡眠欲求の減退をきたす。

◆ 下肢静止不能症候群(レストレスレッグス症候群)

下肢静止不能症候群❷(レストレスレッグス症候群)は，脚を動かしたいという強い欲求と，落ち着かない不快な下肢の感覚が，安静時に生じる疾患である。このために入眠が困難となり，また入眠しても覚醒してしまう。

◆ 周期性四肢運動障害

睡眠中に，下肢または上肢に周期的に蹴るような運動が生じ，それによって中途覚醒をきたす。異常運動とそれに続く中途覚醒を自覚せず，日中の眠けのみを自覚症状とする場合も多い。一般には四肢の異常感覚はみとめない。

▭NOTE

❶興味や喜びを喪失した状態がうつ状態，気分が高揚し異常に活動する状態が躁状態であり，双極性障害はその両方があらわれる病態である。

❷むずむず脚症候群ともよばれる。

◆ 概日リズム睡眠-覚醒障害群

睡眠の途中で目が覚めてしまう睡眠の様式であり，概日リズム❶の変化，あるいはその人の身体的・社会的環境との不整合によっておこる。過剰な眠けと不眠のどちらの症状もきたしうる。

若年者では明け方まで眠れなくなり，高齢者では夕方から眠くなって深夜・早朝に目が覚めてしまうのが特徴である。

◆ ナルコレプシー

抑えがたい眠けと，睡眠に陥る反復が同じ 1 日の間に生じ，笑いや驚嘆によって全身の脱力❷が引きおこされるのが特徴である。オレキシンという睡眠と覚醒に関連する神経伝達物質の欠損が原因の 1 つであり，脳腫瘍や外傷に続発することもある。

NOTE
❶概日リズム
　覚醒や睡眠，体温の変化やホルモンの分泌などが，約 25 時間の周期で繰り返すことをいう。通常は光を浴びることで 24 時間周期に調整されている。

NOTE
❷これを情動脱力発作という。

I 運動制御のしくみとその障害

1 運動制御のしくみ

▌協調運動と錐体路・錐体外路

たとえば，動いているボールを取る動作における筋の動きを考えてみると，単にボールに手をのばそうと意識して上肢の筋が収縮・弛緩するだけでなく，ボールを視野でとらえつづけるために，眼や頭部を動かす筋なども無意識に動いている。このように，動作は複数の部位の多数の筋を協調して収縮・弛緩させることでなりたっており，これを**協調運動**という。

神経系のうち，全身の運動にかかわるものが運動系である。運動系は随意運動をつかさどる**錐体路**（◯図 12-13）と，円滑な運動のための不随意運動などをつかさどる**錐体外路**❸に分けて考えられており，ともに中枢は脳にある。
● **小脳と大脳基底核の機能**　協調運動の成立には，小脳と大脳基底核が大きな役割を果たしている。小脳は，筋・腱・関節から伝わってくる深部感覚や，平衡感覚を統合し，大脳基底核とともに運動機能を調節している。

▌運動ニューロン（運動神経）

運動系に属するニューロンが**運動ニューロン（運動神経）**である。筋に直接作用する運動ニューロンは，脳神経を除けば脊髄の前角からはじまる❹。運動系に含まれる一連の伝導路のうち，より中枢に近いことを上位，中枢から遠いことを下位というため，前角からはじまる運動ニューロンを**下位運動ニューロン**，それよりも上位の運動ニューロンをまとめて**上位運動ニューロン**とよぶ（◯図 12-13）。

NOTE
❸錐体路以外の運動系の伝導路を総称したもので，解剖学的に明確な伝導路があるわけではない。

NOTE
❹前角からはじまる，つまり前角に細胞体がありそこから筋肉に軸索をのばすニューロンを，（脊髄）前角細胞とよぶこともある。

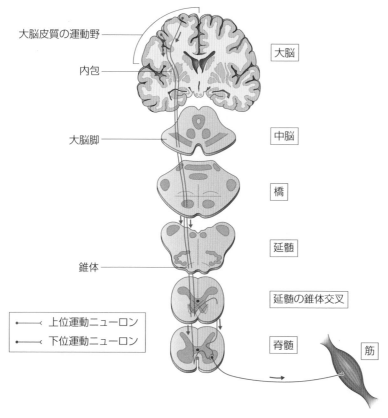

大脳皮質の運動野
内包
大脳脚
錐体
上位運動ニューロン
下位運動ニューロン

大脳
中脳
橋
延髄
延髄の錐体交叉
脊髄
筋

◉**図12-13　錐体路**

2　運動失調

　小脳や，小脳からのびるニューロン，大脳基底核の障害が関与して，筋の麻痺は生じていないにもかかわらず，運動に関係するさまざまな動きの協調性がわるくなり，円滑にできなくなる病態を**運動失調（協調運動障害）**という。代表的な症状は，起立・歩行時のふらつき，手の巧緻動作（細かな動作）の障害などがある。

　小脳性の運動失調がある場合は，指鼻試験❶を行うと，示指が鼻の手前で揺れたり，とまったり，行きすぎたりする。

3　大脳基底核の異常

1　錐体外路症状

　大脳基底核が障害を受けると，筋の緊張と運動の制御にさまざまな障害を生じる。大脳基底核にあるドパミン作動性ニューロン❷が欠落すると，筋緊張が亢進し，運動が減少する。これによって，無動・寡動・振戦・強剛（固縮）などがみられるようになる。これらの所見を**錐体外路症状**という。

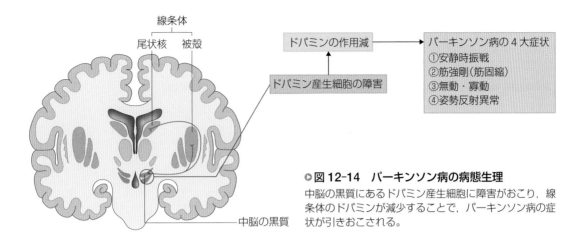

○図12-14　**パーキンソン病の病態生理**
中脳の黒質にあるドパミン産生細胞に障害がおこり，線条体のドパミンが減少することで，パーキンソン病の症状が引きおこされる。

　① **無動**　動作ができなくなる状態である。
　② **寡動**　動作が少なくなる状態である。
　③ **振戦**　手などがふるえる状態である。
　④ **強剛（固縮）**　関節を動かすときに，ガタガタと断続的な抵抗を生じる状態である。

2　パーキンソン病

　中脳にある黒質とよばれる部位には，ドパミンを産生する細胞がある。この細胞が変性して減少することにより生じる進行性の神経変性疾患が，**パーキンソン病**である（○図12-14）。パーキンソン病は，錐体外路症状を示す代表的な疾患で，4大症状として，①安静時振戦，②筋強剛（筋固縮），③無動・寡動，④姿勢反射異常がある。手指の振戦は指先をすりあわせ，丸薬をこねるような動きを示し，姿勢異常では立位で前傾・前屈となる。また，歩きはじめに足がすくみ，一歩目が出なくなるすくみ足もみられる。
　進行すると，幻覚・妄想や認知症などの精神・神経症状もあらわれる。

4　痙攣・てんかん

1　痙攣

　痙攣とは，不随意に筋が急激に収縮する発作のことをいう。全身の筋にも，一部の筋にもおこることがあり，それぞれ全身性痙攣，部分性痙攣という。また，四肢の筋に発作的，急激におこる収縮性のてんかん性痙攣，顔面の片側の筋や眼瞼がピクピクして痛みを伴わない片側顔面痙攣❶，局所の筋痙攣で痛みを伴う有痛性筋痙攣（筋クランプ）などがある。
● **強直性痙攣と間代性痙攣**　痙攣における筋収縮には，持続的に筋収縮がみられる**強直性痙攣**と，収縮と弛緩を交互に繰り返す**間代性痙攣**がある。また，強直性痙攣が続いたあとに，間代性痙攣になる発作もある。
　痙攣の原因としては，てんかんや，脳炎・脳卒中などの急性の中枢神経疾

◻NOTE
❶片側顔面痙攣

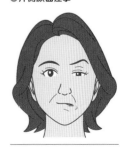

○表12-5 痙攣のおもな原因

原因		疾患の例
てんかん	脳の機能的な障害	特発性（一次性）てんかん
急性の中枢神経疾患	脳の器質的な障害	脳腫瘍，脳血管障害，外傷，脳炎・髄膜炎，奇形
全身病態	中毒	尿毒症，薬物中毒
	循環器疾患	徐脈性不整脈，子癇
	ホルモン・電解質などの異常	低血糖，低カルシウム血症，アルカローシス
	その他	破傷風，高熱や熱中症

患や，電解質異常・低血糖などの全身病態によるものなどがある（○表12-5）。ほかにも心因性の場合もある。

2 てんかん

てんかんは，脳内のニューロンの過剰な電気的興奮に伴い，意識障害や痙攣などが，反復して発作的におこる慢性的な脳の疾患である❶。このときにみられる症状を**てんかん発作**といい，一過性のものである。過剰な興奮が脳のさまざまな場所におこるため，さまざまな症状があらわれる。

●**てんかんの原因** てんかんは単一の疾患ではなく，なんらかの病因によって引きおこされる症状である。脳梗塞・脳出血，脳腫瘍，脳炎などの脳疾患に伴うてんかんを症候性てんかん（二次性てんかん）といい，原因が明らかでないものを特発性てんかん（一次性てんかん）という。

●**てんかん重積状態** たとえば5分以上など，発作がある程度の長さにわたって続くか，または短い発作でも反復し，その間の意識の回復がない状態を**てんかん重積状態**という。てんかん重積状態では呼吸ができないため，低酸素状態に陥る危険性がある。

◆ 全般性強直間代発作

全般性強直間代発作（大発作）は，突然意識を失い，手足を突っぱらせたあと，ガクガクさせる全身痙攣発作のことをいう。突っぱる発作が強直で，膝などを折り曲げる格好で手足をガクガクする発作が間代であり，通常，数分でおさまる。口から泡をふき，眼は白目をむいたり，ある方向をにらんだりすることがある。

一時的に呼吸がとまることもあるが，痙攣がおさまれば回復する。尿失禁，あるいは便失禁をおこすことや，舌をかむこともあり，発作後にはもうろう状態がみられる。

◆ 欠神発作

欠神発作（小発作）は，いままでしていた動作をやめてボーっとした状態になり，呼びかけても応答がなくなる発作である。5〜15秒でもとの動作にも

□NOTE
❶診断には，脳の電気的過剰興奮を記録する脳波を用いる。

どる。

5 内耳・小脳の異常

　内耳は聴覚と平衡覚の受容器である（◉ 285 ページ）。内耳にある半規管に機能障害がおこると，平衡感覚が失われたり，回転性めまい（◉ 288 ページ）が発生したりする。小脳の異常では，歩行時のふらつきなどが生じる。

6 上位運動ニューロン・下位運動ニューロンの障害

1 運動麻痺

　神経系の障害により，随意的に身体を動かしにくくなる状態を**運動麻痺**という。麻痺の状態によって，障害部位をまったく動かせない完全麻痺と，少し動かすことができる不全麻痺とに分けられる。

● **中枢性麻痺と末梢性麻痺**　　上位運動ニューロン，つまり大脳皮質から脊髄の前角にいたる経路の障害によるものは，**中枢性麻痺**といわれる。下位運動ニューロン障害は，脊髄の前角から末梢の筋にいたるまでの障害であり，**末梢性麻痺**とよばれる。

● **弛緩性麻痺と痙性麻痺**　　**弛緩性麻痺**とは，筋肉を収縮させる力が減弱し，だらりとした状態であり，下位運動ニューロンの障害によることが多い。**痙性麻痺**は，筋の緊張状態が亢進しており，手足が突っぱる状態で，関節が屈曲あるいは伸展して，思うように動かせなくなるものである。上位運動ニューロンの障害でおこり，たとえば脳性麻痺や脳血管障害などで生じる。

● **運動麻痺の分布**　　運動麻痺はその分布によって分類することもできる（◉図 12-15）

　 1 片麻痺　からだの左右どちらか一方に麻痺症状がでることである（◉図12-15-a）。脳梗塞でおこる。

　 2 対麻痺　上肢または下肢に左右対称性にあらわれる麻痺のことである（◉図 12-15-b）。脊髄の横断性障害による。

　 3 四肢麻痺　四肢が麻痺している状態である（◉図 12-15-c）。頸髄損傷でおこる。

　 4 単麻痺　片方の上肢または下肢に麻痺が限局している状態である（◉図 12-15-d）。大脳における比較的小さな脳梗塞などでおこる。

2 末梢神経の圧迫による障害

　外傷・中毒・代謝異常・虚血などによる末梢神経の障害を，**ニューロパチー**という。たとえば，末梢神経が靱帯や骨，腫瘍などの周囲の組織によって圧迫されると，しびれなどの感覚障害や力が入りにくいといった運動障害を生じる。

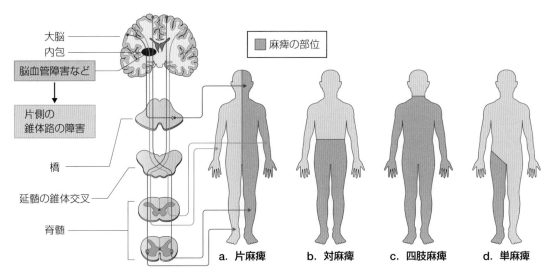

◉**図12-15　運動麻痺の種類**
内包付近は脳血管障害がおこりやすく，その場合はとくに片麻痺がおこりやすい。そのほか，症例によってさまざまな範囲の麻痺があらわれる。

◆ **手根管症候群**

　手首にある骨と，手根靱帯に囲まれた空間を手根管といい，その中を正中神経が走っている。同じ部位にある腱鞘のむくみなどが原因で，正中神経が圧迫されると，指のしびれが発症する。これを**手根管症候群**という。

J 筋収縮のしくみとその障害

1 筋収縮のしくみ

▌骨格筋

　全身の運動は，収縮力を生む骨格筋と，それを支える骨によって行われている。骨格筋は意図的に制御できるため，随意筋ともよばれる。

　骨格筋は，最も外側に筋膜があり，これが筋全体を包んでいる❶。筋外膜の中には，筋細胞膜におおわれた筋束が存在する。筋束は筋内膜におおわれた筋細胞（筋線維）の集合であり，筋細胞は筋原線維からなっている。

▌神経筋接合部

　骨格筋の収縮は神経からの情報伝達を受けて行われる。運動ニューロンと筋は，**神経筋接合部**とよばれるシナプスを形成している（◉図12-16-a）。神経終末からシナプス間隙に放出された神経伝達物質のアセチルコリンが放出され，それを骨格筋が受け取ると収縮がおこる。

───NOTE
❶筋膜は終端で腱となり，骨や軟骨に接着する。

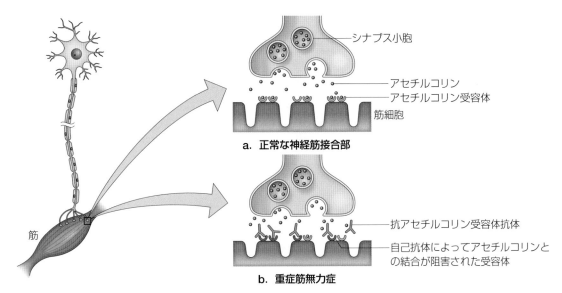

シナプス小胞

アセチルコリン
アセチルコリン受容体
筋細胞

a. 正常な神経筋接合部

抗アセチルコリン受容体抗体

自己抗体によってアセチルコリンとの結合が阻害された受容体

b. 重症筋無力症

◎図 12-16　神経筋接合部の機能と重症筋無力症
重症筋無力症では，筋のアセチルコリン受容体が自己抗体によってアセチルコリンとの結合が阻害されることで，筋への収縮刺激の伝達がなされなくなり，その結果，筋収縮に障害がおこる。

▍骨格筋の肥大と萎縮

　骨格筋は定期的に収縮していると収縮能力が維持され，また肥大していく。一方で，骨格筋が十分に使用されていない状態では筋細胞の減弱化ならびに再生能力が低下し，筋萎縮にいたる。これを**廃用性筋萎縮❶**という。また，高齢になるにしたがって，筋量が減少していく現象をサルコペニアという（◎ 29 ページ）。

（◎ 29 ページ）

□NOTE
❶身体活動の減少によって生じる病的状態を総称して廃用といい，筋・骨の萎縮と運動能力の低下を示す。長期臥床が原因となる。廃用症候群ともよばれる。

② 神経原性萎縮

　骨格筋の萎縮の原因は，長期臥床による廃用のみではない。運動ニューロンがなんらかの理由で障害されると，神経からの情報伝達が失われた筋は収縮することができなくなり，しだいに萎縮をおこす。このように，運動ニューロンの障害が原因で筋萎縮にいたるものを**神経原性萎縮**という❷。

　神経原性萎縮は，運動ニューロンの変性や外傷による障害で生じる。

□NOTE
❷したがって，神経が情報伝達する単位で萎縮が生じることになる。

◆ 筋萎縮性側索硬化症

　運動ニューロンの代表的な疾患が，**筋萎縮性側索硬化症** amyotrophic lateral sclerosis（**ALS**）である。上位運動ニューロンと下位運動ニューロンがともに変性し，徐々に全身の筋が萎縮する。発症は四肢の筋力低下からおこり，ついで嚥下障害・構音障害が出現する。最終的には呼吸筋の障害により自発呼吸が失われる。

　ALS で障害されるのは運動ニューロンのみであり，感覚ニューロンや自律神経は機能が保たれる。したがって，感覚障害や排尿障害などは生じない。

3 ミオパチー（筋原性萎縮）

骨格筋障害のうち，その原因が筋自体にあるものを総称して**ミオパチー**とよび，神経に原因がある神経原性萎縮に対して，**筋原性萎縮**ともよばれる。ミオパチーには，神経筋接合部に原因があるものと，筋そのものに原因がある筋症によるものがある。ここでは，神経筋接合部の疾患の例として重症筋無力症を，筋症の例として進行性筋ジストロフィーについて述べる。

1 重症筋無力症

神経から筋への情報の伝達は，筋にあるアセチルコリン受容体を介する。しかし，**重症筋無力症**では，アセチルコリン受容体に対する自己抗体が生じてしまうことで，その情報伝達が阻害され，筋の収縮に障害がおこる（◎図12-16-b）。

2 進行性筋ジストロフィー

進行性筋ジストロフィーは，骨格筋の壊死により，筋力が低下する遺伝性筋疾患である❶。各部位の筋が障害されることで，呼吸機能障害・心筋障害・嚥下機能障害などのさまざまな機能障害が生じる。

筋ジストロフィーのなかで最も頻度が高いのは，**デュシェンヌ型筋ジストロフィー**である。幼児期から筋力低下をきたし，転びやすかったり，走れなかったりするなどの異常で気づかれることもある。歩行の際は，身体を左右に揺らして歩く動揺性歩行がみられる。

かつては20歳前後で呼吸障害や心不全を原因として死亡する例が多かったが，近年では平均寿命が30歳をこえている。X染色体にあるジストロフィン遺伝子の変異を原因とするもので，X連鎖潜性（劣性）遺伝（◎27ページ）を示す。

□ NOTE
❶筋は萎縮するが，その間隙が脂肪浸潤によって埋まり，肥大しているように見える。これを仮性肥大という。

✎ work 復習と課題

❶ 脳梗塞にいたる機序を説明し，出現する症状を述べなさい。

❷ クモ膜下出血のおこる流れを説明しなさい。

❸ 頭蓋内圧が亢進する原因の例と，みられる症候をあげなさい。

❹ 髄膜刺激症状の例をあげなさい。

❺ 椎間板ヘルニアの病態生理を説明しなさい。

❻ 一次性頭痛と二次性頭痛について，それぞれの特徴を説明しなさい。

❼ 感覚性失語症と運動性失語症にあらわれる症状の違いについて説明しなさい。

❽ 認知症の原因を説明し，認知症の行動・心理症状（BPSD）の例をあげなさい。

❾ てんかんの発作の種類について説明しなさい。

❿ 重症筋無力症の病態生理について説明しなさい。

第13章

感覚器のはたらき と病態生理

A 視覚器の機能とその異常

1 視覚器の構造と機能

　視覚器は，眼球・視神経・眼筋・眼瞼・結膜・涙器などからなり，視覚情報を脳に伝達する役割をもっている。

　眼球は，頭蓋前面の左右にある幅4 cm，高さ3.5 cm，深さ5 cm程度のくぼみである眼窩の中央に位置している。

　眼球壁は，眼球線維膜，眼球血管膜，網膜(眼球内膜)の3層構造でなりたつ。眼球の内面は**眼底**とよばれ，網膜でおおわれている[1]。

　眼球の内容物には**房水**(眼房水)・**水晶体**・**硝子体**がある(◯図13-1)。

眼球線維膜と眼球血管膜

　眼球線維膜は眼球壁の最外層にあり，前1/6を**角膜**，残りを**強膜**という。また，虹彩，毛様体，脈絡膜を眼球血管膜といい，血管が多く通っている。角膜の内側が虹彩と接するところは**隅角**とよばれる(◯図13-1-b)。角膜は無色透明で，感覚ニューロンが分布している。

網膜

　網膜は，眼球壁の最内層にある膜で，光を感じる感覚網膜(網膜神経部)[2]とそれを支える網膜色素上皮で構成されている。感覚網膜は視細胞やニューロンの層からなる。

● **視細胞**　視細胞には，錐体と杆体の2種類がある。**錐体**は色を認識する細胞で，青・緑・赤色を感知する3種類がある。また，**杆体**は光量を認識する細胞である。

◻ NOTE
[1]眼底の血管は瞳孔を通じて観察することができる。そのため，眼の異常のみならず，糖尿病や高血圧，動脈硬化などによる全身の状態を眼底の血管の異常から推測することができる。

◻ NOTE
[2]狭義にはこの感覚網膜を網膜という。

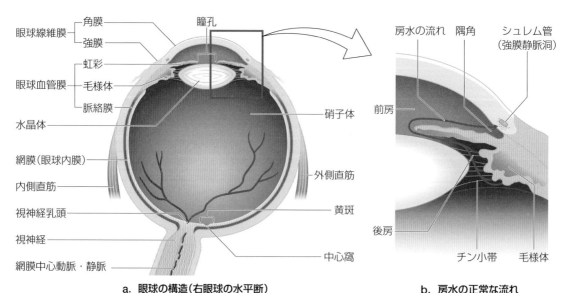

a. 眼球の構造(右眼球の水平断)　　b. 房水の正常な流れ

◯**図13-1　視覚器**

● **黄斑と中心窩**　網膜後壁には黄斑とよばれる部位があり，その中心にあるくぼみを中心窩という。中心窩には錐体が豊富にあり，注視するときの視野の中心になる部分である。

房水の役割と眼圧

● **房水**　虹彩の前後の前房・後房は，つねに房水で満たされている（◯図13-1-b）。房水は透明な液体で，角膜・水晶体・硝子体などの血管のない組織に対する栄養補給や老廃物の排泄を担う。

　房水は毛様体で生成され，後房から前房を経て，隅角の内面にある**シュレム管**（強膜静脈洞）で吸収され，静脈へと流出する。

● **眼圧**　房水の圧力を**眼圧**（眼内圧）という。眼圧は，房水の産生量と流出量のバランスと，上強膜静脈圧によって決まる。通常は 10〜21 mmHg に保たれている。

光を認識する経路

　角膜を通過した光は，虹彩の開口部である瞳孔でその光量が調節される。光が水晶体・硝子体を通って，感覚網膜に到達すると，視細胞で電気信号に変換される。その信号は，ニューロンによる伝達を経て脳に伝えられ，光が認識される。

● **水晶体による光の屈折の調節**　水晶体は透明であり，瞳孔から入ってきた光を屈折させ，網膜に焦点を合わせるレンズの役割を果たす。水晶体は毛様体とつながるチン小帯と連結していて，水晶体そのものの弾力と，毛様体筋のはたらきによって水晶体の厚さが調節される❶。このようにして，網膜上に像が映し出される。

NOTE
❶水晶体は，遠くを見るときは薄くなり，近くを見るときは厚くなるように調節される。近視・遠視は焦点の合う位置が網膜の面とずれていることによっておこる。

2　眼底の異常

1　黄斑の障害

　黄斑に障害がおこると，その障害がたとえ小さくても，視力の低下や中心部視野の欠損などにつながり，日常生活に大きな支障をきたす。

◆ 加齢黄斑変性

　加齢に伴って黄斑の機能が障害される疾患が，**加齢黄斑変性**である。視野

column　眼の色

　いわゆる「白目」の部分は強膜であり，大半の人が乳白色である。一方，瞳孔は孔であるため黒く，虹彩はメラニン色素の量によって色味が違うため個人差が大きい。メラニン色素は紫外線から身体をまもる役目をもっているため，太陽光が多い地域では黒や茶色のほうが有利である。虹彩の色やパターンは指紋のように個人を識別できる差があるため，現在では個人認証にも使われている。

の中心部が見えなくなったり，ものがゆがんで見えたりする。加齢黄斑変性には次の2つの類型がある。

□1 萎縮型加齢黄斑変性　網膜色素上皮が萎縮して，網膜と黄斑に障害をもたらしたものである。

□2 滲出型加齢黄斑変性　網膜色素上皮にたまった老廃物の排出のために，脈絡膜には新生血管が生じる。それが網膜への血中の成分の滲出や，新生血管の破損による出血などを引きおこし，網膜が障害されたものである❶。

□NOTE
❶日本人には滲出型が多い。

2 網膜および硝子体の異常

◆ 網膜裂孔と網膜剝離

加齢によって硝子体は液化していく。これになんらかの原因で硝子体の収縮が加わると，硝子体と網膜の間にすきまができるようになる。これを**後部硝子体剝離**という（●図13-2）。

硝子体と網膜の癒着が強い場合や，網膜が脆弱化していると，収縮する硝子体による牽引に耐えられず，網膜が引き裂かれ，亀裂や裂孔が生じる。これが**網膜裂孔**である。さらにこの裂孔から硝子体の液体成分が感覚網膜裏

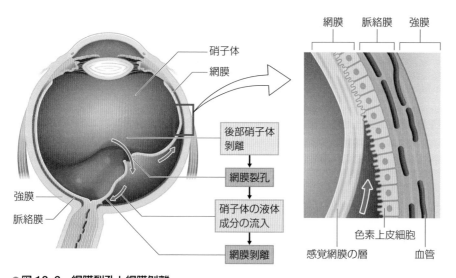

網膜　脈絡膜　強膜

硝子体
網膜

後部硝子体剝離
↓
網膜裂孔
↓
硝子体の液体成分の流入
↓
網膜剝離

強膜
脈絡膜

色素上皮細胞
感覚網膜の層　　血管

●図13-2　網膜裂孔と網膜剝離

---

plus	加齢黄斑変性とiPS細胞の臨床応用

滲出型加齢黄斑変性は早期であれば改善が見込めるが，ほとんどの場合は，進行を抑えるか遅らせることしかできなかった。ところが近年，さまざまな組織の細胞に分化できる多能性幹細胞であるiPS細胞を使った治療の研究が進んできた。従来は新生血管を取り除くときに網膜色素上皮細胞も切除されてしまうため，視力の改善は望めなかったが，iPS細胞でシート状の網膜色素上皮細胞を作成し，新生血管を取り除いたのちに移植することで，視力の改善を見込めるようになった。

面に流出する。このように，感覚網膜がその下の網膜色素上皮から剝離することを**網膜剝離**という。網膜剝離は，網膜変性や外傷が原因でおこることもある。

● **飛蚊症と光視症**　視野内に虫のようなものが飛んで見える症状が**飛蚊症**（ひぶん）である。これは，硝子体に浮遊物が生じ，網膜に影をつくるためにおこる。生理的な場合もあるが，網膜裂孔や網膜剝離においてもみられる。また，目の前に閃光（せんこう）が走って見える**光視症**（こうし）を併発する場合もあり，これも網膜裂孔や網膜剝離でおこる。

● **糖尿病網膜症**　糖尿病で高血糖状態が長期に持続すると，網膜症を発症する（◐ 223 ページ）。初期には網膜における点状出血をみとめるが，進行すると視力低下や失明にいたる。

3 眼圧の異常

緑内障

房水の排出路である隅角に障害がおこるなどして，房水の流出が減少すると，眼球内に房水がたまり，眼圧が上昇する。眼圧が上昇すると視神経に障害がおこり，視野異常などの視機能の障害があらわれる。このようにしておこる疾患が**緑内障**である❶（◐図 13-3）。

従来，緑内障の典型的なパターンとして，眼圧が 21 mmHg をこえて上昇し，それに伴って視神経が障害されて発症すると考えられてきた。しかし近年，眼圧が正常な範囲にあるが，視神経が圧迫され，視機能に障害を引きおこす正常眼圧緑内障が多いこともわかってきた。

1 **閉塞隅角緑内障**　房水の流出口である隅角が狭窄した病態である。慢

NOTE
❶緑内障はわが国の失明の原因の第 1 位となっている。

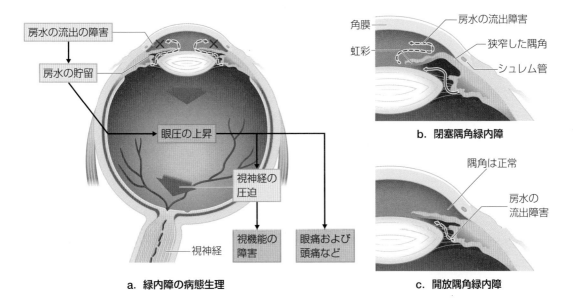

a. 緑内障の病態生理

b. 閉塞隅角緑内障

c. 開放隅角緑内障

◐図 13-3　緑内障

性に経過する場合もあるが，眼圧が急激に上昇し，見え方の異常のほかに強い頭痛や眼の痛みを伴う場合もあり，これを**急性緑内障発作**という。急性緑内障発作がおこった場合は，治療が遅れると短期間で失明にいたることもあるので，緊急の対応が必要となる。発作をおこす前の眼圧は，ほぼ正常なことが多い。

② **開放隅角緑内障**　正常眼圧緑内障が多く，約90％が正常眼圧である。開放隅角緑内障は，かなり進行するまで自覚症状はほとんどなく，視野欠損を自覚することもまれである。

4 水晶体の異常

1 老視

水晶体は加齢とともにかたくなり，その弾力は失われていく。すると，チン小帯がゆるんでも，水晶体の厚みを増すことができなくなる。これによって近くのものが見えづらくなる。この状態を**老視**という。

2 白内障

通常は透明である水晶体が混濁する病態を**白内障**とよび，水晶体の混濁によって瞳孔が白くなったように見える。混濁は周辺部から始まることが多いため，初期には症状はほとんどない。しかし，混濁が進行して瞳孔にまでいたると，光の透過に影響を及ぼし，視力障害がおこる。

● **白内障の原因**　加齢を原因とする代謝障害による老人性白内障がほとんどを占めるが，糖尿病による糖尿病性白内障もある。また，ほかの眼疾患に続発するものや，外傷性・薬剤性などもあり，原因は多岐にわたる。

● **白内障手術**　根本的には，混濁した水晶体を取り除き，眼内レンズを入れる外科的治療が行われる。通常の眼内レンズの焦点距離は一定で，遠くまたは近くを見るときには眼鏡が必要になる場合がある。遠近に焦点を合わせることができる多焦点の眼内レンズもある。

---

plus	網膜色素変性症

遺伝子変異が原因の先天性疾患に，網膜色素変性症がある。頻度は4,000～8,000人に1人である。網膜の視細胞および色素上皮細胞が広範に変性し，初期は夜盲症と視野狭窄があらわれる。徐々に進行し，老年にいたって視力低下が進むこともある。

B 聴覚器の機能とその異常

1 聴覚器の構造と機能

聴覚器である耳は、外耳、中耳、内耳に分類される（◉図 13-4）。また、耳は聴覚とともに平衡覚もつかさどっている。

▍外耳

外耳は耳介と外耳道からなり、音の通り道としてはたらく。

▍中耳

中耳は、鼓膜（こまく）とその内側の空間で、鼓室や耳小骨、耳管などからなる。中耳の内腔（中耳腔）は粘膜でおおわれ、感染の予防にはたらく粘液の分泌と再吸収が繰り返されている。鼓室と咽頭をつなぐ耳管は中耳内外の気圧の均衡にはたらく。

● **鼓膜**　鼓膜は直径 1 cm 程度の楕円形（だえん）の薄い膜で、外耳と中耳の境界になっている。

● **耳小骨**　耳小骨（ツチ骨、キヌタ骨、アブミ骨）には鼓膜と蝸牛をつなぐ振動の伝達の役割がある。耳小骨は鼓膜の振動を約 3 倍にして内耳に増幅して伝えている。

▍内耳

内耳は、聴覚にかかわる蝸牛（かぎゅう）と、平衡覚にかかわる前庭・半規管からなる。

● **蝸牛と音の伝達**　外耳により集音した音は、空気の振動として鼓膜で機械的な圧力波に変換され、耳小骨に伝達される。耳小骨の振動は蝸牛のリン

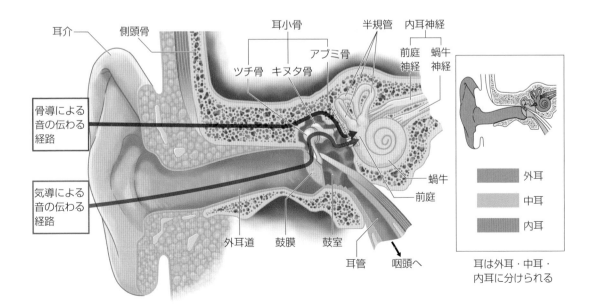

◉図 13-4　聴覚器の構造と気導・骨導の経路

パ液に伝わり，蝸牛管のラセン器にある内・外有毛細胞に伝達される。内・外有毛細胞は感覚細胞であり，振動を電気信号に変換する。この信号は蝸牛神経から大脳に伝えられ，聴覚野にて音として認識される。このように，空気の振動が外耳道から鼓膜に達し，中耳を経て内耳に伝わることを**気導**(空気伝導)という。

　一方で，頭蓋骨の振動が，中耳を経由せずに内耳に直接伝達する経路もあり，これを**骨導**(骨伝導)という(◯図13-4)。聴力検査では気導聴力と骨導聴力を測定することにより，聴覚障害の部位が推定される。

● **前庭・半規管と平衡覚**　前庭は，蝸牛と半規管をつなぐ部分である。耳石器である卵形嚢と球形嚢があり，直線方向の力と，重力・遠心力を感知する。また，半規管は回転運動を感知する。これらが前庭神経に伝わり，平衡覚が生じる。

2 難聴・耳鳴と聴覚器の炎症

1 難聴と耳鳴

音が聴こえにくいことを難聴という。難聴には次の3つがある。

1 伝音難聴❶　外耳・中耳から内耳に振動が到達できない状態であり，気導聴力の低下による難聴が生じる。しかし骨導聴力は低下しない。原因には外傷や，中耳・外耳の奇形のほかに，感染症による急性中耳炎(◯ 287ページ)，良性腫瘍である真珠腫性中耳炎(◯ 287ページ)，鼓膜穿孔などがある。

2 感音難聴❶　蝸牛や内耳よりも中枢側の神経が障害されるとおこり，骨導聴力と気導聴力がともに低下する。メニエール病(◯ 288ページ)などが原因になるほか，次に述べる突発性難聴や，加齢に伴うもの(加齢性難聴)もある。

3 混合性難聴　伝音難聴と感音難聴が混合した症状を示すもので，良性腫瘍によって中耳から内耳までが障害された場合や，伝音難聴に加齢性難聴が加わった場合などがある。

◆ **突発性難聴**

　正常な聴覚だった人に，明らかな原因もなく，突然に一側❷の耳に感音難聴があらわれる病態を**突発性難聴**という。有毛細胞の破損によりおこるといわれているが，明らかな原因は解明されていない。

　発症後1週間以内に適切な治療を受けることで約1/3で治癒し，約1/3で部分回復がみられるが，約1/3では改善がみられない。治療開始が遅れるほど完治・改善がむずかしくなるため，早期治療が必要な疾患である。

◆ **耳鳴**

　体外の音とは無関係な音が知覚されてしまう現象が**耳鳴**である❸。
　要因はさまざまであるが，蝸牛に異常があり，感音難聴を併発しているこ

NOTE
❶それぞれ，伝音性難聴，感音性難聴ともいう。

NOTE
❷まれに両側に発症することもある。

NOTE
❸耳鳴を自覚している人は1000万人以上といわれている。

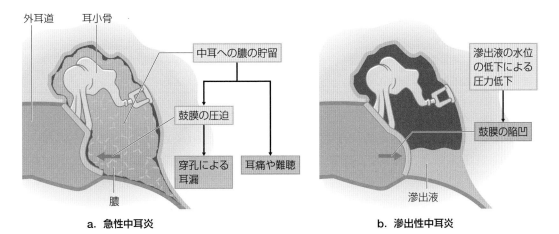

外耳道　耳小骨

中耳への膿の貯留

鼓膜の圧迫

穿孔による
耳漏

耳痛や難聴

膿

滲出液の水位
の低下による
圧力低下

鼓膜の陥凹

滲出液

a. 急性中耳炎　　　　　　　　　　　b. 滲出性中耳炎

◉**図13-5　中耳炎**

とも多い。蝸牛の一部に異常があると，その音域の電気信号は脳に伝わりにくくなる。すると，脳は聞こえにくくなった状態を補うために，その音域の信号に過度に反応して音を拾おうとし，それが耳鳴の原因の1つであると考えられている。

ほかにもストレスによるものなどがあるとされるが，発症のメカニズムは不明であり，治療法も確立されていない。

2　中耳炎

中耳に炎症がおこる疾患が**中耳炎**である。急性の場合と慢性の場合があり，急性中耳炎の頻度が高い。

● **急性中耳炎**　耳管を経て，細菌やウイルスが感染し，炎症がおこる疾患が**急性中耳炎**である。症状として，耳痛や難聴，耳の閉塞感・拍動感などがみられる。化膿して中耳に膿がたまると，外耳側に鼓膜が圧迫される（◉図13-5-a）。さらに，鼓膜に穿孔が生じて耳漏がみられる場合もある。

急性中耳炎が再発または長期化すると慢性中耳炎に移行することがある。

● **滲出性中耳炎**　アレルギーなどによって中耳に炎症が生じると，中耳腔内に滲出液が増加する。この滲出液が，耳管から咽頭へと排出されずに中耳腔内にとどまることでおこるものが**滲出性中耳炎**である（◉図13-5-b）。おもな症状は難聴であり，外耳道よりも中耳腔の圧力が低くなるため，鼓膜は内側へ陥凹する。

● **真珠腫性中耳炎**　中耳炎が慢性に続くと，上皮細胞が中耳で増殖してかたまりを形成し，周囲の骨を破壊しながら徐々に大きくなっていく**真珠腫性中耳炎**にいたる場合がある。感染性疾患ではないが，進行すれば眩暈や顔面神経麻痺がおこることもある。

3　眩暈

眩暈（めまい）は，その原因によって，末梢性めまい，中枢性めまい，循環

▶表13-1　末梢性めまいと中枢性めまいのおもな特徴

	末梢性めまい	中枢性めまい
原因	おもに内耳の障害が原因となる	おもに脳幹・小脳の障害が原因となる
症状	強い回転性めまいが多い	浮動性めまいなどを示す
随伴症状	耳鳴・難聴・耳閉感(耳がふさがっているような不快感)などをみとめる	舌がもつれる，物が二重に見える，意識が消失する，強い頭痛などが生じる
特徴	頭部の向きをかえるとめまいの程度がかわる 目を閉じるとバランスがとりにくい	頭部の向きをかえてもめまいの程度はかわらない 目を開けてもバランスがとりにくい
症状の継続時間	数分から数日で軽快することが多い	自然に軽快することは少ない
代表的な疾患	前庭神経炎，良性発作性頭位めまい症，メニエール病，片頭痛関連めまい	脳卒中，小脳腫瘍，神経変性疾患，一過性脳虚血発作(TIA, ▶ 256ページ)

不全に伴うめまい感に分類される。

1 末梢性めまい

　半規管や耳石器，前庭神経におもに起因するめまいを，**末梢性めまい**という。これらの器官は回転運動や平衡覚を検知しているため，「ぐるぐると目がまわる」ような**回転性めまい**が自覚されることが多い(▶表13-1)。

◆ メニエール病

　メニエール病は，蝸牛や前庭，半規管にリンパ水腫が生じる疾患であり，めまい発作・難聴・耳鳴をおこす。難聴は感音難聴をみとめることが多い。

◆ 良性発作性頭位めまい症

　耳石器からはがれ落ちた耳石の一部が半規管内に迷入❶すると，半規管内のリンパ液の流れに影響し，回転性めまいを引きおこすことがある。これが**良性発作性頭位めまい症**である。
　耳石器や半規管は蝸牛や蝸牛神経に近接しているため，耳鳴の症状もおこる。数週間～1か月で自然治癒する。

2 中枢性めまい

　脳幹や小脳，大脳などの異常に起因するめまいを**中枢性めまい**という。中枢神経系の器質的異常が原因となっていることが多いため，平衡維持機能の異常のみならず，眼球運動障害や脳神経の異常などの神経症状を伴うことが多い(▶表13-1)。
　「フワフワと浮いている」ように感じる**浮動性めまい**などが症状としてあらわれる。

3 循環不全に伴うめまい感

　一過性に脳の血流が低下すると，めまい様の症状を感じることがある。こ

---NOTE
❶耳石の迷入

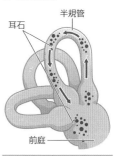

半規管
耳石
前庭

のような循環不全によるめまい感では，「くらっとする立ちくらみ」のような症状が知覚され，起立性低血圧（◉ 117 ページ）や迷走神経反射（◉ 118 ページ）などがこれにあたる。

　立位では症状があるものの，臥位では血流が改善されるため，めまい様症状も改善されることが多い。

C　味覚とその異常

1　味覚のしくみ

　舌を中心に，口腔内には味蕾という味細胞が広く分布している（◉図 13-6）。味蕾によって，甘味・塩味・酸味・苦味・うま味の 5 つの基本味が感じとられ，その情報がニューロンを介して脳に伝達される。

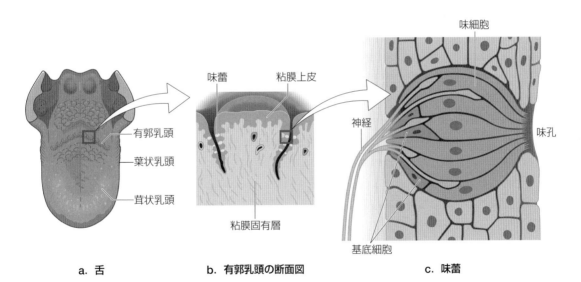

a. 舌　　　　　b. 有郭乳頭の断面図　　　　　c. 味蕾

◉図 13-6　舌乳頭と味蕾

---

column　**味覚障害と新型コロナウイルス**

　アンギオテンシン変換酵素受容体の一種である ACE2 受容体は，体内のさまざまな場所に存在し，口腔内ではとくに舌の味蕾の細胞にある。新型コロナウイルス（SARS-CoV-2）はこの受容体に結合する性質があり，味蕾を破壊したり，味覚を伝達するニューロンに障害を与える。新型コロナウイルス感染症での味覚障害は，このようにして生じていると考えられている。

2 味覚の異常

　味覚の異常には，量的味覚障害と質的味覚障害がある。また，味覚障害の原因部位は，末梢受容器などの異常と，神経の異常に大きく分けられる❶。

● **量的味覚障害**　味覚の低下・消失，特定の基本味が感じられなくなる味覚障害をいう。

● **質的味覚障害**　食べていないのに特定の味がする自発性異常味覚，本来と違う味がする異味症，なにを食べてもいやな味がする悪味症などをいう。

NOTE
❶そのほか，心因性の要因でおこることもある。

1 受容・伝導の異常

　味蕾の減少や萎縮，唾液分泌の低下，唾液中へ分泌される非生理的物質の影響などが味覚の質的・量的な異常の原因になる。

　たとえば，加齢などによって舌乳頭が萎縮すると，味蕾の数も減少する。シェーグレン症候群(◐ 58ページ)の患者や，頭頸部のがんなどに対する放射線療法を受けている患者は，唾液分泌が低下しており，味覚の異常をきたす。また，歯周病や，降圧薬・抗菌薬などの薬剤も，味蕾の機能や数，唾液の分泌量に影響を与え，味覚障害を引きおこすことがわかっている。味覚には栄養素も影響を与えており，亜鉛が欠乏すると味蕾のターンオーバー(◐ 34ページ)の周期が長くなることや，機能に異常がおこるため味覚障害がおこることが知られている。

2 神経の異常

　舌の前方2/3は鼓索神経が，舌の後方1/3は舌咽神経が味覚の伝達を行っている。また，軟口蓋にある大錐体神経なども味覚の伝達にかかわる。そのため，これらの神経に障害がおこると味覚が障害される。鼓索神経は顔面神経と合流するため，顔面神経麻痺をおこす疾患❷でも味覚障害がおこることがある。また，脳血管障害や脳腫瘍，脳炎などにより，脳幹より中枢側の味覚伝達経路が障害され，味覚障害が発現することもある。

NOTE
❷ベル麻痺やハント症候群がある。治療が原因となるものとしては，口蓋扁桃摘出術でもおこりうる。

D 嗅覚とその異常

1 嗅覚のしくみ

　鼻腔の上部奥に広がっている嗅上皮には，嗅細胞・支持細胞・基底細胞が存在する(◐図13-7)。嗅細胞の先には嗅線毛(嗅小毛)があり，そこを粘液がおおっている。

　においのもとになる物質(嗅物質)は粘液にとけ込んで，嗅線毛の先にある嗅覚受容体に結合する。すると，その刺激が嗅神経を経て，脳の嗅球に伝達

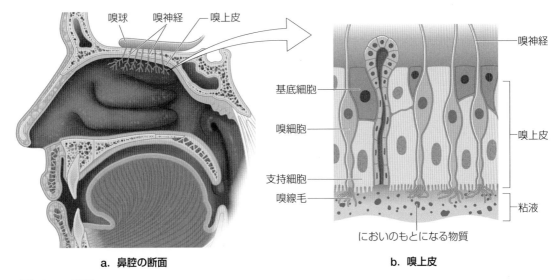

○図13-7　嗅覚

され，それが大脳の嗅皮質に伝わることで，においを感じることができる。

2　嗅覚の異常

　嗅覚の異常には，嗅覚の過敏や，異なるにおいに感じる障害もあるが，頻度が高いのは嗅覚の消失・減退である。これは次の3つの種類に分けられる。

　1 **気導性嗅覚障害**　空気の流れに障害がおこり，嗅物質が嗅上皮に届かないことでおこる。たとえば，鼻腔とつながっている副鼻腔の炎症(副鼻腔炎)などが嗅覚障害の原因となる。

　2 **嗅神経性嗅覚障害**　嗅細胞に障害があるために嗅覚を感知できないことで生じる❶。

　3 **中枢性嗅覚障害**　脳梗塞やアルツハイマー病，事故などによる脳の障害によって生じたものである。

─NOTE
❶新型コロナウイルス感染症では，鼻腔内にある嗅覚受容体にウイルスが結合し，嗅覚障害をおこしているといわれている。

E　皮膚感覚とその異常

1　皮膚感覚の経路

　皮膚には，触覚❷・冷覚・痛覚・温覚を感じる受容体があり，これらによって生じる感覚を皮膚感覚という。

　皮膚感覚の受容体において生じた刺激は，脊髄神経節を介して脊髄に送られる。その後，神経を介して大脳皮質の体性感覚野に送られ，そこで認識される(○図13-8)。

─NOTE
❷圧覚を触覚と異なる感覚とする場合もあるが，どちらも皮膚の圧迫による機械的刺激を受容体が検知しているものであるため，本書では触覚に含めている。

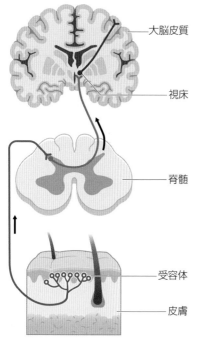

大脳皮質

視床

脊髄

受容体

皮膚

◉**図13-8　皮膚感覚の経路**
身体各部の受容体で受け取った刺激の情報は，神経の電気的な信号に変換され，脊髄・視床を経て大脳皮質へ伝えられる。

2 皮膚感覚の異常

皮膚の感覚の異常として，次の5つがある。

1 **感覚鈍麻**　感覚感度が低下する。

2 **感覚過敏**　過度に感じる。

3 **感覚消失**　まったく感じなくなる。

4 **異常感覚**　刺激がないのに感覚があらわれる。

5 **錯感覚**　別の刺激を感知する。

これらの感覚異常がおこる原因は，末梢神経性の障害によるもの，脊髄障害によるもの，脳幹や大脳の障害によるものに大別できる。

1 末梢神経性の感覚障害

末梢神経が障害されると，皮膚感覚に異常があらわれる。

● **代謝性疾患による異常**　全身の代謝性疾患では，多数の末梢神経に障害がおよぶことがある。代表例は糖尿病性神経障害である（◉224ページ）。糖尿病患者は，足の血流障害によって足病変をきたす場合がある。しかし，糖尿病性神経障害によって足の感覚が鈍麻していると，病変に気づきにくくなる。そのため，看護においては，日常の足のケア（フットケア）を行い，異常の有無を確認することが重要となる。

● **薬剤・重金属による中毒性疾患による異常**　抗がん薬の副作用や，鉛中毒による末梢神経障害などによる。

● **感染症による異常**　神経にひそんでいた水痘-帯状疱疹ウイルス（VZV）

が活性化することで発症する帯状疱疹では，神経痛が出現する。

● **機械的な圧迫**　末梢神経が圧迫された場合にも感覚障害がおこる❶。腱や骨，腫瘍などによって神経が圧迫されると，障害を受けた神経の支配領域に応じた感覚障害がみられる。

━NOTE
❶機械的な圧迫や絞扼が原因となるため，機械的神経障害・絞扼性神経障害とよばれる。

2　脊髄障害

脊髄損傷(● 262 ページ)などによって脊髄に障害がおこると，皮膚感覚にも異常がおこる。障害された部位によって症状の出現場所は異なる。

3　脳幹や大脳の障害

大脳の体性感覚野の近傍や，脳幹・視床に障害が及ぶと，感覚異常がみとめられることがある。脳血管障害や脳腫瘍などがその原因となる。

◆　視床痛

視床では対側半身からの感覚が集約されているため，視床が障害されると，対側半身の感覚障害がみとめられる。痛みが生じる場合もあり，これは視床痛とよばれる耐えがたい強い痛みである。また，知覚過敏のため，本来であれば痛みとして感じない刺激でも痛みとして認識されることがある。

✎ work　復習と課題

❶ 後部硝子体剝離から網膜剝離にいたるまでの流れを述べなさい。
❷ 緑内障の病態生理を説明しなさい。
❸ 白内障の病態生理を説明しなさい。
❹ 伝音難聴と感音難聴の違いを述べなさい。
❺ 末梢性めまいと中枢性めまいの原因と症状を説明しなさい。
❻ 皮膚感覚における末梢神経性の障害について，異常の原因を 4 つあげなさい。

索引